Burzler · Janisch

Epigenetik-Coaching
erlernen & gezielt anwenden

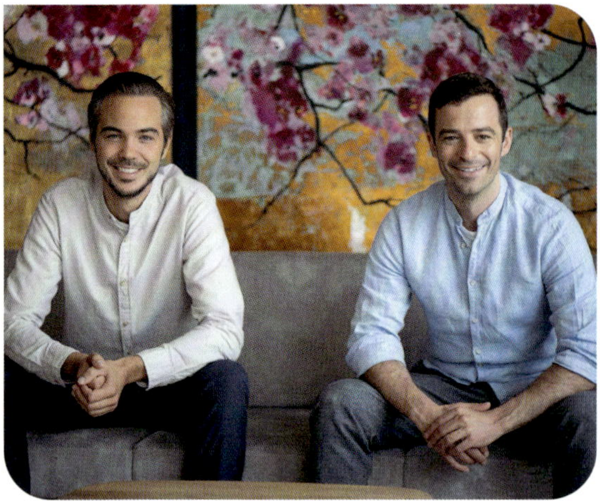

Dr. med. Manuel Burzler (rechts) ist Arzt, Mitgründer und medizinischer Leiter von HealVersity. Mit Schwerpunkt auf funktioneller Medizin, Epigenetik und Longevity verbindet er wissenschaftliche Erkenntnisse mit ganzheitlicher Praxis. Er bildet Therapeuten, Ärzte und Coaches aus und engagiert sich für Prävention, Gesundheit und nachhaltige gesellschaftliche Veränderung.

Timo Janisch (links) ist Mitbegründer und Geschäftsführer von HealVersity und verantwortet die Themen Trauma sowie das Zusammenspiel von Psyche und Epigenetik. Er bildet Fachpersonal in epigenetischen Interventionen aus und setzt sich leidenschaftlich dafür ein, Menschen in Verbindung mit ihrem authentischen Selbst, ihren Mitmenschen und der Natur zu bringen. Zudem treibt er den Aufbau der HealVersity-Bewegung und Community voran.

Dr. med. Manuel Burzler · Timo Janisch

Epigenetik-Coaching erlernen & gezielt anwenden

Wissenschaftliche Erkenntnisse und praktische Anleitungen für ein langes gesundes Leben

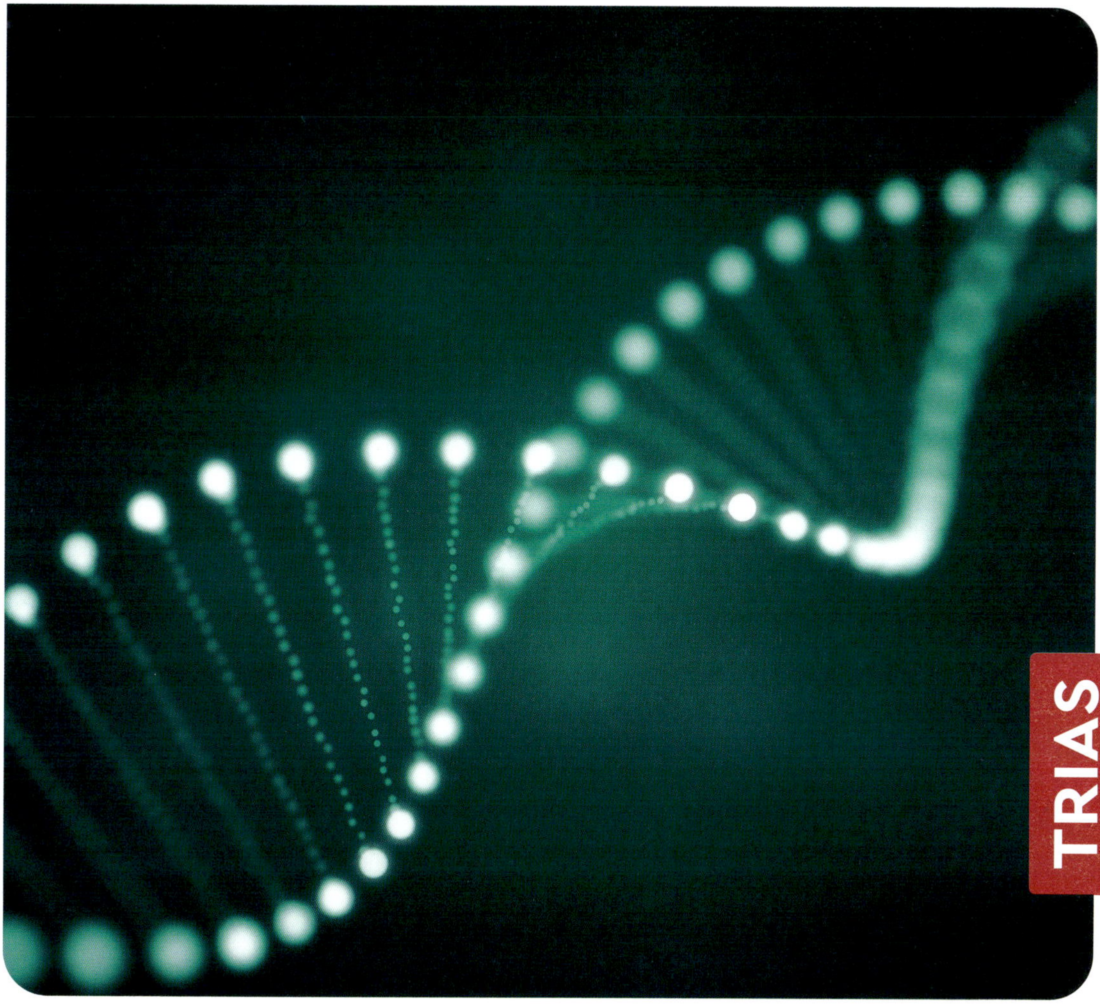

TRIAS

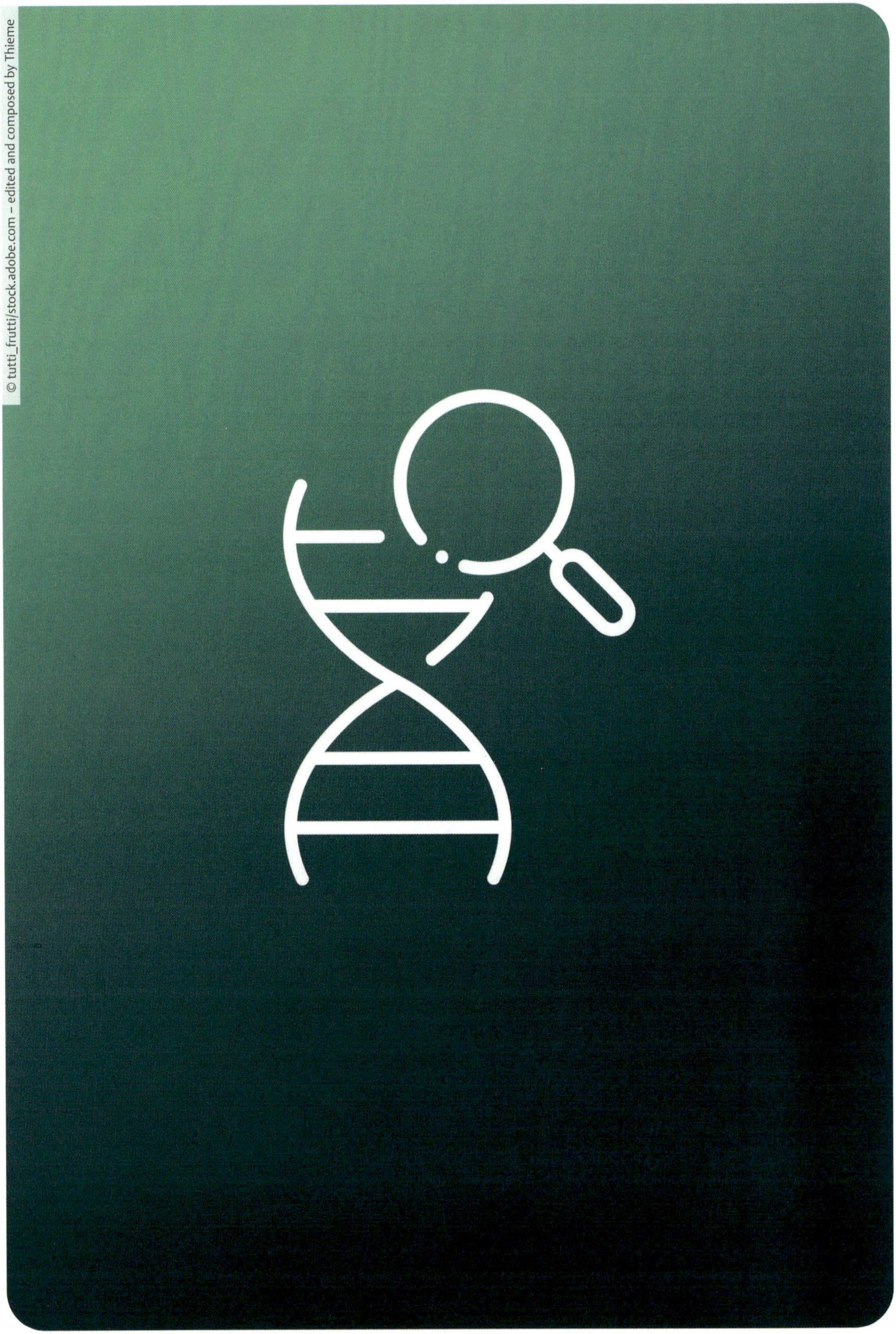

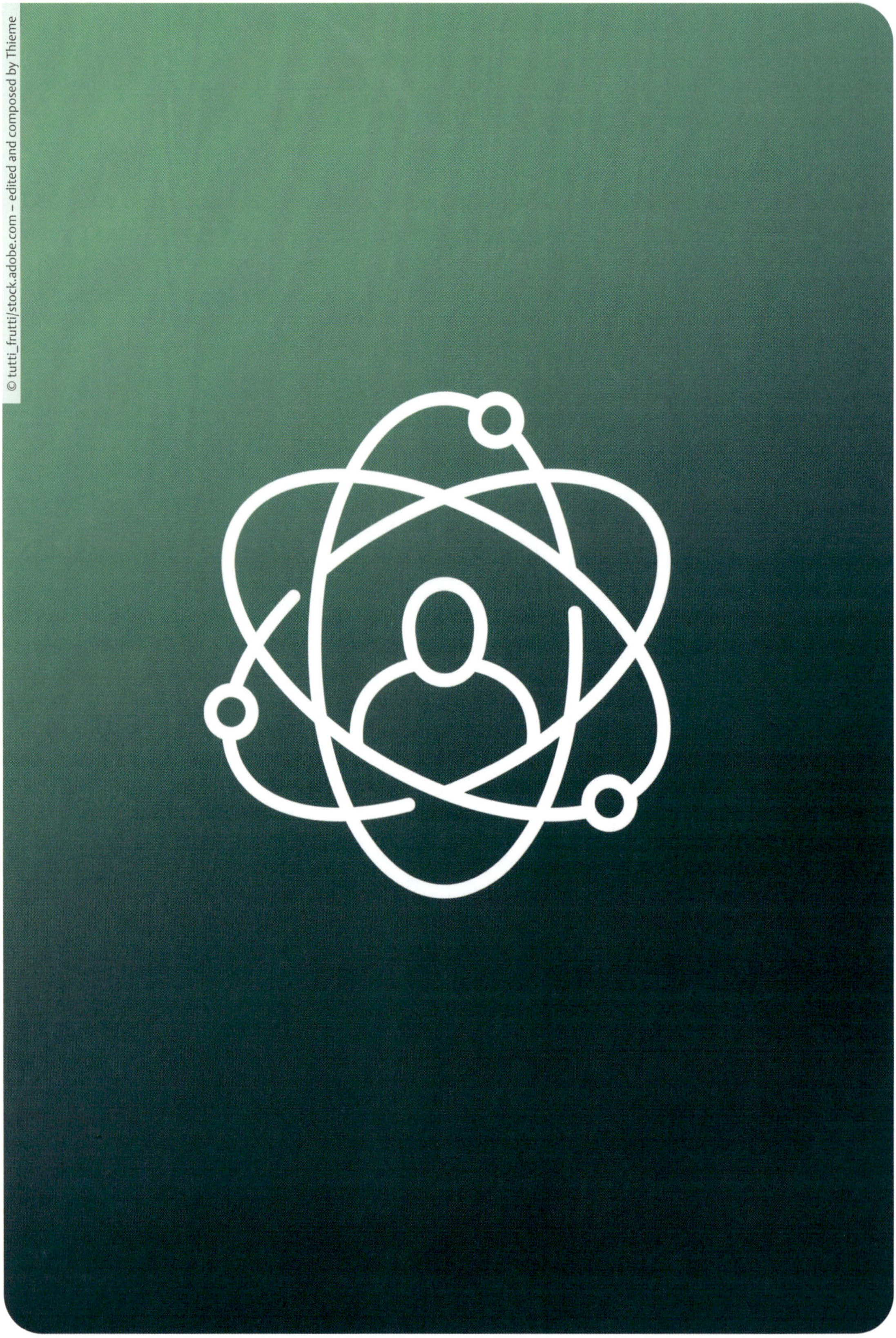

Liebe Leserin, lieber Leser,

dieses Buch ist aus einer sehr persönlichen Erfahrung heraus entstanden. Wir beide, Manuel Burzler und Timo Janisch, haben in unterschiedlichen Kontexten am eigenen Leib erfahren, dass unser Gesundheitssystem trotz vieler Errungenschaften vor allem auf Symptombekämpfung ausgerichtet ist. Ursachenbasierte Medizin, tiefgehende Prävention und ein Verständnis für den Menschen als Ganzes spielen darin oft nur eine Nebenrolle.

Auf unserer Suche nach Antworten haben wir uns intensiv in Epigenetik, funktionelle Medizin und Traumaarbeit vertieft. Dabei wurde uns klar: Gesundheit ist weit mehr als die Abwesenheit von Krankheit. Sie ist das Ergebnis eines komplexen Zusammenspiels von Biologie, Psyche, Umwelt und gesellschaftlichen Rahmenbedingungen. Und doch prägen noch immer Glaubenssätze wie »Ich bin meinen Genen ausgeliefert« oder »Meine Gesundheit ist allein Aufgabe des Arztes« das Denken vieler Menschen.

Gleichzeitig erleben wir, wie entscheidende Faktoren wie chronischer Stress, traumatische Erfahrungen, Umweltgifte oder die Trennung von der Natur im medizinischen Diskurs kaum berücksichtigt werden, obwohl sie zu den größten Ursachen von Krankheit zählen. Unser Herzensanliegen ist es deshalb, durch evidenzbasierte Wissenschaft im Bereich der Epigenetik und angrenzender Disziplinen aufzuzeigen, welche enorme Selbstwirksamkeit in jedem Menschen steckt und wie wir diese im Alltag nutzen können.

Wir haben eine Bewegung angestoßen, die Menschen darin unterstützt, präventiv gesund zu leben oder die Ursachen ihres Leidens zu erkennen und zu verändern. Denn Wissen allein reicht nicht. Erst wenn es verkörpert und in Handlungen übersetzt wird, kann es zu echter Transformation führen – im individuellen Leben wie auch in unserer Gesellschaft.

Mit diesem Buch möchten wir die selbstermächtigende Wissenschaft der Epigenetik in die Mitte der Gesellschaft tragen. Es richtet sich sowohl an interessierte Leserinnen und Leser als auch an Fachpersonal im Gesundheitswesen. Unser Ziel ist es, aktuelle Erkenntnisse, neue Interventionen und Studien so aufzubereiten, dass sie unmittelbar verständlich und im Alltag nutzbar werden. Unsere Vision ist ein neues Gesundheitsbewusstsein, das nicht von Gewinnmaximierung bestimmt ist, sondern den Menschen selbst in seiner Ganzheitlichkeit in den Mittelpunkt rückt. Vielleicht teilst du diese Vision mit uns und wirst Teil dieser Bewegung.

Von Herzen,
Dr. Manuel Burzler & Timo Janisch

Der Wandel im Gesundheitsverständnis

Warum klassische Gesundheitskonzepte an Grenzen stoßen – und wie es anders gehen kann.

Das Gesundheitswesen steht heute vor einer paradoxen Situation: Noch nie gab es so viele medizinische Möglichkeiten – und doch wächst die Zahl chronisch kranker Menschen kontinuierlich. Moderne High-Tech-Medizin vermag Leben zu retten, akute Zustände zu stabilisieren, komplexe Operationen durchzuführen. Aber sie ist nur bedingt darauf ausgelegt, die Ursachen von Erkrankungen zu verstehen, geschweige denn, sie präventiv zu vermeiden.

Traditionelle Gesundheitsmodelle folgen häufig einer reparaturorientierten Logik: Wenn etwas »kaputtgeht«, wird es diagnostiziert und behandelt. Symptome werden reduziert, Normwerte wiederhergestellt. Doch diese Herangehensweise greift zu kurz, wenn es um die komplexe Realität moderner Zivilisationskrankheiten geht. Diabetes, Autoimmunerkrankungen, Erschöpfungssyndrome, Herz-Kreislauf-Leiden, hormonelle Dysbalancen oder auch psychische Belastungen wie Burnout und Depression: All diese Erscheinungen lassen sich nicht auf eine einzelne Ursache zurückführen. Sie sind das Ergebnis von langfristigen Störungen in der Selbstregulation des Körpers, häufig durch Lebensstil, Umwelt und psychische Faktoren mitverursacht.

Statistiken zeigen: Über 40 % der Bevölkerung leiden an mindestens einer chronischen Erkrankung oder einem langfristigen gesundheitlichen Problem[1] – Tendenz steigend! Gleichzeitig laufen Präventionskampagnen ins Leere oder bleiben oberflächlich. Therapieangebote sind fragmentiert, spezialisiert, oft symptomfokussiert. Und nicht selten erleben Betroffene eine regelrechte »Diagnose-Odyssee«, ohne dass jemand das Ganze – den Menschen in seinem Kontext – in den Blick nimmt.

Auch Fachkräfte stehen unter Druck: Hausärztinnen und Hausärzten fehlt die Zeit für Lebensstilberatung, Therapeutinnen und Therapeuten behandeln Symptome, für die keine klare Ursache greifbar ist, und Coaches stoßen an Grenzen, wenn ihnen das biologische Fundament fehlt, um tiefere Zusammenhänge zu erklären. Es entsteht eine Lücke zwischen dem, was möglich wäre, und dem, was praktisch geschieht.

Die Frage ist: Was fehlt im System?

Es fehlt ein Modell, das den Menschen als ganzheitlichen Organismus begreift – dynamisch, eingebettet in Umwelt, Beziehungen und Biografie. Ein Modell, das versteht, dass Gene keine starren Schicksalsmächte sind, sondern fein regulierbare Mechanismen. Es fehlt ein Ansatz, der Prävention nicht als Plakatkampagne versteht, sondern als täglichen Prozess biologischer Einflussnahme – fundiert, personalisiert, lebensnah.

Genau an dieser Stelle betritt die Epigenetik die Bühne. Und mit ihr: eine neue Generation von Gesundheitsberufen, die nicht »mehr vom Gleichen«, sondern etwas grundsätzlich anderes anbieten wollen.

Der Beitrag der Epigenetik

Lange Zeit galt: Unsere Gene sind unser Schicksal. Wer die genetische Veranlagung für eine bestimmte Erkrankung in sich trägt, muss sich damit abfinden, so dachte man. Die Genetik erklärte Krankheiten als Codefehler, als Erbe von Generationen, gegen das wenig auszurichten sei. Doch dieses Bild ist heute überholt. Die Wissenschaft hat erkannt: Die DNA mag unveränderlich sein – aber ihre Aktivität ist es nicht.

Hier kommt die Epigenetik ins Spiel. Sie beschreibt die biologischen Mechanismen, die darüber entscheiden, welche Gene ein- oder ausgeschaltet werden. Es ist ein hochdynamisches Steuerungssystem, das auf Umwelt, Verhalten und innere Zustände reagiert. Ernährung, Bewegung, Stress, Schlaf, Beziehungen, sogar Emotionen und Erfahrungen, all das beeinflusst unsere Genaktivität. Epigenetik macht sichtbar, wie eng unser Lebensstil mit unserer Biologie verknüpft ist.

Die neue Rolle des Lebensstils

Die Erkenntnisse der Epigenetik verändern nicht nur die Forschung, sie stellen das Gesundheitsverständnis grundsätzlich auf den Kopf. Plötzlich wird sichtbar: Krankheiten entstehen nicht »aus dem Nichts« oder zufällig, sondern oft aus einem langen Zusammenspiel epigenetischer Fehlregulationen. Umgekehrt wird klar: Wir können diese Prozesse beeinflussen – und damit unsere Gesundheit aktiv mitgestalten.

Es ist ein Wandel von der Defizit- zur Potenzialperspektive. Nicht mehr die Frage: »Was fehlt mir?« steht im Vordergrund, sondern: »Was kann ich tun, um meine Gesundheit epigenetisch zu stärken?«

Die Epigenetik beantwortet diese Frage mit einer neuen Art biologischer Landkarte – einer, auf der der Mensch selbst zum Navigator wird.

Epigenetik ersetzt die klassische Genetik nicht. Sie ergänzt sie – und macht sie anwendbar. Während die Genetik den Bauplan beschreibt, zeigt die Epigenetik, wie dieser Plan im Leben tatsächlich umgesetzt wird. Das erklärt auch, warum eineiige Zwillinge, die mit exakt denselben Genen geboren werden, sich im Laufe des Lebens dennoch deutlich voneinander unterscheiden können: in Gesundheit, Persönlichkeit und sogar in ihrem Risiko für bestimmte Erkrankungen.

Die Epigenetik ist damit die Brücke zwischen Veranlagung und Erfahrung, zwischen Biologie und Biografie. Und genau diese Brücke macht sie so relevant für das Coaching.

Die Relevanz epigenetischer Erkenntnisse

Was bringt all das Wissen über DNA-Methylierung, Histonmodifikation und microRNAs, wenn es nicht im Alltag ankommt? Genau hier liegt die große Stärke der Epigenetik – und ihr größtes Versäumnis bislang: Sie ist hochrelevant, aber kaum jemand weiß davon.

Die Forschung ist eindeutig: Brokkoli kann epigenetisch wirksame Substanzen enthalten, die Entzündungsgene regulieren. Meditation verändert nachweislich die Aktivität von Genen, die an Stressantworten beteiligt sind. Schlafmangel regelt Reperaturgene herunter, während gezielte Bewegung epigenetische Alterungsprozesse verlangsamen kann. Doch all diese Erkenntnisse fristen ein Dasein in Fachzeitschriften, weit entfernt von der Realität der Menschen, die täglich Entscheidungen über ihr Essen, ihre Bewegung, ihre Lebensstilgestaltung treffen.

In vielen Gesundheitsberufen besteht ein spürbares Vakuum: Einerseits wächst das Wissen über die molekularen Auswirkungen des individuellen Lebensstils, andererseits fehlen konkrete Konzepte, dieses Wissen im Beratungskontext nutzbar zu machen. Ärztinnen und Ärzte fühlen sich oft nicht zuständig für Ernährung oder Stress, Coaches fehlt das biologische Fundament und Patientinnen und Patienten stehen mit pauschalen Ratschlägen allein da.

Epigenetik könnte genau diese Lücke schließen, wenn sie entsprechend übersetzt wird. Denn sie bietet etwas, das sowohl wissenschaftlich fundiert als auch emotional stärkend ist: Den Nachweis, dass unsere täglichen Entscheidungen hohe biologische Relevanz haben.

Was ist Epigenetik-Coaching?

Zwischen den klassischen Gesundheitsberufen – Medizin, Therapie, Psychologie – und den eher lebensweltlich orientierten Ansätzen wie Coaching, Achtsamkeit oder Prävention klafft eine wachsende Lücke. Viele Menschen suchen heute nicht nur nach Heilung, sondern nach Verständnis, Orientierung und nachhaltiger Veränderung. Sie wollen nicht

Eine Einladung zur Selbstwirksamkeit

In dem Moment, in dem ein Mensch versteht, dass seine Gewohnheiten buchstäblich seine Gene steuern – nicht in ferner Zukunft, sondern jetzt gerade –, entsteht etwas Kraftvolles: Motivation, Handlungslust, Verantwortung.
Epigenetik ist kein Angstkonzept à la »Wenn du dich falsch verhältst, wirst du krank«. Sondern ein Chancenmodell: Jeder Tag ist eine Gelegenheit, neue Signale an den Körper zu senden.
Was die Genetik einst als Determinismus erscheinen ließ, wird durch die Epigenetik zu einem offenen Dialog mit dem eigenen biologischen Potenzial. Und dieser Dialog beginnt nicht im Labor, sondern genau hier – im Leben.

nur behandelt werden, sondern begreifen, warum sie sich so fühlen wie sie sich fühlen – und was sie selbst konkret tun können.

Hier setzt das Epigenetik-Coaching an: Es verbindet die Sprache der Zellen mit der Sprache des Alltags – Coaching trifft Zellbiologie!

Epigenetik-Coaching bringt wissenschaftliche Erkenntnisse aus der modernen Molekularbiologie in die praktische Arbeit mit Menschen – nicht als abstrakte Theorie, sondern als konkrete Anleitung für Veränderung. Es geht darum, das Verhalten auf eine neue Weise zu betrachten: als tägliches biologisches Signal, das unsere Genaktivität beeinflusst. Und gleichzeitig darum, aus epigenetischen Analysen wie Methylierungsprofilen, Stresspanels oder Entzündungsmarkern klare, persönliche Empfehlungen abzuleiten und diese in einem Coaching-Prozess zu verankern.

Ein Epigenetik-Coach erklärt nicht nur, was die Laborwerte bedeuten. Er oder sie begleitet Menschen dabei, ihr biologisches Potenzial zu erkennen, zu verstehen – und umzusetzen.

Abgrenzung zur Therapie

Was ist eigentlich der Unterschied zwischen einer medizinischen Therapie und einem Epigenetik-Coaching? Wer Menschen im Bereich Gesundheit begleitet, sollte genau wissen, wo die Grenzen, aber auch die Synergien beider Ansätze liegen.

Therapie bedeutet im klassischen Sinne: Es liegt ein diagnostizierbares Krankheitsbild vor, das behandelt werden muss. Therapeutinnen und Therapeuten – ob ärztlich, psychologisch oder heilpraktisch ausgebildet – greifen gezielt in körperliche oder psychische Prozesse ein. Sie stellen Diagnosen, leiten medizinische Maßnahmen ein, verschreiben Medikamente, führen Behandlungen durch. Der Fokus liegt auf dem Korrigieren von Störungen, dem Lindern von Symptomen, dem Wiederherstellen einer beeinträchtigten Funktion.

Coaching hingegen richtet sich meist an gesunde oder funktionelle Menschen. Es geht nicht um die Heilung einer Krankheit, sondern um Veränderung, Entwicklung und Prävention. Der Epigenetik-Coach arbeitet mit Klientinnen und Klienten, die sich selbstwirksam um ihre Gesundheit kümmern wollen – sei es aus Leistungsgründen, zur Vorbeugung oder zur besseren Bewältigung belastender Lebenssituationen.

Zwischen Empowerment und Alltagsintegration

Ein zentrales Unterscheidungsmerkmal: Ein Epigenetik-Coach stellt keine Diagnosen, behandelt keine Krankheiten und verschreibt keine Medikamente – es sei denn, er oder sie ist zusätzlich therapeutisch oder ärztlich ausgebildet.

Was ein Epigenetik-Coach jedoch tut, ist nicht weniger bedeutsam: Er oder sie arbeitet mit wissenschaftlich fundiertem Wissen aus Genetik, Epigenetik und funktioneller Medizin, um Klientinnen und Klienten zu helfen, ihren Lebensstil auf gesunde Weise zu gestalten. Dabei setzt er oder sie auf Verstehen, Motivation und konkrete Umsetzungshilfe. Der Epigenetik-Coach wird zum Übersetzer, Ermöglicher und manchmal auch zum Mentor für molekulare Selbstwirksamkeit. Er gibt keine allgemeinen Tipps, sondern er arbeitet mit Daten, Kontext und Persönlichkeit. Und er betrachtet den Menschen als Ganzes: mit Genetik, Epigenetik, Lebensstil, Psyche, sozialen Bindungen und Lebensgeschichte.

Ein Epigenetik-Coach ...

- übersetzt komplexe epigenetische Befunde (z. B. Methylierung, Entzündungsmarker) in verständliche Informationen,
- erarbeitet mit dem Klienten individuelle Ziele und Strategien,
- unterstützt bei der Integration gesunder Gewohnheiten,
- stärkt Selbstverantwortung und Gesundheitskompetenz und
- begleitet empathisch – auf Augenhöhe.

Therapie + Coaching = nachhaltige Gesundheit

Gerade in der funktionellen Medizin zeigt sich, wie gut sich beide Ansätze ergänzen können: Eine Ärztin diagnostiziert z. B. eine stille Entzündung, empfiehlt spezifische Nahrungsergänzungen und eine Darmkur. Der Coach hilft dem Klienten dabei, diese Maßnahmen im Alltag umzusetzen: Welcher Ernährungsplan passt? Wie gelingt es, dauerhaft am Ball zu bleiben? Wie geht man mit Rückfällen oder innerem Widerstand um?

Therapie behandelt. Coaching begleitet.

Epigenetik-Coaching ist kein Ersatz für Therapie, aber ein kraftvoller Partner. Vor allem dann, wenn es um Lebensstil, Verhalten und Bewusstseinsentwicklung geht. In einer Welt, in der viele Krankheiten lebensstilbedingt (mit-)verursacht sind, braucht es beides: medizinisches Fachwissen und praktische Begleitung. Diagnosekraft und Umsetzungskompetenz.

Diese neue Form des Coachings ist nicht nur fundierter, sie ist auch tiefer, präziser und vor allem ermutigender. Denn sie basiert auf der Erkenntnis:

Unsere Gene mögen uns einen Rahmen geben – aber wie wir ihn gestalten, liegt zu einem großen Teil in unserer Hand.

Die Vision von HealVersity

Die Entstehung des Epigenetik-Coachings ist keine zufällige Entwicklung, sondern das Ergebnis einer klaren Vision: Gesundheitsbildung neu zu denken. Unser Unternehmen HealVersity ist nicht nur ein Bildungsanbieter, sondern eine Bewegung. Das Ziel: Menschen befähigen, ihre Genaktivität selbst positiv zu beeinflussen.

Mit der ersten staatlich zertifizierten Ausbildung zum Epigenetik-Coach haben wir ein innovatives Format geschaffen, das wissenschaftliche Tiefe, praxisnahe Didaktik und persönliche Transformation vereint. Was hier gelehrt wird, ist kein starres Lehrbuchwissen – es ist lebendiges Know-how, das sich in der Begleitung echter Menschen täglich bewährt. In unsere Arbeit fließt unser umfangreiches theoretisches und praktisches Wissen ein: Dr. Manuel Burzler ist Arzt und medizinischer Experte für funktionelle Medizin und Epigenetik, Timo Janisch bringt seine Expertise als Coach für Bewusstseinsarbeit und Traumaintegration ein.

Brücke zwischen Wissenschaft und Menschlichkeit

HealVersity versteht Epigenetik nicht als elitäres Expertenthema, sondern als Alltagssprache der Zellen – verständlich, greifbar, nutzbar. Dabei steht nicht nur die reine Wissensvermittlung im Fokus, sondern auch das Training von Haltung, Empathie und Kommunikationsfähigkeit. Denn nur wer selbstreflektiert ist, kann andere begleiten.

Die Methodik verbindet molekulare Grundlagen mit Coaching-Tools, Fallanalysen, Persönlichkeitspsychologie und systemischem Denken. Auf diese Weise entsteht ein neues Berufsprofil: der Epigenetik-Coach.

In einer Welt, die immer komplexer wird, bietet Epigenetik-Coaching eine neue Landkarte für Gesundheit, Resilienz und Potenzialentfaltung. Es passt in eine Zeit, in der Menschen keine vorgefertigten Ratschläge mehr suchen, sondern tiefere Erklärungen und echte Mitgestaltungsmöglichkeiten.

Dieses Buch ist Teil dieser Mission. Es ist Einladung, Werkzeugkasten und Wegweiser zugleich. Für Coaches, die sich professionalisieren wollen. Für Gesundheitsberufe, die neue Impulse suchen. Für alle, die Gesundheit nicht nur verstehen, sondern auch mitgestalten wollen.

Was dieses Buch bietet

Dieses Buch ist kein Lehrbuch im klassischen Sinne, und doch vermittelt es profundes Wissen. Es ist auch kein reines Coaching-Handbuch, und doch liefert es praxisnahe Werkzeuge. Es bewegt sich bewusst an der Schnittstelle von Wissenschaft und Anwendung, von Biologie und Begleitung, von Theorie und Alltag. Ziel ist es, Leserinnen und Leser zu befähigen, epigenetisches Wissen verantwortungsvoll in der Gesundheitsarbeit einzusetzen – sei es im Coaching, in der Therapie, in der Beratung oder im persönlichen Leben.

Für wen ist dieses Buch gedacht?

- Für Coaches, die wissenschaftlich fundierter arbeiten und mehr Tiefe in ihre Begleitung bringen wollen.
- Für Ärztinnen und Ärzte, Therapeutinnen und Therapeuten, Heilpraktikerinnen und Heilpraktiker, die Lebensstilfaktoren besser verstehen und in ihren Praxisalltag integrieren möchten.
- Für Ernährungsberaterinnen und -berater, Trainerinnen und Trainer sowie Gesundheitsfachkräfte, die ihr Fachwissen um epigenetische Zusammenhänge erweitern wollen.
- Für interessierte Laien, die Verantwortung für ihre Gesundheit übernehmen und verstehen möchten, wie sie selbst auf Zellebene wirksam werden können.

Was dich erwartet

- Grundlagenkapitel, die die zentralen Mechanismen der Epigenetik klar und verständlich darstellen.
- Anwendungskapitel, die zeigen, wie Ernährung, Bewegung, Schlaf, Stress und Umwelt auf unsere Genregulation wirken.
- Exkurse in die Coaching-Praxis
- Und nicht zuletzt: eine Haltung, die sowohl wissenschaftlich anspruchsvoll als auch menschlich respektvoll ist.

Epigenetik ist ein junges Forschungsgebiet. Täglich entstehen neue Erkenntnisse, neue Verfahren, neue Studien. Dieses Buch kann daher kein statisches Nachschlagewerk sein. Aber es kann ein lebendiger, robuster Einstieg sein, ein Kompass, der Orientierung gibt, wo die Gesundheit neu gedacht wird: nicht mehr als Zustand, sondern als Prozess. Nicht mehr als Vorgabe, sondern als Gestaltungsraum.

Begib dich auf die Reise!

Einführung in die Zellbiologie

Um die Epigenetik zu verstehen, befassen wir uns zunächst mit den Bausteinen unseres Körpers: den Zellen.

Der Mensch: Ein Wunderwerk aus Billionen Zellen

Zellen – das klingt banal, oder? Dabei sind sie wahre Meisterwerke der Natur. Winzig klein und hochspezialisiert tragen sie das ganze Leben auf ihren »Schultern«.

Unser Körper besteht aus rund 30–40 Billionen dieser mikroskopischen Bausteine, jeder für sich ein kleines Universum. Manche erzeugen Energie, andere leiten Informationen weiter oder schützen uns vor Krankheitserregern. Und gemeinsam? Halten sie uns am Leben. Lassen uns denken, atmen, rennen, schlafen – und irgendwann auch sterben.

Schon ganz am Anfang unseres Lebens geschieht etwas Erstaunliches: Aus einer einzigen Zelle entsteht ein ganzer Mensch. Eine einzige befruchtete Eizelle beginnt sich zu teilen. Immer wieder. Identische Tochterzellen entstehen – zunächst. Doch bald schon kommt es zur sogenannten Differenzierung: Zellen beginnen, auf spezifische Signale aus ihrer Umgebung zu reagieren. Diese Signale – chemischer, mechanischer, thermischer oder elektrischer Natur – beeinflussen, welche Gene aktiv sind und welche stummgeschaltet bleiben und damit unsere Epigenetik. Auf diese Weise entwickeln sich aus genetisch identischen Zellen hochspezialisierte Zelltypen wie Nervenzellen, Blutzellen, Muskelzellen oder Immunzellen, jede mit einer eigenen Struktur und Funktion, exakt auf ihre Aufgabe abgestimmt.

Präzise Organisation und Zusammenarbeit

Die Fähigkeit der Zellen zur Zusammenarbeit ist eine ihrer faszinierendsten Eigenschaften. Sie bilden Gewebe wie Muskeln, Haut oder Knochen, die wiederum Organe formen. Diese Organe arbeiten in Systemen zusammen, wie etwa dem Nervensystem, dem Verdauungssystem oder dem Immunsystem. Jedes System erfüllt eine bestimmte Aufgabe in unserem Organismus und hält so den Körper gesund und lebensfähig. Bildlich gesprochen kannst du dir die Zellen des Körpers als eine komplexe Gesellschaft von »Mini-Menschen« vorstellen: Sie alle haben unterschiedliche Berufe, arbeiten aber perfekt koordiniert zusammen für das »Endprodukt« Mensch.

Die Zellen unseres Körpers kommunizieren ständig miteinander und reagieren auf ihre Umgebung. Sie tun dies durch chemische Signale, elektrische Impulse und spezialisierte Rezeptoren, die an ihrer Oberfläche sitzen. So entsteht ein Netzwerk, das nicht nur die alltäglichen Abläufe wie Bewegung, Verdauung oder Atmung steuert, sondern auch auf äußere Einflüsse wie Verletzungen oder Infektionen flexibel reagieren kann. Ohne diese ständige Kommunikation und Anpassungsfähigkeit wäre das Leben, wie wir es kennen, nicht möglich.

Evolutionäre Meisterleistung

Vor Milliarden von Jahren begann das Leben auf der Erde mit winzigen Einzellern. Diese frühen Mikroorganismen waren einfach strukturiert, aber funktional hoch effizient: die ersten dauerhaft überlebensfähigen Lebensformen auf unserem Planeten.

Doch das Leben blieb nicht stehen. Über unvorstellbare Zeiträume hinweg entwickelten sich aus diesen ersten Einzellern immer komplexere Formen. Nach und nach schlossen sich Zellen zu größeren Verbänden zusammen, arbeiteten nicht mehr isoliert, sondern spezialisierten sich und bildeten Gewebe und Organe mit klaren Aufgaben. So entstanden schließlich hochentwickelte Organismen bis hin zum Menschen.

Die Zelle ist ohne Zweifel ein evolutionäres Wunder: Sie hat es geschafft, aus einfachen, prokaryotischen (ohne Zellkern) Vorläufern (wie Bakterien) komplexe eukaryotische Zellen, d. h. Zellen mit Zellkern, hervorzubringen, die die Grundlage für höhere Organismen bilden. Besonders beeindruckend ist dabei die Integration ehemals unabhängiger Einheiten – etwa der Mitochondrien, die ursprünglich vermutlich eigenständige, aerobe Bakterien waren, bevor sie zu festen Bestandteilen eukaryotischer Zellen wurden.

Ein dynamischer Prozess

Im »Zell-Universum« herrscht ständige Aktivität. Unsere Zellen teilen sich, um Gewebe zu erneuern, sterben ab, wenn sie geschädigt sind, und passen sich an neue Anforderungen an. Stressige und extreme Bedingungen? Unsere Körperzellen reagieren darauf. Dies macht den menschlichen Körper widerstandsfähig und gleichzeitig anpassungsfähig.

In diesem Kapitel erfährst du, wie Zellen aufgebaut sind, wie sie ihre Aufgaben erfüllen und wie sie miteinander kommunizieren und gemeinsam die Grundlage für unser Leben schaffen.

Definition und Bedeutung von Zellen

Die Zelle ist die kleinste funktionelle Einheit des Lebens: eine mikroskopisch kleine Struktur, die alle grundlegenden Eigenschaften biologischer Systeme in sich vereint. Jede Zelle ist in der Lage, grundlegende Prozesse wie Wachstum, Fortpflanzung, Stoffwechsel und Reaktion auf Umweltreize eigenständig auszuführen. Damit bildet sie die Basis für alle Lebensformen, von den einfachsten Einzellern bis hin zu komplexen Lebewesen.

Der Begriff »Zelle« wurde im 17. Jahrhundert geprägt: Der Wissenschaftler Robert Hooke beobachtete mithilfe eines frühen Mi-

Was sind prokaryotische und eukaryotische Zellen?

Prokaryotische Zellen, wie sie bei Bakterien und Archaeen vorkommen, sind einfach aufgebaut: Sie haben eine robuste Zellwand, aber keinen Zellkern und ihre DNA liegt frei im Zellinneren, im sogenannten Nukleoid. Außerdem fehlen ihnen membranumhüllte Organellen wie Mitochondrien oder der Golgi-Apparat. Prokaryoten sind meist klein (etwa 0,1–5 Mikrometer) und sehr robust und anpassungsfähig. Sie existieren seit etwa 3,5 Milliarden Jahren und sind damit die ältesten bekannten Lebensformen.

Eukaryotische Zellen hingegen, die bei Tieren, Pflanzen, Pilzen und Protisten vorkommen, haben einen Zellkern, der die DNA schützt. Sie enthalten viele spezialisierte membranumhüllte Organellen, beispielsweise die Mitochondrien, die für die Energieproduktion verantwortlich sind, und das endoplasmatische Retikulum, das an der Protein- und Lipidherstellung beteiligt ist. Eukaryotische Zellen sind deutlich größer (10–100 Mikrometer) als prokaryotische und komplexer aufgebaut. Dadurch können sie kompliziertere Organismen bilden.

Prokaryotische und eukaryotische Zellen sind unterschiedlich aufgebaut.

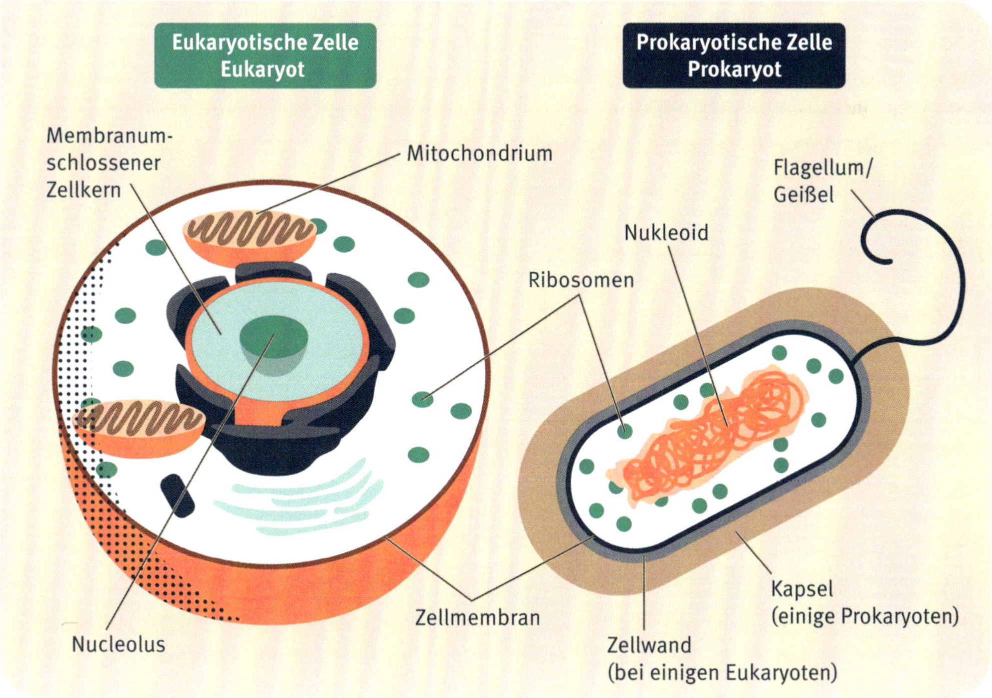

kroskops kleine Hohlräume in einer dünnen Korkschicht. Diese bezeichnete er als *Cellulae* – lateinisch für »kleine Räume«. Diese Entdeckung legte den Grundstein für die Zelltheorie, die im 19. Jahrhundert von den Wissenschaftlern Matthias Schleiden, Theodor Schwann und Rudolf Virchow ausgearbeitet wurde. Sie formulierten drei grundlegende Prinzipien: Alle Lebewesen bestehen aus Zellen; die Zelle ist die grundlegende Funktionseinheit des Lebens und jede Zelle entsteht durch Teilung aus einer bereits existierenden Zelle. Darüber hinaus weisen alle Zellen im Grundbauplan und biochemisch denselben Aufbau auf und enthalten DNA. In ihnen vollzieht sich der Stoffwechsel.

Zellen sind unglaublich vielseitig. Sie bilden Gewebe und Organe, übernehmen aber auch funktionale Aufgaben, wie die Bereitstellung von Energie, die Steuerung biologischer Abläufe und die Kommunikation mit anderen Zellen. Durch Zellspezialisierung wurden komplexe Organismen erst möglich. Während eine Nervenzelle beispielsweise Signale über lange Strecken weiterleiten kann, ist eine Muskelzelle darauf ausgelegt, Kraft und Bewegung zu erzeugen.

Trotz ihrer Vielfalt haben alle Zellen einen ähnlichen Grundbauplan und biochemische Gemeinsamkeiten: Jede Zelle ist von einer Zellmembran umgeben, die sie schützt und gleichzeitig den fortwährenden Austausch von Stoffen und Informationen ermöglicht. Im Inneren befindet sich das Zytoplasma, eine dynamische, flüssige Substanz, in der lebenswichtige chemische Prozesse ablaufen. Bei eukaryotischen Zellen – zu denen die menschlichen Zellen gehören – ist die DNA im Zellkern gespeichert, während prokaryotische Zellen ihre DNA frei im Zellinneren tragen.

Vielfalt der Zelltypen im menschlichen Körper

Der menschliche Körper besteht aus einer unglaublichen Vielfalt spezialisierter Zellen – jede mit einzigartigen Eigenschaften und Aufgaben. Obwohl alle Zellen eines Organismus aus demselben genetischen Material bestehen, unterscheidet sich ihre Funktion. Der Unterschied liegt nicht im »Was«, sondern im »Wie«, also in der gezielten Aktivierung bestimmter Gene, während andere abgeschaltet bleiben. Dieser Prozess der Zelldifferenzierung bestimmt die Identität und Funktion einer Zelle. Er ist die Grundlage für die Entstehung verschiedener Gewebe und Organe und damit für die Organisation des Körpers als integriertes System.

Muskelzellen: Kraft und Bewegung

Muskelzellen sind darauf spezialisiert, Kraft zu erzeugen und Bewegung zu ermöglichen. Sogenannte kontraktile Proteine wie Aktin und Myosin sorgen dafür, dass sie sich zusammenziehen können. Es gibt drei Haupttypen von Muskelzellen:

Skelettmuskelzellen: Diese Zellen sind für die bewusste Steuerung von Bewegungen zuständig. Typisch für sie ist ihre Querstreifung. Sie arbeiten in großen Einheiten zusammen und ermöglichen sämtliche Bewegungen, vom Öffnen der Augenlider bis zum Spurt.

Herzmuskelzellen: Diese Zellen ziehen sich rhythmisch und unermüdlich zusammen, um Blut durch unsere Blutgefäße zu pumpen und so unseren Blutkreislauf aufrechtzuerhalten.

Glatte Muskelzellen: Sie befinden sich in den Wänden von Organen wie dem Magen oder den Blutgefäßen. Ihre Aktivitäten erleben wir nicht bewusst und können sie auch nicht steuern. Sie sorgen z. B. für Kontraktionen, die die Nahrung im Verdauungssystem weitertransportiert, oder die Regulation des Blutdrucks.

Nervenzellen: Informationsweiterleitung und Kommunikation

Nervenzellen, auch Neuronen genannt, sind darauf spezialisiert, elektrische und chemische Signale weiterzuleiten, um Informationen im gesamten Körper zu übermitteln. Sie bilden quasi das Kommunikationsnetzwerk des Körpers. Sie bestehen aus drei Hauptteilen:

Dendriten: Diese verzweigten Fortsätze empfangen Signale von anderen Nervenzellen und leiten sie zum Zellkörper weiter. Sie sind sozusagen die Empfangsantennen.

Zellkörper (Soma): Hier findet die Verarbeitung der empfangenen Signale statt. Der Zellkörper enthält auch den Zellkern mit den genetischen Informationen der Nervenzelle.

Axon: Dieses lange, kabelartige Gebilde leitet Signale in Form von elektrischen Impulsen (Aktionspotenzialen) weiter zu anderen Zellen. Das Axon kann von einer Myelinscheide umhüllt sein, die die Signalleitung beschleunigt.

Synapsen: Sie befinden sich am Ende des Axons – spezialisierte Kontaktstellen, die elektrische Signale in chemische Signale umwandeln. Von ihnen aus wird das Signal an die Zielzelle übergeben.

Nervenzellen sind die Grundlage für Gedanken, Gefühle, Reflexe und komplexe Verhaltensmuster. Sie vernetzen das Gehirn, das Rückenmark und die peripheren Nerven, um den gesamten Organismus zu koordinieren.

Immunzellen: Schutz und Verteidigung

Die spezialisierten Zellen des Immunsystems schützen den Körper vor Krankheitserregern, schädlichen Substanzen und abnormen Zellen. Zu den Immunzellen gehören zum Beispiel:

Makrophagen: Diese Fresszellen patrouillieren durch das Gewebe, erkennen Fremdstoffe, nehmen Zelltrümmer auf und verdauen sie. Bruchstücke von Erregern integrieren sie auf ihrer Oberfläche und aktivieren so andere Immunzellen – so werden Immunreaktionen eingeleitet.

T-Zellen: Sie sind in der zellulären Immunabwehr »tätig«. Die sogenannten zytotoxischen

Der Aufbau der Nervenzelle

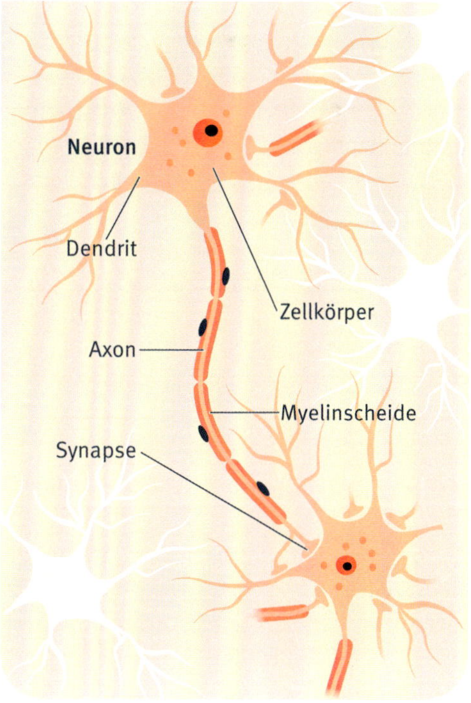

T-Zellen erkennen infizierte oder entartete Zellen und zerstören sie gezielt. Andere T-Zellen, wie die T-Helferzellen, koordinieren die Immunantwort durch Signalmoleküle.

B-Zellen: Nach Aktivierung differenzieren sie sich zu Plasmazellen, die spezifische Antikörper produzieren, um Krankheitserreger zu neutralisieren.

Natürliche Killerzellen (NK-Zellen): Diese Zellen reagieren schnell auf infizierte oder tumoröse Zellen und zerstören sie.

Andere spezialisierte Zelltypen

Neben Muskel-, Nerven- und Immunzellen gibt es zahlreiche weitere spezialisierte Zelltypen, zum Beispiel:

Epithelzellen: Sie bilden die Schutzschicht der Haut und kleiden Organe und Blutgefäße aus.

Blutzellen: Rote Blutkörperchen transportieren Sauerstoff, während weiße Blutkörperchen (Leukozyten) vielfältige Aufgaben in der Immunabwehr wahrnehmen. Blutplättchen (Thrombozyten) regulieren vor allem die Blutgerinnung.

Stammzellen: Diese unspezialisierten Zellen können sich teilen und in verschiedene Zelltypen differenzieren. Sie spielen darum eine entscheidende Rolle für die Regeneration und Heilungsprozesse.

Die vielen unterschiedlichen Zelltypen im menschlichen Körper tragen gemeinsam zur Aufrechterhaltung der sogenannten Homöostase, also dem Gleichgewicht sämtlicher Körperfunktionen, bei. Größtenteils unbemerkt von uns erfüllen sie ständig ihre Aufgaben für unseren Körper.

Wie Zellen zusammenarbeiten

Einzelne Zellen mit ähnlichen Funktionen schließen sich zusammen, um Gewebe zu bilden – Verbände, die eine gemeinsame Aufgabe erfüllen. Es gibt vier grundlegende Gewebetypen im menschlichen Körper:

1. **Epithelgewebe:** Dieses Gewebe bedeckt äußere und innere Oberflächen wie die Haut oder die Schleimhäute. Epithelzellen stehen dicht an dicht, wie Ziegel in einer schützenden Mauer. Sie schützen den Körper vor Umwelteinflüssen, filtern und absorbieren Stoffe und scheiden andere aus.
2. **Binde- und Stützgewebe:** Dazu gehören Gewebearten wie Knochen, Knorpel, Fettgewebe und Blut. Sie geben dem Körper Form, federn Belastungen ab, speichern Energie und – im Fall des Blutes – transportieren Nährstoffe und Signalmoleküle.
3. **Muskelgewebe:** Es bringt Bewegung ins Spiel – ob bei bewussten Aktionen wie Gehen oder bei unbewussten Abläufen wie Herzschlag oder Darmaktivität. Muskelzellen wandeln chemische Energie in mechanische Arbeit um.
4. **Nervengewebe:** Hier wird kommuniziert – schnell, präzise, elektrisch über Nervenimpulse und chemisch über Neurotransmitter. Nervengewebe leitet Informationen durch den Körper, verarbeitet Reize und koordiniert Reaktionen.

Gewebe arbeiten nicht isoliert, sondern im Team: Organe entstehen, wenn sich mehrere Gewebetypen zu funktionellen Einheiten zusammenschließen. Jedes Organ besteht aus mindestens zwei Gewebetypen, oft jedoch aus mehreren. Das Herz zum Beispiel kombiniert Muskelgewebe, Bindegewebe, Nervengewebe und Epithelgewebe. Muskelgewebe sorgt für Kontraktion, Bindegewebe stützt, Nervengewebe steuert den Takt, Epithelgewebe kleidet Gefäße aus. In der Lunge trifft spezialisiertes Epithel für den Gasaustausch auf elastisches Bindegewebe, das das Ein- und Ausatmen überhaupt erst möglich macht.

Jedes Organ ist nicht nur eigenständig funktionsfähig, sondern arbeitet mit anderen Organen zusammen, um größere Aufgaben zu erfüllen. Organe, die eng zusammenarbeiten, bilden Organsysteme, die lebenswichtige Funktionen im Körper übernehmen, z. B.:

- Das Nervensystem, das durch Gehirn, Rückenmark und periphere Nerven Signale koordiniert und lebenswichtige Prozesse wie Atmung und Kreislauf reguliert.
- Das Verdauungssystem, das mit Magen, Darm, Leber und Bauchspeicheldrüse Nährstoffe aus der Nahrung extrahiert und Energie bereitstellt.
- Das Immunsystem, das mit einer Vielzahl von Zellen und Organen wie Milz und Lymphknoten die Abwehr von Krankheitserregern gewährleistet.

Präzise Kommunikation und Koordination

Die Zusammenarbeit zwischen Zellen, Geweben, Organen und Systemen ist nur durch eine präzise Kommunikation möglich. Zellen senden Signale unter anderem in Form von Hormonen, Neurotransmittern oder elektrischen Impulsen aus, um sich zu koordinieren. So kann zum Beispiel das Hormonsystem über chemische Botenstoffe den Energiebedarf regulieren, während das Nervensystem schnelle Reaktionen auf externe Reize ermöglicht.

Die vier grundlegenden Gewebetypen

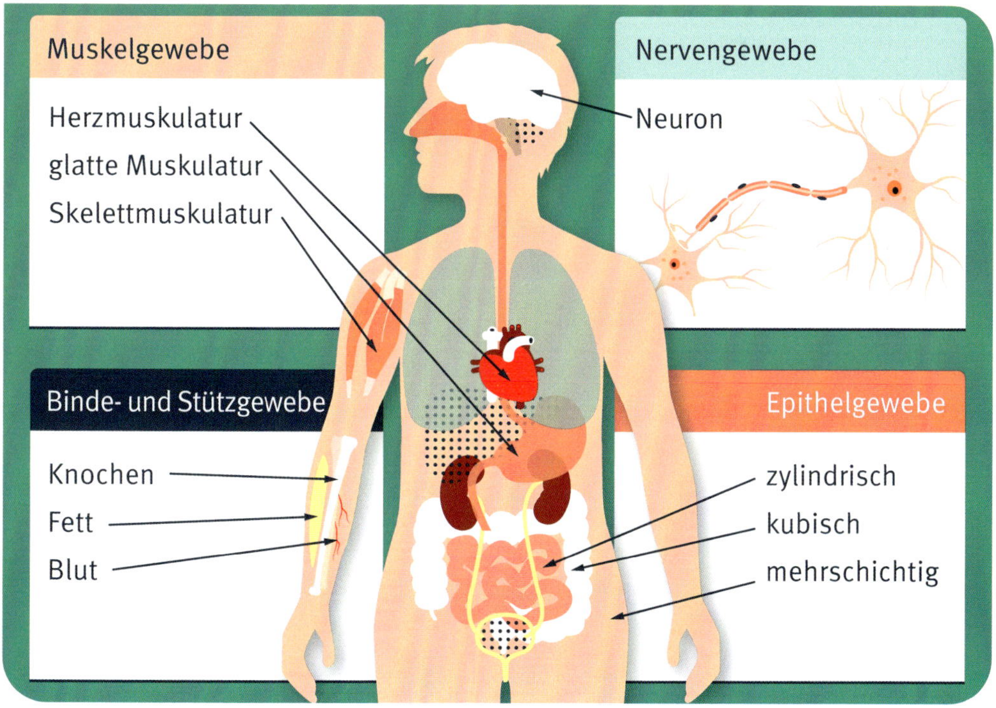

Der Aufbau der Zelle

Obwohl die verschiedenen Zelltypen spezifische Aufgaben übernehmen, haben fast alle einen ähnlichen Grundaufbau.

Wie wir gesehen haben, gibt es verschiedenste Zellen mit verschiedensten Aufgaben. Ihr Aufbau ist aber im Wesentlichen gleich: Jede Zelle im menschlichen Körper besteht aus drei zentralen Komponenten:

Zellmembran: Eine schützende Hülle, die die Zelle umgibt und den Austausch von Stoffen sowie die Kommunikation mit der Umwelt ermöglicht.

Zytoplasma: Eine dynamische, viskose Flüssigkeit, die die Zellorganellen enthält und als Medium für chemische Prozesse dient. Es ermöglicht den Transport von Nährstoffen, Ionen und Enzymen und ist hochaktiv.

Zellorganellen: Spezialisierte membranumhüllte Strukturen innerhalb des Zytoplasmas, die wie kleine »Organe« oder »Kraftwerke« in der Zelle arbeiten und verschiedene Funktionen erfüllen, wie die Energiegewinnung, den Transport von Molekülen, den Aufbau von Proteinen, die Entgiftung sowie weitere wichtige Stoffwechselprozesse.

Die Zellmembran: Kommunikations- und Schutzbarriere

Die Zellmembran ist hauchdünn – gerade mal ein paar Millionstel Millimeter dick – und trotzdem unverzichtbar. Sie umgibt die Zelle, hält alles zusammen und schützt das empfindliche Zellinnere vor unkontrollierten Einflüssen von außen. Ohne diese Abgrenzung wäre keine Zelle lebensfähig.

Doch die Membran ist nicht einfach eine Schutzschicht. Sie entscheidet auch, was hinein- und was hinausgelangen darf: Nährstoffe, Ionen, Abfallstoffe, alles wird gezielt geregelt. Spezielle Kanäle und Transportproteine sorgen dafür, dass nur das passiert, was der Zelle nutzt.

Darüber hinaus kann die Zellmembran Informationen aufnehmen. An ihrer Oberfläche sitzen Rezeptoren, die Signale aus der Umgebung erkennen und ins Zellinnere weiterleiten. So kann die Zelle auf Veränderungen reagieren, zum Beispiel auf Hormone,

Temperaturunterschiede oder mechanische Reize.

Die Zellmembran besteht aus einer Phospholipid-Doppelschicht, in die Proteine und Cholesterin eingelagert sind. Phospholipide bestehen aus einem hydrophilen Kopf, der Wasser anzieht, und zwei hydrophoben Schwänzen, die Wasser abstoßen.

Das Ergebnis ist eine Doppelschicht, bei der die Köpfe die äußeren und inneren Oberflächen der Membran bilden, während die Schwänze im Inneren der Membran eine Barriere bilden. Diese Struktur schafft eine sogenannte semipermeable (halbdurchlässige) Barriere, die es der Membran ermöglicht, zu steuern, welche Stoffe hinein- oder hinausgelangen.

Die Zellmembran ist Schutzschicht und »Grenzkontrolle« in einem.

Das Zytoplasma: zentrale Drehscheibe der Zelle

Als Zytoplasma bezeichnet man das Zellinnere, das alle Zellbestandteile mit Ausnahme des Zellkerns umfasst. Was auf den ersten Blick wie eine gelartige Flüssigkeit wirkt, ist in Wirklichkeit ein äußerst aktiver und dicht belebter Raum. Die Grundsubstanz, das Zytosol, ist durchsetzt mit Molekülen: Enzyme, Nährstoffe, Ionen, alles, was die Zelle zum Arbeiten braucht, ist hier unterwegs. Eingebettet darin liegen die Organellen, die jeweils eigene Aufgaben übernehmen, sowie das Zytoskelett, ein fein verzweigtes Netzwerk aus Eiweißfilamenten. Es gibt der Zelle nicht nur ihre Form, sondern hält alles an Ort und Stelle – oder bewegt es, wenn nötig. Ohne dieses innere »Arbeitsfeld« könnte keine Zelle funktionieren.

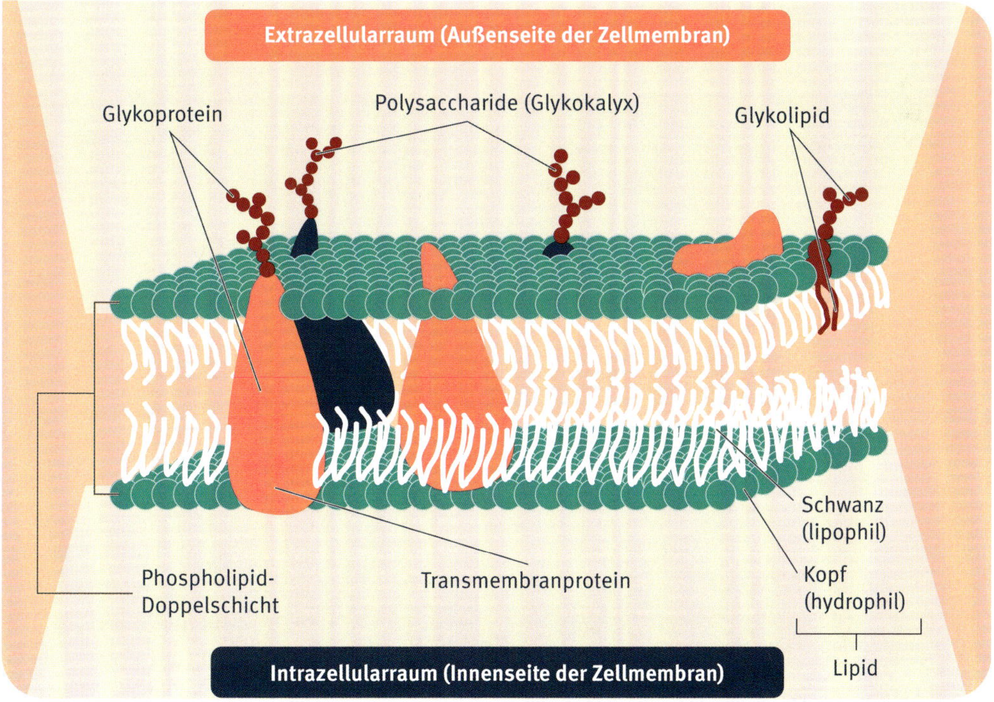

Die Organellen

Innerhalb der Zelle übernehmen spezialisierte Strukturen, die Organellen, verschiedene Aufgaben, von der Energiegewinnung über den Aufbau von Proteinen bis hin zur Zellteilung. Jede von ihnen erfüllt eine präzise Funktion im Gesamtgefüge.

Zellkern: Steuerzentrale und Genom-Hüter

Der Zellkern ist das Kontrollzentrum der Zelle. Hier befindet sich die DNA – das genetische Material, der berühmt-berüchtigte Bauplan des Lebens, der jeden Menschen einzigartig macht. Er ist von einer Kernhülle umgeben, die den Austausch von Molekülen zwischen Kern und Zytoplasma managt. Im Inneren des Zellkerns wird entschieden, welche Abschnitte der DNA gerade wichtig sind. Es geht nicht darum, das ganze genetische Programm ständig auszulesen, sondern genau das, was im Moment gebraucht wird. Diese Auswahl beeinflusst, welche Proteine gebaut werden und damit auch, welche Rolle die Zelle spielt oder wie sie auf Veränderungen in ihrer Umgebung reagiert. Zusätzlich enthält der Zellkern den Nukleolus, eine Struktur, die an der Produktion der Ribosomen beteiligt ist, kleinen Eiweißfabriken, ohne die in der Zelle fast gar nichts

Das passende Milieu im Zytoplasma – Grundlage für zelluläre Funktionen

Damit alle lebenswichtigen Prozesse im Zytoplasma korrekt ablaufen können, braucht es ein optimales chemisches Milieu – ansonsten funktioniert nichts. Einige Schlüsselfaktoren spielen dabei eine zentrale Rolle:

- **pH-Wert:** Im Zytoplasma liegt der pH-Wert leicht im basischen Bereich – etwa bei 7,2. Dann können die Enzyme ihre Struktur behalten und effektiv arbeiten. Schon geringe Abweichungen führen zu verlangsamten Reaktionen, oder der Stoffwechsel kommt komplett zum Stillstand.
- **Ionenkonzentration:** Ionen wie Kalium (K^+), Natrium (Na^+) und Calcium (Ca^{2+}) sind notwendig für die Signalweiterleitung, den Wasserhaushalt und Transportprozesse. Ein gestörter Ionenhaushalt kann dazu führen, dass Nervenimpulse nicht mehr korrekt übertragen werden oder Zellen Wasser verlieren.
- **Wassergehalt:** Das Zytoplasma besteht zu einem großen Teil aus Wasser. Fehlt Wasser, stockt der Zellstoffwechsel.
- **Redox-Balance:** In jeder Zelle entstehen ständig reaktive Sauerstoffverbindungen (ROS). Sie sind normal – solange das Gleichgewicht stimmt. Gerät es aus dem Ruder, greifen diese Moleküle wichtige Strukturen an: Proteine, Zellmembranen, sogar die DNA. Die Folge kann Zellalterung oder Zellschädigung sein.

Wenn das chemische Gleichgewicht im Zytoplasma gestört ist, wirkt sich das auf nahezu alle Prozesse in der Zelle aus. Proteine, wie Enzyme, falten sich falsch, Signale kommen nicht mehr an, der Stoffwechsel läuft ins Leere. Und langfristig bedeutet das: Die Zelle verliert ihre Funktion – oder stirbt ab.

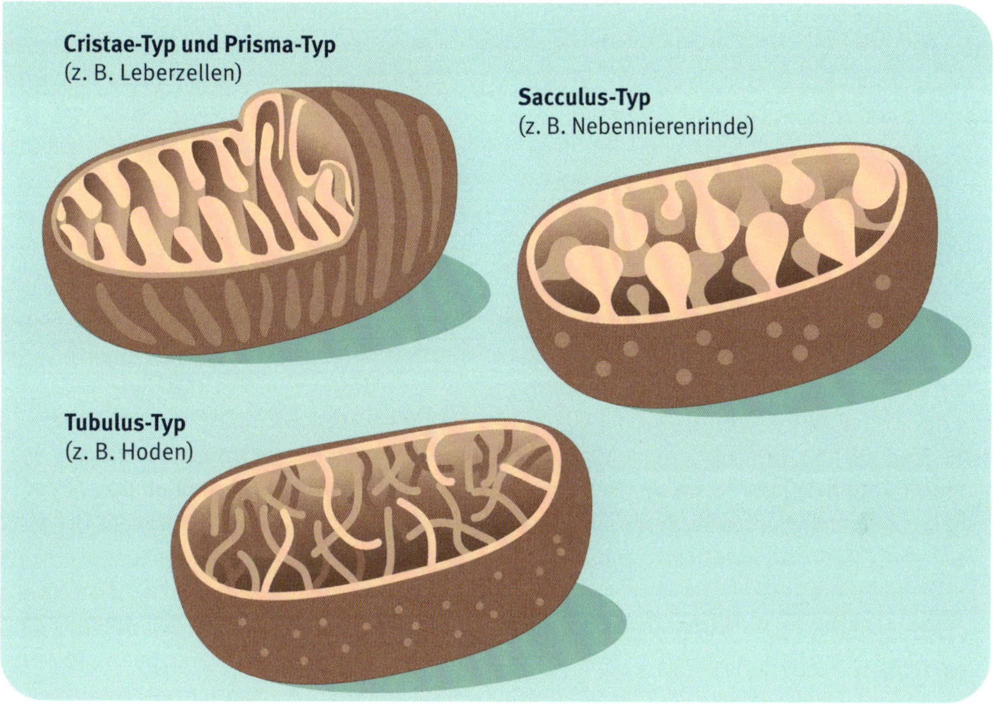

läuft. Sie sind es, die später im Zytoplasma aus den genetischen Informationen echte, funktionierende Proteine machen (Proteinbiosynthese, die Herstellung von Proteinen).

Zentriolen: Organisation der Zellteilung

Zentriolen sind kleine, zylinderförmige Strukturen, die auf den ersten Blick unscheinbar wirken, und doch spielen sie eine Schlüsselrolle, wenn sich eine Zelle teilen will. Man findet sie paarweise im sogenannten Zentrosom, einem Bereich in der Nähe des Zellkerns, der als eine Art Organisationszentrum für das Zellskelett dient.

Bestehend aus Mikrotubuli, also röhrenförmigen Eiweißstrukturen, helfen die Zentriolen dabei, das Spindelapparat-System aufzubauen: ein feines Netzwerk, das die Chromosomen bei der Zellteilung exakt verteilt. Ohne diese Organisation würde es beim Kopieren des genetischen Materials schnell chaotisch zugehen.

▲ Mitochondrien unterscheiden sich je nach Zustand und Funktion.

Mitochondrien: Energieproduktion

Mitochondrien sind winzig – und trotzdem lebensentscheidend. Oft werden sie als die »Kraftwerke der Zelle« bezeichnet, weil sie ATP (Adenosintriphosphat) produzieren, den universellen Energieträger, den jede Zelle für ihre Arbeit braucht: Bewegung, Stoffwechsel, Signalübertragung – ohne ATP geht nichts.

Doch Mitochondrien können mehr als nur Energie liefern. Sie haben eine eigene DNA, die ringförmig organisiert ist, und sie sind in der Lage, bestimmte Proteine selbst herzustellen. Diese Besonderheiten deuten darauf hin, dass Mitochondrien ursprünglich einmal eigenständige Bakterien waren, die sich vor sehr langer Zeit in andere Zellen eingenistet haben – nicht als Schädlinge, sondern als nützliche Partner. Diese Idee ist als Endosymbiontentheorie bekannt.

Neben der Energieproduktion übernehmen Mitochondrien weitere wichtige Aufgaben:

- Sie regulieren Teile des Zellstoffwechsels, zum Beispiel bei der Herstellung von Fettsäuren oder Aminosäuren.
- Sie sind wichtig für die Apoptose, den programmierten Zelltod. So werden defekte Zellen rechtzeitig entfernt, bevor sie Schaden anrichten. Das verhindert unter anderem die Bildung von Tumoren.
- Sie sind beteiligt an der Speicherung und Freisetzung von Calcium, das besonders in Muskel- und Nervenzellen gebraucht wird.

In Zellen mit hohem Energiebedarf – etwa in Muskelzellen, Nervenzellen oder Eizellen – findet man besonders viele Mitochondrien. Sie sind etwa ein Mikrometer groß, unter dem Lichtmikroskop kaum zu erkennen, und können je nach Zustand und Funktion rund oder länglich erscheinen.

Wenn die Mitochondrien aus dem Gleichgewicht geraten, spürt man das, manchmal subtil, manchmal sehr deutlich. Denn ohne genügend Energie läuft in der Zelle fast nichts mehr rund. Besonders Gewebe mit hohem Energiebedarf reagieren empfindlich: Muskelschwäche, anhaltende Erschöpfung oder auch Störungen im Nervensystem können Hinweise darauf sein, dass

In der Zelle herrscht reger Betrieb.

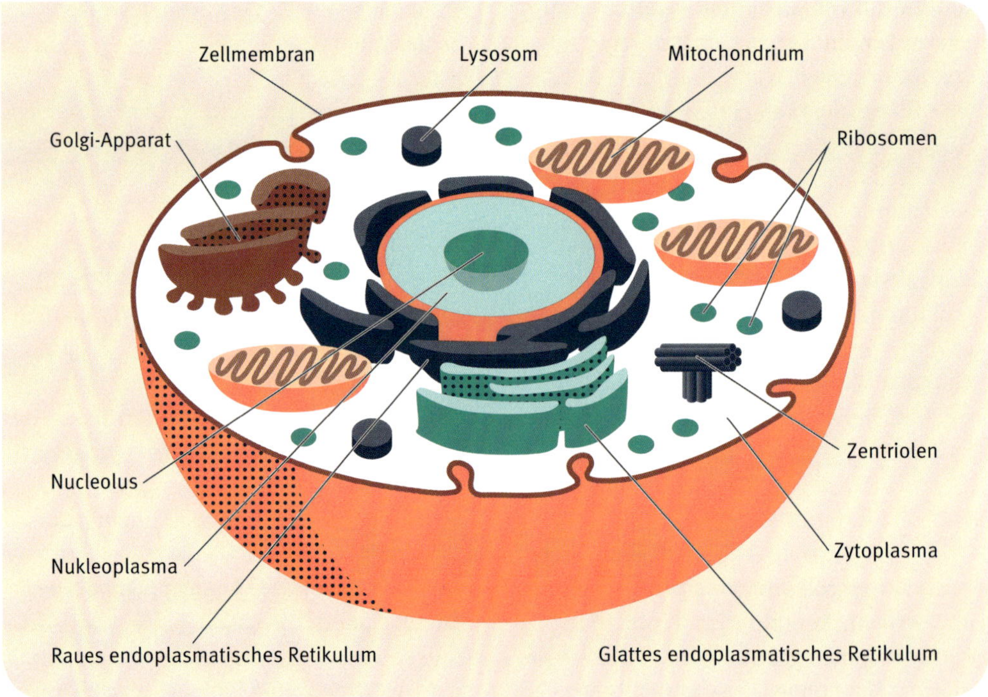

etwas mit der mitochondrialen Funktion nicht stimmt.

Manche dieser Störungen entwickeln sich schleichend, andere treten früh im Leben auf. Inzwischen weiß man, dass Mitochondrien bei vielen chronischen Krankheiten eine Rolle spielen – nicht nur bei seltenen genetischen Erkrankungen, sondern auch bei neurodegenerativen Prozessen, Entzündungen, sogar beim biologischen Altern. Wenn es den Mitochondrien nicht gut geht, leidet die Zelle – und mit ihr der ganze Mensch.

Ribosomen: Proteinfabriken der Zelle

Ribosomen sind winzige, kugelförmige Strukturen, so klein, dass man sie nur mit einem Elektronenmikroskop sehen kann. In ihnen entstehen aus genetischem Code echte funktionierende Proteine – Moleküle, ohne die in der Zelle gar nichts geht. Sie bestehen aus RNA und Proteinen und kommen in zwei Formen vor:

- **Freie Ribosomen,** die im Zytoplasma schweben und Proteine produzieren, die in der Zelle selbst genutzt werden.
- **Gebundene Ribosomen,** die am rauen endoplasmatischen Retikulum (ER) sitzen und Proteine für den Export oder den Einbau in Membranen herstellen.

Die Aufgabe ist bei beiden die gleiche: Ribosomen lesen die Information von der mRNA ab – also die Abschrift eines Gens – und setzen daraus eine Aminosäurenkette zusammen. Diese Kette ist der erste Entwurf eines Proteins. Erst durch Faltung und ggf. weitere Bearbeitung entsteht daraus ein Molekül, das seine Aufgabe erfüllen kann, ob als Enzym, Hormon, Rezeptor oder Stützelement. Ohne Ribosomen gäbe es keine funktionalen Proteine – und ohne Proteine kein Leben.

Endoplasmatisches Retikulum und Golgi-Apparat: Protein- und Lipidmanagement

Betrachtet man eine Zelle unter dem Mikroskop, so sieht man ein weitverzweigtes Membrannetzwerk: das endoplasmatische Retikulum (ER). Es spielt eine zentrale Rolle bei der Synthese, Verarbeitung und dem Transport von Biomolekülen. Es ist wie ein inneres Schienennetz, über das Stoffe nicht nur hergestellt, sondern auch gleich weiterverarbeitet und verteilt werden. Es ist direkt mit der Kernhülle verbunden und existiert in zwei Varianten:

Das raue ER ist mit Ribosomen besetzt, winzigen Partikeln, die Proteine herstellen. Diese werden direkt in den Innenraum des ER geschleust, wo sie weiterverarbeitet werden. Sie falten sich, bekommen manchmal Zuckerketten angehängt und werden für ihren späteren Einsatz vorbereitet. Einige dieser Proteine werden später aus der Zelle herausgeschleust, andere in Membranen eingebaut oder an Organellen verteilt.

Das glatte ER ist spezialisiert auf die Synthese von Lipiden – Fette, die z. B. für die Zellmembranen oder Hormone gebraucht werden. Außerdem hilft es beim Abbau von Giftstoffen, insbesondere in Leberzellen, und ist an der Regulation von Calciumionen beteiligt, die für die Signalübertragung wichtig sind.

Der Golgi-Apparat ist eine Art »Logistikzentrum der Zelle«. Proteine, die im rauen ER hergestellt wurden, gelangen in Vesikeln zum Golgi-Apparat und werden sortiert, verändert und verpackt. Manche Proteine werden hier noch einmal gezielt zugeschnitten oder mit zusätzlichen Molekülen bestückt – andere werden einfach für den »Versand«

vorbereitet. Anschließend verpackt der Golgi-Apparat die Moleküle in Transportvesikel, die sie dorthin bringen, wo sie gebraucht werden: in die Zellmembran, in intrazelluläre Organellen oder nach außen, etwa in Form von Hormonen oder Enzymen.

Diese beiden Organellen arbeiten eng zusammen, um den reibungslosen Ablauf der Protein- und Lipidproduktion zu gewährleisten. Sie sind besonders wichtig in Zellen, die einen hohen Bedarf an Sekretions- oder Membranproteinen haben, wie etwa in Drüsenzellen oder Nervenzellen.

Zusätzliche Funktionen

Das endoplasmatische Retikulum und der Golgi-Apparat sind nicht nur Produktions- und Verteilstationen der Zelle, sie übernehmen auch spezialisierte Zusatzaufgaben.

- **Das raue ER** spielt eine wichtige Rolle bei der Qualitätskontrolle: Es erkennt fehlgefaltete oder defekte Proteine und sorgt für ihren Abbau, bevor sie Schaden anrichten können. So wird die Zelle vor Schäden geschützt.
- **Das glatte ER** sorgt in Muskelzellen als sogenanntes sarkoplasmatisches Retikulum für die Speicherung und Freisetzung von Calcium, das für die Muskelkontraktion entscheidend ist.
- **Der Golgi-Apparat** ist auch an der Synthese bestimmter Polysaccharide beteiligt, die für die Zellwand (z. B. bei Pflanzenzellen) oder die extrazelluläre Matrix benötigt werden.

Eine Fehlfunktion des ER oder des Golgi-Apparats kann schwerwiegende Konsequenzen haben. Fehlerhafte Proteinverarbeitung im ER kann zu Erkrankungen führen, bei der falsch gefaltete Proteine nicht mehr richtig transportiert werden. Auch neurodegenerative Erkrankungen wie Alzheimer oder Parkinson stehen in Verbindung mit einer gestörten Balance zwischen Proteinsynthese, -faltung und -abbau. Was auf zellulärer Ebene zunächst wie ein kleiner Fehler erscheint, kann also weitreichende Auswirkungen haben – bis hin zu chronischen Erkrankungen.

Lysosomen und Peroxisomen: Recycling und Entgiftung

Lysosomen und Peroxisomen sind spezialisierte Organellen, die eine Schlüsselrolle bei der Aufrechterhaltung der Zellgesundheit spielen. Sie sorgen dafür, dass die Zelle sauber bleibt, schädliche Substanzen unschädlich gemacht werden und wertvolle Moleküle wiederverwendet werden können.

- **Lysosomen** enthalten Enzyme, die beschädigte Zellbestandteile und aufgenommene Fremdstoffe abbauen. Sie sind das »Recyclingzentrum« der Zelle und helfen, wertvolle Moleküle wiederzuverwenden.
- **Peroxisomen** sind auf die Entgiftung von schädlichen Substanzen spezialisiert, wie etwa reaktive Sauerstoffspezies. Sie spielen auch eine wichtige Rolle im Fettsäurestoffwechsel. Beide Organellen tragen dazu bei, die Zelle sauber und funktionstüchtig zu halten.

Jedes Organell übernimmt eine spezifische Funktion, doch keine dieser Strukturen arbeitet isoliert. Stattdessen bilden die Organellen ein fein abgestimmtes System, das für Wachstum, Energieversorgung, Stoffwechsel und Kommunikation sorgt.

Membranproteine

Die Zellmembran ist quasi die Grenzstation der Zelle und gut bewacht. Die Grenzwächter sind die Membranproteine.

Die Membranproteine sind in die Phospholipid-Doppelschicht der Zellmembran eingebettet. Sie übernehmen drei zentrale Aufgaben: Sie kontrollieren den Durchgang von Molekülen, leiten Signale weiter und sorgen dafür, dass jede Zelle für den Organismus erkennbar bleibt. Ohne diese Funktionen wäre die Zelle im Grunde isoliert: keine Kommunikation, kein Nährstoffaustausch, keine Verteidigung gegen Schadstoffe.

Transport: das Kommen und Gehen an der Zellgrenze

Nicht jeder Stoff schafft es aus eigener Kraft durch die Membran. Viele brauchen Hilfe – und genau hier kommen spezialisierte Membranproteine ins Spiel. Sie unterscheiden sich in ihrer Arbeitsweise:

- **Kanalproteine** funktionieren wie Tunnel: Sie öffnen sich gezielt für bestimmte kleine Moleküle – etwa Natrium- oder Kaliumionen – und lassen diese durchschlüpfen.
- **Transporter (Carrier-Proteine):** Diese Proteine binden gezielt Moleküle wie Glukose oder Aminosäuren und schleusen sie aktiv oder passiv durch die Membran.
- **Pumpen** sind die Energiespezialisten unter den Transportproteinen. Sie verbrauchen meist ATP – also Zellenergie –, um Moleküle aktiv zu bewegen. Ein prominentes Beispiel ist die Natrium-Kalium-Pumpe, die das elektrische Gleichgewicht in Nervenzellen aufrechterhält.

Durch diese Mechanismen werden Nährstoffe, Ionen und Abfallstoffe effizient zwischen Zellinnerem und Umgebung ausgetauscht.

Signalweiterleitung: Kommunikation zwischen Zellen

Membranproteine fungieren auch als Rezeptoren, die Signale aus der Umgebung der Zelle aufnehmen und ins Zellinnere weiterleiten. Sobald ein solches Signal auftritt, wird es ins Zellinnere weitergeleitet – als würde jemand draußen klopfen, und drinnen geht das Licht an.

Dieser Prozess ist entscheidend für eine Vielzahl biologischer Funktionen und Prozesse. Ob eine Zelle wachsen soll, ihren Stoffwechsel anpasst, Teil einer Immunantwort wird oder mit anderen Zellen kommuniziert, alles beginnt immer mit einem Signal und einem Rezeptor, der es erkennt.

Rezeptoren sind hochspezifisch – sie erkennen nur bestimmte Signalmoleküle (Liganden) und lösen daraufhin gezielte Reaktionen in der Zelle aus. Sie sind wie molekulare Antennen, die auf bestimmte Umweltsignale ausgerichtet sind, wie eine Radioantenne, die nur einen bestimmten Sender empfängt. Die Signale können Hormone oder Neurotransmitter sein, aber auch Schwingungen wie Licht oder Klang. Wenn ein Rezeptor ein Umweltsignal erkennt, ändert sich meist seine elektrische Ladung, wodurch er in eine aktive Form übergeht und das Signal in die Zelle weitergeleitet wird. Beispiele sind:

Hormonrezeptoren

Zellen hören nicht nur zu, sie fühlen auch mit. Besonders dann, wenn Hormone ins Spiel kommen. Diese winzigen chemischen Botenstoffe sind wie geheime Botschaften, die durch den Blutkreislauf reisen und an der Oberfläche bestimmter Zellen andocken – dort, wo Hormonrezeptoren auf sie warten.

Ein bekanntes Beispiel: der Insulinrezeptor. Sobald der Blutzuckerspiegel steigt, schüttet die Bauchspeicheldrüse Insulin aus. Dieses Hormon bindet an seinen spezifischen Rezeptor auf Muskel- oder Fettzellen – wie ein Schlüssel, der ins Schloss passt. Was dann passiert, ist beeindruckend: Eine Signalkette wird in Gang gesetzt, die der Zelle sagt: »Mach die Tür auf, Glukose kommt rein.« So gelangt der Zucker aus dem Blut in die Zelle – und der Blutzuckerspiegel sinkt wieder. Einfach und effektiv – wenn alles funktioniert.

Doch bei Menschen mit Diabetes mellitus funktioniert dieser Mechanismus nicht reibungslos. Bei Typ 1 fehlt das Insulin ganz, bei Typ 2 hören die Zellen nicht mehr richtig zu – sie werden »taub« gegenüber dem Signal. Das hat tiefgreifende Folgen für den Stoffwechsel.

Aber Hormone beeinflussen nicht nur das, was im Körper passiert – sie steuern auch, wie wir uns fühlen. Wenn du dich freust, schüttet dein Gehirn vermehrt Dopamin aus. Das dockt an passende Rezeptoren an und aktiviert Signalwege, die Gefühle verstärken, Motivation steigern und langfristig sogar Genaktivität beeinflussen können. Anders bei dem Stresshormon Cortisol: Es bringt den Körper in Alarmbereitschaft. Seine Rezeptoren leiten das Signal sofort weiter – und schalten die Zellen auf »Überleben«. Kommunikation, Reparatur, Wachstum? Wird erstmal heruntergefahren. Wer dauerhaft unter Stress steht, erlebt das am eigenen Leib: Die Konzentration sinkt, das Immunsystem schwächelt, innere Unruhe entsteht.

Das zeigt: Was wir fühlen, formt unsere Zellbiologie. Erfahrungen und Emotionen hinterlassen Spuren – biochemisch messbar, molekular wirksam.

Neurotransmitter-Rezeptoren

In unseren Nervenzellen geht es rasant zu: Ein Reiz folgt dem nächsten, Gedanken entstehen, Muskeln spannen sich an – alles dank blitzschneller Signalweiterleitung. Mittendrin: Neurotransmitter-Rezeptoren. Einer der bekanntesten ist der Acetylcholinrezeptor. Sobald der Botenstoff Acetylcholin ihn berührt, öffnet sich ein Ionenkanal, und ein elektrischer Impuls wandert weiter, zum Beispiel zur Muskulatur. So wird Denken zur Bewegung.

Doch was passiert, wenn dieses System aus dem Takt gerät? Bei der Autoimmunerkrankung Myasthenia gravis blockieren körpereigene Antikörper die Rezeptoren. Das Ergebnis: Die Muskeln werden schwach, weil das Signal nicht mehr richtig ankommt – als würde man rufen, aber niemand hört mehr zu.

G-Protein-gekoppelte Rezeptoren (GPCRs)

Diese Familie von Rezeptoren – kurz GPCRs – ist groß, vielseitig und ausgesprochen wichtig. Sie erkennen Hormone, Neurotransmitter und andere Signalmoleküle und steuern damit eine Fülle biologischer Prozesse. Ein bekanntes Beispiel: der Beta-Adrenorezeptor, der auf Adrenalin reagiert. Wenn wir plötzlich in Gefahr geraten – ein Knall, ein Schreckmoment – steigt der Adrenalinspiegel. Der Beta-Rezeptor schlägt Alarm: Der Herzschlag beschleunigt, die Muskeln werden versorgt, die Sinne geschärft. Kampf oder Flucht, wir sind in Sekundenbruchteilen bereit. Pharmakologisch gesehen sind GPCRs ein heißes Ziel: Medikamente wie Betablocker oder Antihistaminika wirken gezielt auf diese Rezeptoren und beeinflussen so Herz, Kreislauf oder das Immunsystem.

Immunrezeptoren

Die Immunabwehr ist wie ein gut organisiertes Sicherheitssystem: ständig auf der Suche nach Eindringlingen. Immunrezeptoren übernehmen die erste Identifizierung. Besonders eindrucksvoll: der T-Zell-Rezeptor (TCR). Er erkennt fremde Antigene, also Proteine auf der Oberfläche von Krankheitserregern, und schlägt Alarm. Wird dieser Rezeptor aktiviert, startet eine komplexe Immunreaktion. Die T-Zellen werden aktiv, andere Abwehrzellen rücken nach. Doch auch hier kann es schiefgehen: Wenn der TCR eigene Zellen für fremd hält, entstehen Autoimmunerkrankungen – der Körper bekämpft sich selbst.

Ob im Gehirn, im Immunsystem oder auf der Haut: Rezeptoren übersetzen äußere Reize in innere Entscheidungen. Das System ist vergleichbar mit einem großen Telefonnetz: Nur wer die richtige Nummer wählt, bekommt eine Verbindung!

Rezeptoren und Effektoren

Zellen sind nicht nur stille Beobachter – sie reagieren. Und das in Sekundenschnelle. Damit sie das können, braucht es ein perfekt abgestimmtes Zusammenspiel zweier Hauptakteure: Rezeptoren, die wahrnehmen, und Effektoren, die handeln.

Man kann sich das vorstellen wie ein Lichtschalter: Der Rezeptor ist der Finger, der den Schalter betätigt, der Effektor ist die Lampe, die daraufhin leuchtet. Gemeinsam übersetzen sie äußere Signale in konkrete Aktionen innerhalb der Zelle.

Rezeptoren registrieren, was draußen passiert – Hormone, Temperatur, chemische Stoffe, manchmal sogar Schallwellen. Sobald ein Reiz erkannt wird, geben sie das Signal an ein passendes Effektorprotein weiter. Und

Sinnesrezeptoren: Detektoren der Umwelt

Den allergrößten Teil der »Gespräche« unserer Zellen bekommen wir nicht mit. Anders ist das bei den Sinnesrezeptoren. Sie sind unsere biologischen Antennen, unsere feinsten Detektoren für die Außenwelt. Ohne sie wüssten wir nicht, dass der Kaffee heiß ist, die Musik laut, der Wind kühl – oder dass etwas wehtut.

Diese Rezeptoren sitzen nicht irgendwo, sondern strategisch genau dort, wo wir mit der Welt in Kontakt kommen: in Haut, Augen, Nase, Ohren, Zunge. Sie registrieren Reize aus der Umgebung – Licht, Druck, Gerüche, Temperaturen – und verwandeln sie in elektrische Signale, die rasend schnell über Nervenbahnen ins Gehirn gelangen. Und dort passiert das Wunder: Ein Impuls wird zu einem Gefühl. Einem Bild. Einem Ton.

Je nachdem, auf welche Art von Reiz sie spezialisiert sind, unterscheidet man verschiedene Gruppen von Sinnesrezeptoren:

- **Mechanorezeptoren** reagieren auf Druck, Vibration oder Dehnung. Man findet sie etwa in der Haut, wo sie Berührungen spüren lassen, oder im Innenohr, wo sie helfen, unser Gleichgewicht zu halten.
- **Haarzellen im Innenohr** sind feine Spezialisten: Sie tanzen im Rhythmus von Schallwellen und übersetzen diese Bewegung in elektrische Impulse – damit wir hören können.
- **Photorezeptoren,** wie das Rhodopsin in den Stäbchenzellen der Netzhaut, reagieren auf Licht. Ohne sie wäre die Welt für uns dunkel.
- **Chemorezeptoren** nehmen chemische Reize wahr, z. B. als Riechzellen in der Nasenschleimhaut und Geschmacksknospen auf der Zunge.
- **Thermorezeptoren** sind unsere körpereigenen Temperaturfühler. Sie spüren, ob es warm oder kalt ist, und melden Veränderungen, sodass unser Gehirn darauf reagieren kann, etwa mit dem Impuls, den Mantel anzuziehen oder die Hand von der Herdplatte zu nehmen.
- **Nozizeptoren** schließlich sind die Wächter gegen Schmerz. Sie schlagen Alarm, wenn Gewebe beschädigt wird oder entzündliche Botenstoffe wie Prostaglandine ausgeschüttet werden. Ohne sie würden wir Verletzungen oft zu spät bemerken.

Sinnesrezeptoren sind unsere Schnittstellen zu unserer Umwelt. Ohne sie könnten wir keine Musik hören, keinen Geschmack genießen, keine Umarmung spüren. Sie verbinden das Innere mit dem Äußeren – hochsensibel, präzise und blitzschnell. Sie halten uns nicht nur am Leben. Sie machen das Leben überhaupt erst spürbar.

hier wird es spannend: Diese Effektoren sorgen dafür, dass die Zelle etwas tut, zum Beispiel ein Molekül aufnimmt, ein Gen aktiviert oder einen Stoff abbaut.

Ein typisches Beispiel: Insulin und der Zuckertransport. Wenn nach einer Mahlzeit der Blutzuckerspiegel steigt, wird Insulin ausgeschüttet. Es bindet an seinen Rezeptor und dieser aktiviert eine Signalkaskade, die zur Einlagerung von Glukose-Transportern (GLUT4) in die Zellmembran führt. So gelangt Glukose aus dem Blut in die Zelle. So wird aus einer Information – »Zucker im Blut!« – eine Handlung: Energie wird verfügbar gemacht. Fehlt dieser Mechanismus, wie bei Diabetes, bleibt die Tür zur Zelle verschlossen. Der Zucker bleibt im Blut – mit gravierenden Folgen für den Körper.

Zellidentität: die Markierung jeder Zelle

Stell dir vor, jede Zelle in deinem Körper trägt einen kleinen Ausweis bei sich – unsichtbar für dich, aber glasklar lesbar für dein Immunsystem. Membranproteine machen genau das möglich: Sie markieren jede Zelle mit spezifischen Merkmalen, die sagen: »Ich gehöre hierher.«

Besonders bekannt sind die sogenannten MHC-Moleküle (Major Histocompatibility Complex). Sie sind so etwas wie die Sicherheitscodes deiner Zellen – und sie sorgen dafür, dass dein Immunsystem zwischen Freund und Feind unterscheiden kann. Stimmt der Code nicht, wird Alarm geschlagen, wie bei Viren, Bakterien oder entarteten Krebszellen.

Glykoproteine (Proteine, die Zuckerketten tragen) sind ebenfalls wichtige Identitätsmerkmale. Die Zuckerstrukturen bestimmen mit, wie Zellen miteinander kommunizieren, sich erkennen oder abstoßen. Besonders im Immunsystem, bei der Gewebserkennung und in der Embryonalentwicklung spielen sie eine zentrale Rolle.

Was passiert, wenn dieser molekulare »Ausweis« fehlt oder »falsch ausgestellt« ist? Dann kann das Immunsystem körpereigene Zellen plötzlich als fremd einstufen und angreifen. Autoimmunerkrankungen wie Typ-1-Diabetes oder Multiple Sklerose sind die Folge solcher Verwechslungen. Auch bei Krebs verändert sich die Zelloberfläche: Tumorzellen manipulieren ihre Membranproteine, um der Immunüberwachung zu entgehen.

Gefährlich: Schäden an der Zellmembran

Die Zellmembran ist mehr als nur eine Hülle. Sie ist Torwächterin, Schutzschild, Kommunikationszentrum – kurz: Überlebensgarantie der Zelle. Doch was passiert, wenn genau dieser Schutz bröckelt?

Viele Störungen im Körper beginnen genau hier, an der Membran. Wenn sie an Elastizität verliert, durchlässig wird oder ihre Proteine beschädigt sind, gerät die Zelle aus dem Gleichgewicht. Und mit ihr oft ein ganzes Organsystem.

Ein häufiger Angreifer ist der oxidative Stress. Dabei entstehen Sauerstoffverbindungen – ROS (reaktive Sauerstoffspezies) –, die sich auf die Lipidschicht der Membran stürzen. Wie Messer schneiden sie in die Zellhaut und schädigen sie.

Was hilft der Zellmembran?

Wenn die Zellmembran stabil, flexibel und geschützt ist, läuft auch im Inneren alles rund: Nährstoffe kommen an, Abfall wird entsorgt, Signale kommen durch. Hier ein paar einfache, wirkungsvolle Wege, die Zellmembran zu unterstützen:

1. Essenzielle Fettsäuren aufnehmen

Zellmembranen bestehen zu einem Großteil aus Lipiden – also Fetten. Aber nicht irgendwelchen! Sie brauchen essenzielle Fettsäuren, um geschmeidig und funktionstüchtig zu bleiben.

- **Omega-3-Fettsäuren** machen die Membran durchlässig und flexibel. Quellen: bestimmte Fischarten, bestimmte Algenarten (ökologisch schonender), Walnüsse, Leinsamen, Chiasamen, Algenöl, Fischöl.
- **Omega-6-Fettsäuren** geben der Struktur Halt – wie tragende Balken im Haus. Quellen: Sonnenblumenkerne, Kürbiskerne, pflanzliche Öle (z. B. Sonnenblumenöl).
- **Omega-9-Fettsäuren**, z. B. Ölsäure in Olivenöl, leisten einen wichtigen Beitrag zur Zellgesundheit. Sie unterstützen die Stabilität der Zellmembran, wirken entzündungshemmend und machen die Membran weniger anfällig für oxidative Schäden.
- Wir benötigen überdies auch gesunde gesättigte Fettsäuren wie aus Kokosöl oder MCT-Öl.

2. Antioxidanzien

Antioxidanzien sind wie Feuerlöscher – sie neutralisieren freie Radikale, bevor es brenzlig wird.

- **Vitamin C:** neutralisiert freie Radikale. Quellen: Zitrusfrüchte, Paprika, Brokkoli.
- **Vitamin E:** schützt die empfindlichen Fette der Membran vor oxidativem Stress. Quellen: Mandeln, Haselnüsse, Avocados.
- **Polyphenole:** pflanzliche Mini-Bodyguards gegen Zellstress: Quellen: Grüntee, dunkle Schokolade, Beeren.

3. Phospholipide – die Strukturbausteine der Zellmembran

Phospholipide sind der Hauptbestandteil der Zellmembran. Sie sorgen für Stabilität, Schutz und Flexibilität und ermöglichen den Austausch von Stoffen und Signalen. Besonders wichtig ist Phosphatidylcholin, das aus Cholin gebildet wird. Quellen: Eier, Soja, Sonnenblumenkerne, Lecithin.

4. Toxine meiden

Toxine machen Membranen porös, steif oder fehlerhaft. Manche schädigen sogar direkt die eingebauten Proteine. Deshalb:

- **Rauchen und Alkohol reduzieren:** Beides fördert die Bildung freier Radikale und schädigt die Zellmembran.
- **Schwermetalle meiden:** Achte auf sauberes Trinkwasser und vermeide verarbeitete Lebensmittel.

5. Hydration nicht vergessen

Das Zytoplasma, also das Zellinnere, braucht Wasser für seine Gelstruktur. Nährstoffe wandern darin – und ohne genug Flüssigkeit wird die Zellmembran träge.

- **Ausreichend Wasser trinken:** idealerweise still, mineralstoffreich und über den Tag verteilt.

Oft fehlt es auch an einem ausgeglichenen Verhältnis der essenziellen Fettsäuren, etwa Omega-3 oder Omega-6. Die Membran wird spröde wie altes Leder. Sie verliert ihre Fluidität, also die Fähigkeit, sich flexibel anzupassen. Das ist, als würde man an einem Haus die Fenster versiegeln.

Auch von außen droht Gefahr. Toxine, Schwermetalle, Bakteriengifte – sie alle können die Membran durchlässig machen oder bestimmte Proteine zerstören. Und Viren? Die versuchen oft, sich einfach durch die Zellwand zu schleichen oder sie zu durchbrechen. Ist die Barriere geschwächt, haben sie leichtes Spiel.

Ein Sonderfall sind genetische Erkrankungen wie Mukoviszidose: Hier ist ein bestimmtes Membranprotein – ein Chloridkanal – defekt. Die Folge: der Salz- und Wassertransport gerät aus dem Takt. Das zeigt, wie eine winzige Fehlfunktion fatale Folgen haben kann.

Auch Cholesterin spielt mit, es reguliert die Beweglichkeit der Zellmembran: Zu viel macht sie starr, zu wenig kann ihre Stabilität und Funktion beeinträchtigen, je nach Zelltyp und Temperatur. Die Balance entscheidet.

Ist die Zellmembran einmal beschädigt, gerät das gesamte Innenleben der Zelle in Gefahr:

- Stoffe kommen nicht mehr hinein: Glukose, Aminosäuren, Vitamine bleiben draußen. Die Zelle hungert.
- Abfälle bleiben drinnen und entfalten ihre zellschädigende Wirkung.
- Wasser und Ionen strömen unkontrolliert ein, die Zelle schwillt an, platzt vielleicht (Lyse). In anderen Fällen ziehen sich Zellen kontrolliert zurück – ein Vorgang, der Apoptose genannt wird.

Auch die Kommunikation bricht zusammen. Rezeptoren können keine Signale mehr empfangen oder weitergeben. Die Zelle wird stumm, isoliert, anfällig für Infektionen, Missverständnisse, Fehlreaktionen. Im schlimmsten Fall stirbt sie. Manchmal geordnet (Apoptose), manchmal chaotisch (Nekrose).

Was winzig beginnt – an einer einzigen Membran – kann auf Dauer riesige Folgen haben. Zellmembranschäden stehen in Zusammenhang mit zahlreichen Erkrankungen wie Herz-Kreislauf-Problemen, neurodegenerativen Erkrankungen (z. B. Alzheimer) oder Diabetes. Wer die Zellmembran durch eine gesunde Lebensweise schützt, schützt den ganzen Menschen – von innen heraus.

Zellkommunikation und Signale

Zellen leben nicht im stillen Kämmerlein. Sie sind Teil eines gigantischen, fein abgestimmten Netzwerks – ein ständiger Austausch, präzise wie ein Orchester.

Ob im Nervensystem, bei der Wundheilung oder im Immunsystem: Zellen müssen sich verständigen, damit sie wissen, wann sie aktiv werden, wann sie sich teilen, wann sie stillhalten sollen. Und sie tun das auf erstaunlich vielen Wegen: chemisch über Signalstoffe, elektrisch durch Ionenströme oder mechanisch durch direkte Zellkontakte.

Ein besonders schönes Beispiel ist das Herz: Damit das Herz rhythmisch schlagen und das Blut durch den Körper pumpen kann, müssen Millionen von Herzmuskelzellen exakt koordiniert arbeiten. Dieser Takt wird vom Sinusknoten vorgegeben und über spezialisierte Zellkontakte – sogenannte Gap Junctions – elektrisch weitergeleitet. So breitet sich das Signal schnell und synchron aus. Wird dieser Ablauf gestört, kann der Herzrhythmus aus dem Gleichgewicht geraten.

Auch das Immunsystem lebt von Kommunikation. T-Zellen, B-Zellen, Makrophagen – sie alle tauschen Informationen aus, bevor sie gemeinsam gegen Erreger vorgehen. Ohne diese Abstimmung würden sie sich gegenseitig im Weg stehen – oder schlimmer: den eigenen Körper angreifen, wie es bei Autoimmunerkrankungen der Fall ist.

Was passiert, wenn diese fein orchestrierte Kommunikation gestört ist? Bei neurodegenerativen Erkrankungen wie Alzheimer werden Signale nicht mehr korrekt weitergeleitet: Nervenzellen verstummen. Bei Hormonstörungen werden Botschaften falsch verstanden oder fehlinterpretiert. Und bei Krebs passiert das Gegenteil: Zellen entziehen sich der Kontrolle, kommunizieren nicht mehr richtig und beginnen, sich unkontrolliert zu vermehren.

Wer verstehen will, wie Gesundheit funktioniert, muss zuerst verstehen, wie Zellen sich verständigen. Denn genau hier setzt auch die Medizin an, sei es durch Medikamente, die Signale unterdrücken oder verstärken, oder durch Coaching, das die natürlichen Regulierungsmechanismen wieder in Balance bringt.

Mechanismen der Zellkommunikation

Damit der Körper nicht im Chaos versinkt, sondern rundläuft wie ein gutes Orchester, braucht es eine präzise Abstimmung, und zwar auf Zellebene. Zellen senden Botschaften – mal an sich selbst, mal an Nachbarn, mal an weit entfernte Zielorte. Hier sind die vier wichtigsten Wege, wie Zellen kommunizieren:

Autokrine Signalübertragung

Manche Zellen führen sozusagen Selbstgespräche. Sie senden ein Signal aus, das von ihren eigenen Rezeptoren erkannt wird. Dadurch können sie ihre Aktivität feinjustieren, etwa, wenn sich Bedingungen im Gewebe ändern.

Immunzellen zum Beispiel nutzen diesen Mechanismus, um sich selbst zu aktivieren – quasi ein innerer Weckruf. Krebszellen wiederum missbrauchen diese Strategie, um ihr eigenes Wachstum anzutreiben. Sie senden sich immer wieder das Signal: »Teil dich!« – auch wenn längst Ruhe geboten wäre.

Parakrine Signalübertragung

Viele Botschaften bleiben im Nahbereich – die parakrine Signalübertragung ist quasi das Dosentelefon der Zellkommunikation. Botenstoffe diffundieren durch das Gewebe und beeinflussen benachbarte Zellen.

Ein eindrucksvolles Beispiel: die Wundheilung. Sobald eine Verletzung entsteht, setzen geschädigte Zellen Wachstumsfaktoren frei. Die umliegenden Zellen empfangen das Signal und beginnen umgehend mit der Zellteilung, um das Gewebe zu reparieren. Ein fein abgestimmter Reparaturmechanismus – ohne Worte, aber hochpräzise.

Endokrine Signalübertragung

Manche Signale müssen längere Distanzen überwinden, und das tun sie mit der Präzision eines gezielt abgeschossenen Pfeils. Hier kommen Hormone ins Spiel. Sie werden von Drüsen ins Blut abgegeben und erreichen Zielzellen in anderen Körperregionen. Insulin, gebildet in der Bauchspeicheldrüse, reist zur Muskulatur oder Leber, um den Blutzucker zu regulieren. Adrenalin wird in Stresssituationen freigesetzt und mobilisiert den Körper: Herzschlag hoch, Pupillen weit, Energie in die Muskeln.

Direkte Kommunikation

Nicht alle Zellen schicken Botschaften durch die Gegend. Manche sind direkt verbunden über sogenannte Gap Junctions, winzige Tunnel, durch die Ionen und Moleküle direkt von Zelle zu Zelle fließen. Besonders wichtig ist das im Herzmuskel: Damit der Herzschlag synchron bleibt, müssen sich die Zellen in Millisekunden elektrisch abstimmen. Auch Nervenzellen nutzen diesen direkten Draht: Sie senden elektrische Impulse, die in hoher Geschwindigkeit über Synapsen springen. Kein Umweg, keine Zeit zu verlieren.

Ob durch Selbstregulation, Nachbarschaftshilfe, Langstreckenkommunikation oder direkten Zellkontakt – Zellen sind wahre Kommunikationstalente. Ohne sie wäre keine Heilung, kein Gleichgewicht, keine Anpassung möglich.

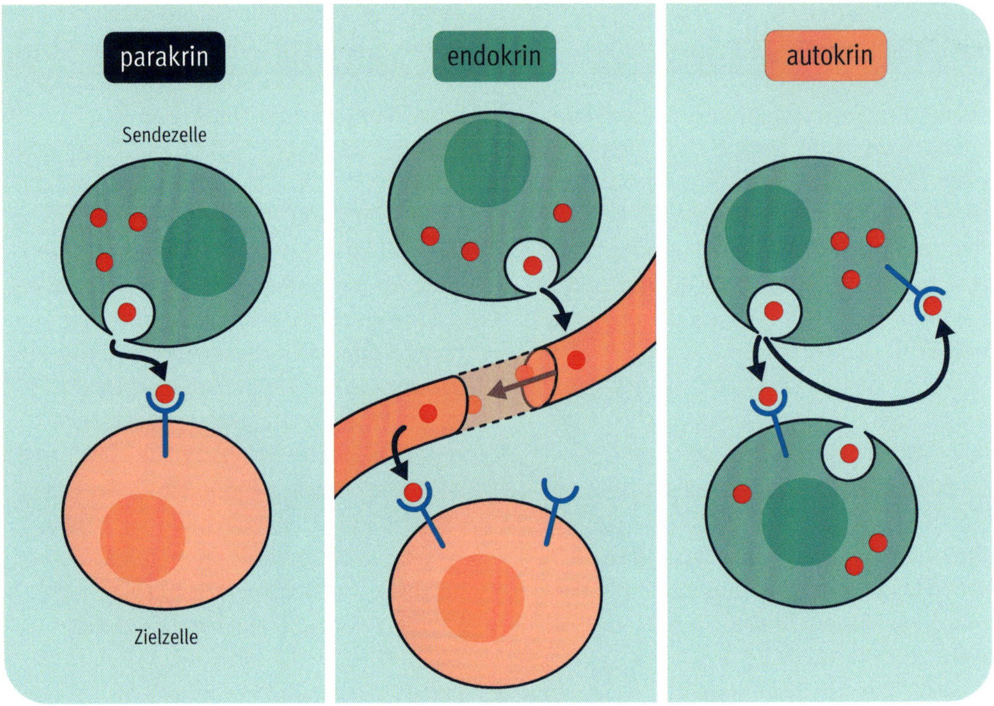

Drei Arten der Zellkommunikation: zu Nachbarzellen, über das Blut oder an sich selbst.

Signalwege und ihre Regulation

Zellen sind keine passiven Strukturen – sie nehmen Reize auf, verarbeiten Informationen und treffen aktive Entscheidungen: Wachsen oder nicht? Teilen oder abwarten? Überleben oder aufgeben? Damit das klappt, müssen äußere Reize in der Zelle ankommen und präzise verarbeitet werden.

Das geschieht über sogenannte Signalwege – fein abgestimmte Kettenreaktionen, bei denen ein Protein das nächste aktiviert, wie eine Reihe von Dominosteinen. Am Ende entstehen gezielte Antworten: Genaktivierung, Zellteilung, Schutzprogramme.

Zwei dieser Wege stechen besonders hervor – einer steht fürs Wachstum, der andere für das Überleben:

Der MAP-Kinase-Weg

Wenn ein Wachstumsfaktor – etwa ein Hormon – an einen Rezeptor auf der Zelloberfläche bindet, startet die Kaskade: Der sogenannte MAP-Kinase-Weg wird aktiviert. Wie bei einem Staffellauf gibt jedes Protein das Signal an das nächste weiter, bis es schließlich im Zellkern ankommt. Dort angekommen, verändert das Signal die Genexpression, etwa für Gene, die die Zellteilung oder Spezialisierung steuern. Dieser Weg ist essenziell für Entwicklung, Regeneration und auch für Heilung.

Doch wie so oft in der Biologie: Wird er nicht genau reguliert, wird's gefährlich. In vielen

Krebszellen ist dieser Weg dauerhaft aktiviert und die Zelle hört nicht mehr auf zu wachsen. Sie teilt sich, obwohl sie es nicht sollte. Die innere Ampel ist defekt – immer grün.

Der PI3K/Akt-Signalweg

Der zweite wichtige Signalweg ist eine Art Schutzprogramm gegen Stress: der PI3K/Akt-Weg. Auch er beginnt an der Zellmembran: Wenn bestimmte äußere Signale einen Rezeptor aktivieren, springt ein Enzym namens PI3-Kinase (PI3K) an. Das wiederum aktiviert eine Reaktionskette, die am Ende das Protein Akt anschaltet.

Akt wirkt wie ein Überlebensschalter für die Zelle. Es aktiviert Programme, die das Zellüberleben fördern, etwa durch Hemmung des programmierten Zelltods (Apoptose), und stärkt gleichzeitig die Widerstandskraft gegen Stressfaktoren wie Nährstoffmangel, oxidativen Stress oder DNA-Schäden. Doch auch hier gilt: Was schützt, kann kippen. Wird Akt dauerhaft aktiviert – wie es bei manchen Krebsarten der Fall ist –, wächst die Zelle unkontrolliert weiter, obwohl sie längst beschädigt ist. Sie stirbt nicht – und teilt sich immer weiter.

Feinabstimmung durch Regulation

Damit die Signalwege nicht außer Kontrolle geraten, gibt es Regulationsmechanismen. Bestimmte Proteine bremsen die Signalweitergabe, wenn sie nicht mehr benötigt wird. Andere erkennen Fehlsignale und schalten sie ab, bevor Schaden entsteht. Die Erkenntnis, wie genau diese Signalwege funktionieren, hat die moderne Medizin revolutioniert. In der Krebstherapie etwa werden gezielt Medikamente eingesetzt, die fehlerhafte Signalketten blockieren oder korrigieren – oft mit erstaunlicher Wirkung.

Fehlregulationen

Was passiert, wenn die Signalkette reißt? Wenn der »Stopp«-Befehl nicht mehr ankommt? Oder das grüne Licht nie ausgeht? Dann geraten Zellen aus dem Takt. Sie wachsen, obwohl sie ruhen sollten. Sie überleben, obwohl sie geschädigt sind. Oder sie greifen das an, was sie eigentlich schützen sollten: den eigenen Körper.

Krebs: Wenn das Zellwachstum außer Kontrolle gerät

Unter normalen Bedingungen teilen sich Zellen nur dann, wenn es nötig ist – etwa zur Regeneration von Gewebe oder zur Wundheilung. Die Signale kommen über klar definierte Signalwege. Einer davon: der MAP-Kinase-Weg. Wenn Gene, die den MAP-Kinase-Weg regulieren, mutieren – etwa durch Fehler in den beteiligten Rezeptoren oder Enzymen, kann es passieren, dass Zellen dauerhaft das Kommando »teilen!« erhalten. Und sie tun es. Immer wieder. Ohne Kontrolle. Ohne Ende.

Ein weiterer Übeltäter: der PI3K/Akt-Weg. Eigentlich schützt er die Zelle in schwierigen Zeiten, etwa bei Stress oder Nährstoffmangel. Doch wenn dieser Schutzweg dauerhaft aktiviert ist – wie es bei vielen Krebszellen der Fall ist – überleben auch Zellen mit schweren DNA-Schäden oder Mutationen. Sie ignorieren die Signale zum programmierten Zelltod und können

sich unkontrolliert weiter teilen. Genau das macht Krebszellen so widerstandsfähig: Sie ignorieren das natürliche »Bitte-sterben«-Signal.
Moderne Krebstherapien setzen genau hier an: Sie blockieren überaktive Signalwege oder reaktivieren natürliche Mechanismen, die den programmierten Zelltod wiederherstellen.

Autoimmunerkrankungen: Wenn das Immunsystem die eigenen Zellen angreift

Eigentlich ist das Immunsystem der Hüter unseres Körpers – wachsam, schnell, präzise. Wenn hier aber etwas durcheinandergerät, können verheerende Fehlentscheidungen entstehen.
So bei rheumatoider Arthritis: Fehlgeleitete Signale sagen den Immunzellen, dass gesunde Gelenke gefährlich seien. Die Folge: Entzündungen, Schmerzen, Zerstörung von Gewebe. Oder bei Multipler Sklerose (MS): Das Immunsystem greift die Myelinscheiden an, die isolierende Hülle, die von Gliazellen gebildet wird und dafür sorgt, dass elektrische Impulse schnell und effizient entlang der Nervenzellen weitergeleitet werden. Die Folgen reichen von Taubheitsgefühlen bis zu Lähmungen.

Fahrt frei oder Notbremsung?

Man kann sich die Signalsteuerung ähnlich vorstellen wie das Fahrtsteuerungssystem eines Bahnnetzes: Damit keine Züge zusammenstoßen, sich gegenseitig behindern oder ausbremsen, muss genau und präzise gesteuert werden, was wann passiert. Wenn ein Zug auf Dauer »Fahrt frei« hat, rast er durch, ob's passt oder nicht. Wenn das Stoppsignal nie ankommt, kracht's – mit fatalen Folgen. »Störung im Betriebsablauf«, wie es bei der Bahn so schön heißt – im schlimmsten Fall kommt es zu schweren Unfällen! Darum arbeitet die medizinische Forschung intensiv daran, Fehlsteuerungen in den Signalketten gezielt zu beeinflussen, sei es durch Medikamente, die überaktive Signalwege dämpfen, oder durch Therapien, die das Immunsystem wieder ins Gleichgewicht bringen.

Krebs entsteht, wenn eine Zeile sich unkontrolliert teilt.

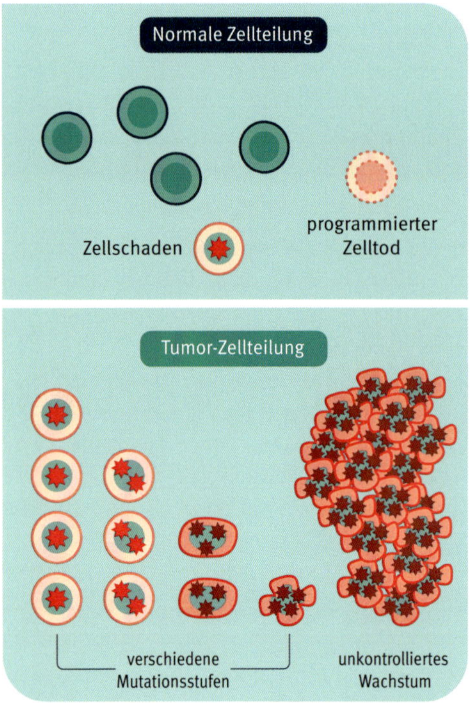

Genetik: DNA, Gene und ihre Funktion

Grundwissen über Genetik ist die Grundlage für das Verständnis der Epigenetik.

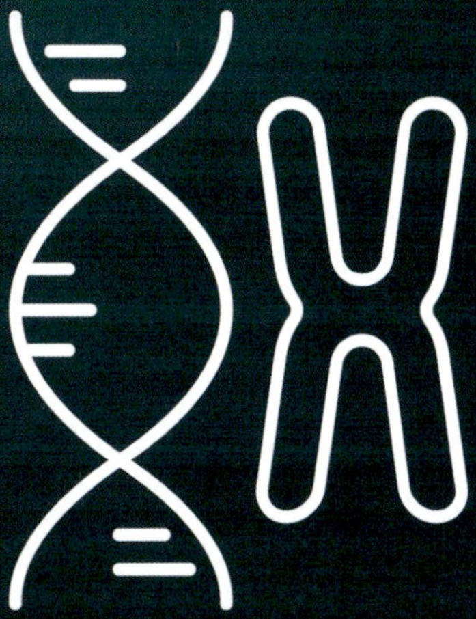

Grundlagen der Genetik

Genetik, ist das das mit der Doppel-Helix? Ja, richtig, aber das Thema Genetik umfasst noch weit mehr als die faszinierend geniale Doppelhelix-Struktur der DNA.

Die Genetik befasst sich mit den Erbanlagen aller Lebewesen. Sie erklärt, wie biologische Merkmale von einer Generation zur nächsten weitergegeben werden und welche Rolle unsere Gene für Gesundheit, Entwicklung und Persönlichkeit spielen.

Lange Zeit dachte man, dass unsere Gene wie ein unveränderliches Drehbuch seien – festgelegt von der Geburt an. Doch die Forschung zeigt inzwischen, dass sie nicht unser Schicksal sind. Vielmehr ist es das Zusammenspiel zwischen genetischer Ausstattung und Umwelt, das bestimmt, wie unser Körper funktioniert.

DNA – Der Bauplan des Lebens

In jeder Zelle unseres Körpers befindet sich eine vollständige Kopie unserer Erbinformation, gespeichert in der DNA (Desoxyribonukleinsäure). Du kannst sie dir vorstellen wie eine unglaublich umfangreiche Bauanleitung von IKEA, die grundlegende Anweisungen enthält für den Aufbau und die Funktionen unseres Körpers. Glücklicherweise befolgt unser Körper diese Anweisungen, ohne dass wir mit einem Inbusschlüssel hantieren müssen!

Der genetische Code besteht aus vier »Buchstaben«: Adenin (A), Thymin (T), Guanin (G) und Cytosin (C). Diese Basen sind in einer langen Kette angeordnet, die als Doppelhelix spiralig gewunden ist.

Ein Gen ist ein Abschnitt der DNA, der die Bauanleitung für ein bestimmtes Protein oder eine funktionelle RNA enthält. Es besteht aus einer spezifischen Abfolge von Basen, die festlegen, wie das jeweilige Molekül aufgebaut sein soll. Stell dir die DNA wie ein Kochbuch vor. Jedes Rezept in diesem Buch ist ein Gen, eine präzise Anleitung zur Herstellung eines bestimmten Proteins, das eine bestimmte Aufgabe in der Zelle erfüllt. Doch nicht jedes Rezept wird ständig genutzt. Manche Gene sind aktiv, andere bleiben stillgelegt – und genau hier kommt die Epigenetik ins Spiel.

Was beeinflussen unsere Gene?

Unsere Gene bestimmen eine Vielzahl von Eigenschaften, die uns einzigartig machen. Sie legen fest, welche Augen- oder Haarfarbe wir haben, ob unsere Haut Sommersprossen bildet oder wie groß wir werden. Doch sie beeinflussen weit mehr als nur unser Äußeres. Gene steuern Stoffwechselprozesse, beeinflussen unser Immunsystem und bestimmen, ob wir bestimmte Nährstoffe besser oder schlechter verwerten können. Auch Charaktereigenschaften, Denkweisen oder unsere Stressresistenz können teilweise genetisch mitgeprägt sein, sie entstehen jedoch immer im Zusammenspiel mit Umwelt, Erfahrungen und Erziehung. Manche Eigenschaften sind genetisch vorgegeben und wir können sie nicht beeinflussen. Es gibt Menschen, deren Haut schnell in der Sonne verbrennt, andere können stundenlang ohne Schutz herumlaufen, der eine wird 2 Meter groß, die andere nur 1,40 Meter. Manche Menschen haben eine genetische Veranlagung für Ausdauersport und andere werden trotz intensiven Trainings nie an sie heranreichen. Manche genetischen Veranlagungen lassen sich nur schwer beeinflussen. Dennoch sind wir unseren Genen nicht hilflos ausgeliefert, denn Umweltfaktoren und unser Lebensstil spielen eine große Rolle dabei, welche Gene tatsächlich aktiv sind.

Interessanterweise macht das eigentliche Erbgut nur einen kleinen Teil der DNA aus. Nur etwa 1,5 % der gesamten DNA enthalten Baupläne für Proteine, der Rest hat lange als »Junk-DNA« gegolten. Heute weiß man, dass diese Abschnitte wichtige regulatorische Funktionen erfüllen, etwa indem sie bestimmen, wann ein Gen ein- oder ausgeschaltet wird.

Was ist eine Base?

Basen sind kleine chemische Moleküle. Sie sind die elementaren Bausteine deiner Erbinformation. In der DNA gibt es vier verschiedene Basen: Adenin (A), Thymin (T), Guanin (G) und Cytosin (C). Sie paaren sich nach einem festen Prinzip – fast wie Tanzpartner, die genau wissen, wer zu wem gehört: Adenin verbindet sich immer mit Thymin, Guanin immer mit Cytosin. Durch diese Paarungen entsteht der genetische Code, der die Bauanleitung für Proteine enthält.

Genetik als Basis der Epigenetik

Unsere Gene sind also die Grundlage aller biologischen Vorgänge. Doch wie sie genutzt werden, hängt von vielen Faktoren ab. Ernährung, Stress, Umweltgifte oder Bewegung können beeinflussen, ob bestimmte Gene aktiv sind oder nicht. Genau hier setzt die Epigenetik an: Sie beschreibt, wie unsere Umwelt unser Erbgut beeinflusst, ohne dabei die eigentliche DNA-Sequenz zu verändern. Die Genetik liefert den Bauplan, aber es sind unsere täglichen Entscheidungen, die einen großen Einfluss darauf haben, wie dieser Bauplan umgesetzt wird.

Aufbau der DNA und Gene

Die DNA ist der Bauplan allen Lebens – winzig klein, aber voller Informationen. In diesem Kapitel entschlüsseln wir, wie sie aufgebaut ist, was Gene sind und wie sie bestimmen, wer und was wir sind.

Die Doppelhelix: Struktur und Funktion

Die charakteristische Form der DNA, die Doppelhelix, wird gebildet durch zwei elegant schraubenartig miteinander verdrillte Stränge. Entdeckt wurde diese Struktur 1953 von James Watson und Francis Crick – diese Entdeckung gilt als ein Meilenstein der modernen Biologie. Auf ihrer Arbeit basiert die gesamte Gentechnologie, von der medizinischen Diagnostik bis zur personalisierten Therapie.

Jeder DNA-Strang ist aufgebaut aus einer langen Kette von Nukleotiden. Diese haben drei Bausteine:

1. **Einen Zucker (Desoxyribose)**,
2. **eine Phosphatgruppe** – sie verbindet die Zuckerbausteine miteinander,
3. **und eine der vier Basen (Adenin, Thymin, Guanin oder Cytosin)** – ihre spezifische Abfolge trägt die genetische Information.

Die beiden DNA-Stränge sind durch Basenpaare miteinander verbunden. Das Konstrukt sieht ein wenig aus wie eine als Wendeltreppe gestaltete Strickleiter, bei der Basen die Sprossen bilden, wobei sich Adenin (A) immer mit Thymin (T) und Guanin (G) immer mit Cytosin (C) verbindet. Die Basen – also die Informationsträger – liegen durch diese geniale Konstruktion im Inneren, gut abgeschirmt. Das macht die DNA robust gegenüber äußeren Einflüssen wie chemischen Substanzen oder UV-Strahlung.

Die Doppelhelix ist mehr als nur schön, sie ist überlebenswichtig. Ohne diese Struktur könnten Zellen weder verlässlich arbeiten noch über Generationen hinweg präzise Informationen weitergeben.

Die spiralige Struktur sorgt dafür, dass enorme Mengen an Information auf kleinstem Raum untergebracht werden können. Würde man die DNA aus nur einer Zelle entrollen, wäre sie etwa zwei Meter lang – und trotzdem passt sie in einen Zellkern, der tausendmal kleiner ist als der Punkt am Ende dieses Satzes. Und trotzdem: Wenn die Zelle ein bestimmtes Gen braucht, kann sie es gezielt aufklappen, ablesen und verarbeiten. Kompakt und flexibel – ein biologisches Meisterstück.

Die Doppelhelix macht es möglich, dass sich die DNA bei jeder Zellteilung möglichst genau verdoppeln kann (Replikation) – mit hochpräzisen Mechanismen zur Fehlerkorrektur. Die beiden Stränge trennen sich wie ein Reißverschluss und jeder dient als Vorlage für einen neuen Strang. So entstehen nahezu zwei identische Kopien: eine Voraussetzung für Wachstum, Heilung und Zellfunktion.

Auch das gezielte Ablesen einzelner Gene (Transkription) funktioniert nur, weil die Spiralstruktur präzise steuerbar geöffnet werden kann – genau dort, wo ein bestimmtes Protein gebraucht wird. Es ist, als würde man ein riesiges Buch punktgenau auf der richtigen Seite aufschlagen.

Welche Gene wann aktiv oder still sind, hängt auch davon ab, wie die DNA gefaltet, zugänglich oder »verpackt« ist – und damit beginnt bereits die epigenetische Ebene.

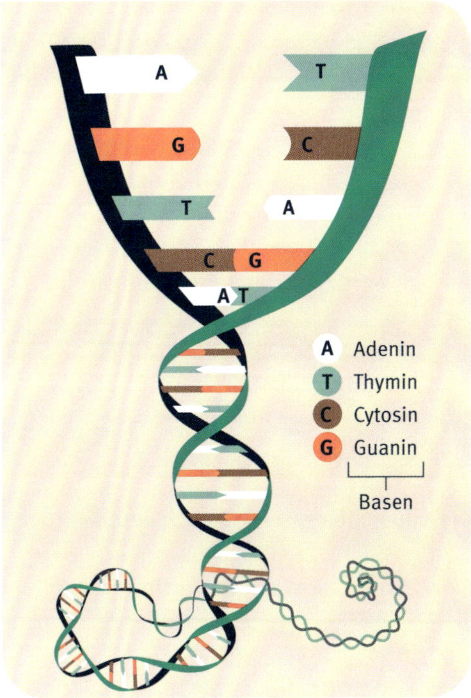

Die Doppelhelix sieht aus wie eine verdrehte Strickleiter.

Verpackung der DNA: Histone und Nukleosomen

Die menschliche DNA ist nicht einfach ein loses Fadenknäuel, sondern clever organisiert. Damit die ca. 2 Meter lange DNA in den Zellkern passt, muss sie »verpackt« werden. Dies geschieht mithilfe spezieller Proteine, den Histonen. Die DNA wickelt sich um diese Proteine, wodurch eine kompakte Struktur entsteht, ein Nukleosom.

Jedes Nukleosom besteht aus acht Histonproteinen, um die sich die DNA etwa zweimal windet wie Garn um eine Spule.

Diese Verpackung spart nicht nur Platz, sondern spielt auch eine wichtige Rolle bei der Genregulation, also der Steuerung der Genaktivität in der Zelle. Je nachdem, wie dicht die DNA um die Histone gewickelt ist, kann sie leichter oder schwerer abgelesen werden. Locker gepackte Bereiche (Euchromatin) sind für die Zellmaschinerie zugänglich, während dicht gepackte Bereiche (Heterochromatin) eher inaktiv bleiben.

Warum sind Histone wichtig?

Histone sind nicht nur Verpackungsmaterial, sondern beeinflussen auch, welche Gene aktiv sind. Durch chemische Modifikationen – etwa Acetylierungen oder Methylierungen – verändern sich Eigenschaften der Histone und damit die Verpackung der DNA. Wird sie locker und zugänglich, können Gene abgelesen werden. Bleibt sie eng aufgerollt, bleibt das Gen still – wie ein Buch, das nie geöffnet wird. Histone sind wie Bibliothekare, die entscheiden, welches Kapitel deines Genoms ans Licht darf und welches im Archiv verstaubt.

Diese histonbasierten »Entscheidungen« werden nicht willkürlich getroffen. Sie werden beeinflusst: von unserer Umwelt, unserer Ernährung, unserem Schlaf, unserem Stresslevel. Was wir essen, wie wir uns bewegen, ob wir rauchen, welche Erfahrungen wir gemacht haben, das alles kann Spuren an den Histonen hinterlassen. Und genau diese Spuren wirken wie Schalter, die Gene aktivieren oder stumm schalten. Das ist epigenetische Regulation – und ein Beweis dafür, dass Biologie nicht Schicksal ist, sondern dynamisch und beeinflussbar.

Chromosomen: die höchste Verpackungsstufe der DNA

Histone und Nukleosomen sind die erste Stufe der DNA-Verpackung, doch um die riesige Menge an genetischem Material noch effizienter zu organisieren, werden diese Strukturen weiter verdichtet – so entstehen die Chromosomen. Ein Chromosom ist eine

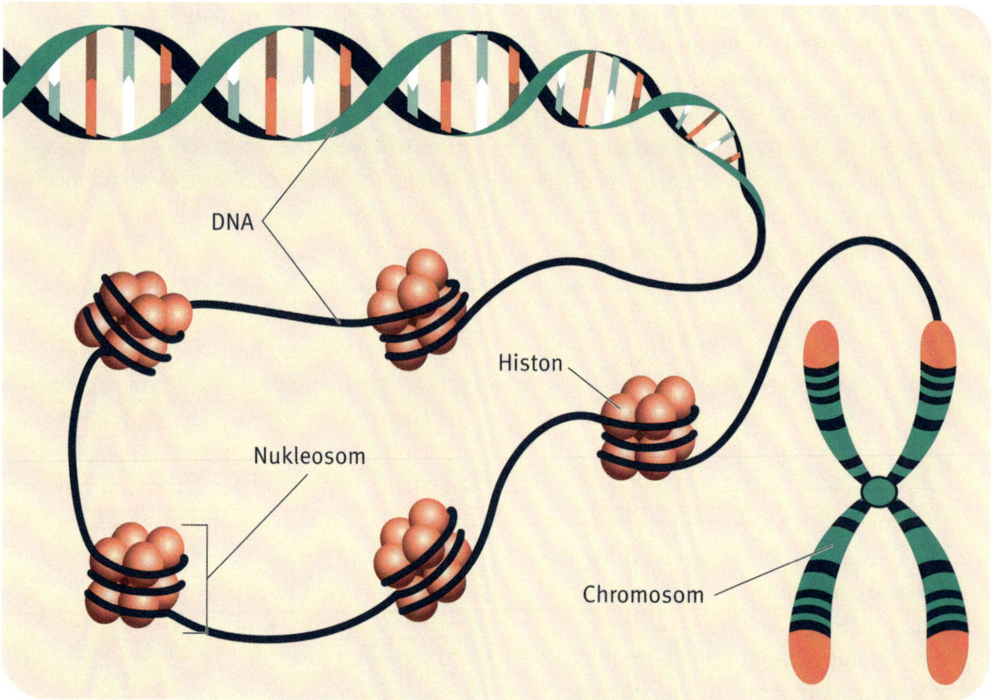

Die DNA ist um die Histone gewickelt wie Garn auf eine Spule.

X- und Y-Chromosomen – Was bestimmt unser Geschlecht?

Von den 23 Chromosomenpaaren im menschlichen Körper ist ein Paar besonders entscheidend: das Geschlechtschromosomenpaar. Frauen besitzen zwei X-Chromosomen (XX), Männer ein X- und ein Y-Chromosom (XY). Das Y-Chromosom trägt Gene, die für die Entwicklung männlicher Geschlechtsmerkmale verantwortlich sind. Das Y-Chromosom ist deutlich kleiner als das X und enthält viel weniger Gene. Dafür ist das X-Chromosom ein echtes Multitalent: Es trägt hunderte Gene, die mit Immunfunktion, Gehirnentwicklung und vielem mehr zu tun haben – unabhängig vom Geschlecht.
Frauen haben zwei X-Chromosomen. Damit es dabei nicht zur Überproduktion bestimmter Genprodukte kommt, schaltet der weibliche Körper in jeder Zelle eines der beiden X-Chromosomen still (X-Inaktivierung). Welches X deaktiviert wird – das mütterliche oder das väterliche – entscheidet sich zufällig und individuell in jeder Zelle.

hochkomprimierte Einheit aus DNA und Proteinen, die im Zellkern gespeichert ist. Es ist die »To-go«-Version des Erbguts – bereit für die Weitergabe. Während der Mitose, also der gewöhnlichen Zellteilung, stellt die Zelle sicher, dass jede Tochterzelle eine vollständige Kopie der Erbinformation erhält. Bei der Meiose – der Zellteilung zur Bildung von Ei- und Samenzellen – läuft das anders: Hier werden die Chromosomen aufgeteilt, um genetische Vielfalt zu ermöglichen. Das ist der Grund, warum du nicht eins zu eins wie deine Eltern bist, sondern eine einzigartige Kombination aus beiden.

Menschen besitzen 46 Chromosomen, die in 23 Paaren angeordnet sind: Für jedes Paar kommt ein Chromosom von der Mutter, eins vom Vater. Zusammen tragen sie alle Gene, die für deinen Körperbau, deinen Stoffwechsel und viele deiner Eigenschaften zuständig sind. Ein einzelnes Chromosom besteht aus zwei identischen Hälften – den sogenannten Chromatiden –, die am Zentromer miteinander verbunden sind. Diese Form entsteht, wenn sich die DNA vor der Zellteilung verdoppelt – damit später auch wirklich zwei identische Zellen daraus entstehen.

Die allermeisten Gene liegen doppelt vor – je eine Kopie von jedem Elternteil. Das hat Vorteile: Wenn eine Variante defekt ist, kann die gesunde Kopie oft einspringen. Es gibt aber Ausnahmen, etwa auf den Geschlechtschromosomen. Männer besitzen nur ein X- und ein Y-Chromosom – und das kann Konsequenzen haben. Wenn auf dem X-Chromosom ein wichtiges Gen defekt ist, fehlt bei Männern oft die zweite, ausgleichende Kopie – das kann ernsthafte Folgen haben. Genau das ist bei Krankheiten wie der Hämophilie (Bluterkrankheit) der Fall, die fast nur bei Männern auftritt: Ein fehlendes oder fehlerhaftes Gen auf dem X-Chromosom kann die Blutgerinnung massiv beeinträchtigen.

Auch wenn zwei Kopien vorhanden sind, werden nicht immer beide aktiv genutzt. Manchmal reicht eine. In anderen Fällen arbeiten sie zusammen oder die eine wird bevorzugt abgelesen. Welche Genvariante aktiv ist und unter welchen Bedingungen, kann mitentscheiden, ob eine Krankheit ausbricht oder still bleibt.

Auf den ersten Blick wirken Chromosomen wie reine Speicher – praktische Verpackungseinheiten für unsere Erbinformation. Doch das greift zu kurz. Chromosomen sind keine passiven Bibliothekare, sie sind aktive Mitgestalter dessen, was in unseren Zellen passiert.

Denn nicht jede Zelle nutzt dieselben Seiten des genetischen Buchs. Eine Hautzelle braucht andere Anweisungen als eine Nervenzelle. Aber woher weiß die Zelle, welches Kapitel sie aufschlagen soll und welches nicht? Hier kommt die epigenetische Regulation ins Spiel. Durch epigenetische Mechanismen entscheidet die Zellumgebung, welche Gene aktiv oder gedimmt sind – und welche stumm bleiben. Das erklärt, warum ein und dasselbe Genom so unterschiedliche Zelltypen hervorbringen kann – vom Neuron bis zur Hautzelle.

Doch Chromosomen spielen nicht nur bei der Feinabstimmung der Genaktivität eine Rolle, auch ihre Struktur selbst kann zur Ursache von Krankheiten werden. Fehlen Teile eines Chromosoms? Ist ein Abschnitt verdoppelt? Gibt es ein Chromosom zu viel? Solche Veränderungen bleiben nicht folgenlos. Ein bekanntes Beispiel: das Down-Syndrom. Hier liegt das Chromosom 21 dreifach statt doppelt vor, mit massiven Auswirkungen auf Entwicklung, Lernen und Gesundheit.

Genexpression und Proteinbiosynthese

Damit ein Gen seine Funktion erfüllen kann, muss die in der DNA gespeicherte Information in ein funktionsfähiges Protein übersetzt werden.

Jede Zelle in unserem Körper enthält die gleiche genetische Information, doch nicht jede Zelle nutzt sie auf dieselbe Weise. Eine Nervenzelle benötigt andere Proteine als eine Muskelzelle oder eine Leberzelle. Welche Gene in einer Zelle aktiv sind und welche stumm bleiben, wird durch die sogenannte Genexpression gesteuert. Sie bestimmt, wann und in welcher Menge ein Protein produziert wird.

Die Proteinbiosynthese, also die Herstellung von Proteinen, erfolgt in zwei Schritten:

1. **Transkription:** Die Zelle schreibt die Information des Gens aus der DNA in eine transportfähige Kopie um – die Boten-RNA (mRNA). Man könnte sagen: Die Zelle erstellt eine Arbeitsanweisung.
2. **Translation:** Diese Boten-RNA verlässt den Zellkern und wird in den Ribosomen »übersetzt« in ein Protein. Aus dem genetischen Code entstehen nun Enzyme, Hormone oder Strukturproteine, also die unverzichtbaren Bausteine und Werkzeuge des Körpers.

Ohne diese zwei Schritte keine Muskeln, keine Verdauung, keine Immunreaktion. Die Regulation der Genexpression ist sozusagen das Steuerpult des Lebens.

Schritt 1: Transkription – die Abschrift des Gens

Bevor überhaupt irgendetwas gelesen werden kann, braucht es ein klares Signal. Dieses Signal kommt von bestimmten Transkriptionsfaktoren – also Proteinen, die sich an den sogenannten Promotor binden, einen speziellen DNA-Abschnitt vor dem Gen. Sie geben der RNA-Polymerase – einem Enzym, das ebenfalls ein Protein ist – das Signal, an welcher Stelle sie mit dem Ablesen des Gens anfangen sollen.

Damit der genetische Code ablesbar ist, muss sich der DNA-Abschnitt lockern, der normalerweise fest um Histone gewickelt ist. Ein Reiz, etwa aus dem Zellinneren oder von außen (z. B. ein Hormon, eine Tempe-

Warum nicht alle die gleiche Augenfarbe haben

Schon mal darüber nachgedacht, warum manche Menschen strahlend blaue Augen haben, andere grüne – und wieder andere tiefbraune? Die Antwort liegt in kleinen Varianten eines Gens, den sogenannten Allelen. Jedes Gen, das ein bestimmtes Merkmal steuert – zum Beispiel die Augenfarbe – kann in unterschiedlichen Versionen vorliegen. Diese Varianten nennt man Allele. Und welches Allel du von deiner Mutter und welches du von deinem Vater geerbt hast, entscheidet mit darüber, welche Farbe am Ende in deinen Augen sichtbar wird. Allele sind der Grund, warum nicht alle Menschen gleich aussehen, obwohl wir zu über 99,9 % die gleiche DNA teilen. Ein winziger Unterschied in einem Gen und die Augen werden haselnussfarben statt stahlblau, die Haare lockig statt glatt, oder Laktose wird verdaut oder eben nicht.

raturveränderung oder ein Nährstoff), löst eine Veränderung an den Histonen aus. Acetylgruppen, Methylgruppen oder andere Modifikationen lockern die Verpackung und genau dieser Abschnitt der DNA wird zugänglich gemacht – wie ein Reißverschluss, der nur an einer Stelle geöffnet wird. Sobald der Zugang frei ist, gleitet die RNA-Polymerase an der DNA entlang und liest den genetischen Code ab. Dabei erstellt sie gleichzeitig eine Arbeitskopie des Gens, die sogenannte Messenger-RNA (mRNA). Die Basen Adenin (A), Guanin (G), Cytosin (C) und Uracil (U) – anstelle von Thymin – werden dabei in exakter Reihenfolge zusammengesetzt. So entsteht ein mobiler Bauplan, der nun bereit ist, den Zellkern zu verlassen.

Es wird nur der Teil der DNA abgelesen, der gerade gebraucht wird.

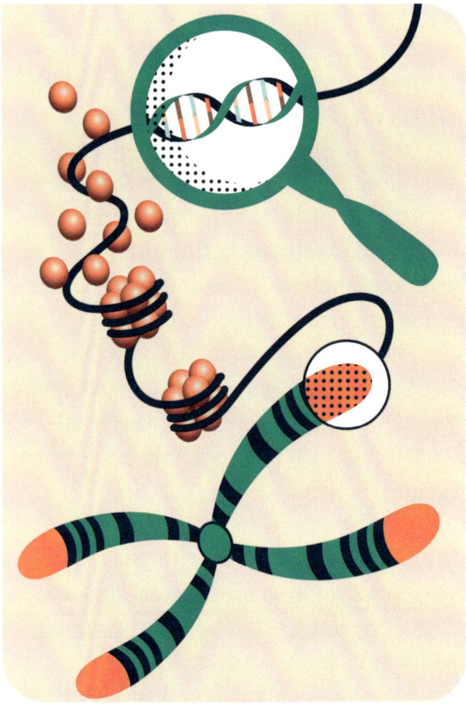

Doch bevor die mRNA auf Reise geht, wird sie noch einmal überarbeitet, in einem Prozess namens Splicing: Nicht benötigte Abschnitte werden entfernt, sodass eine anpassbare Bauanleitung entsteht. Durch sogenanntes alternatives Splicing können aus einem einzigen Gen sogar verschiedene Proteinvarianten entstehen. Dann verlässt die mRNA den Zellkern und gelangt ins Zellplasma, wo der nächste Schritt folgt.

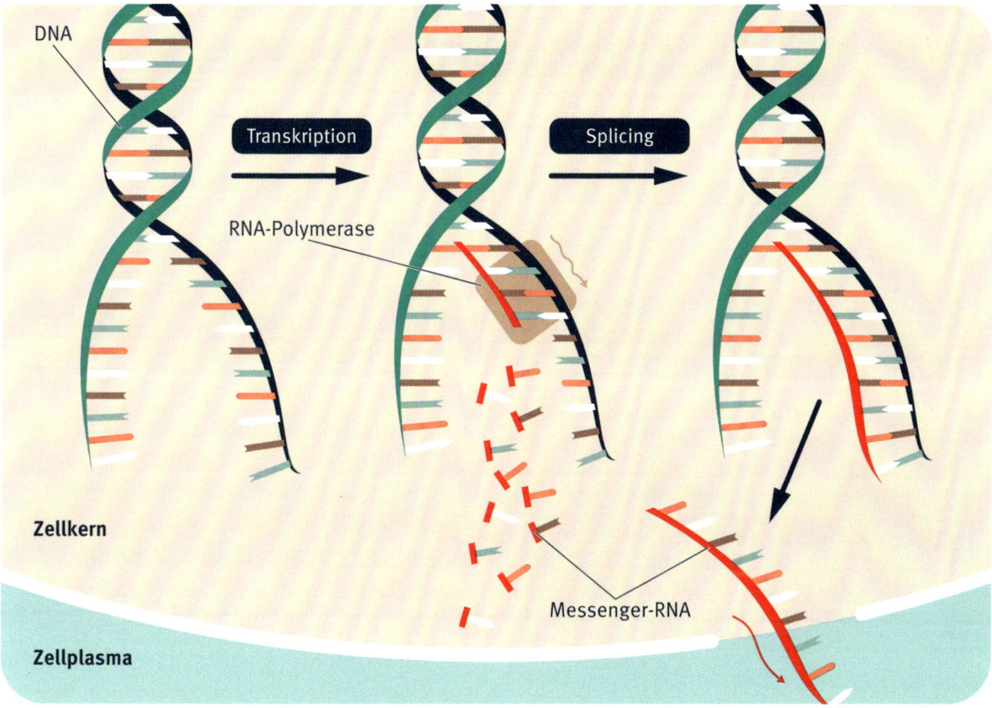

Bei der Transkription entsteht die Messenger-RNA.

Schritt 2: Translation – die Proteinherstellung

Die mRNA ist angekommen. Sie trägt die Botschaft des Gens, fein säuberlich abgetippt aus der DNA. Jetzt wird sie übersetzt in Aminosäuren, die sich aneinanderreihen wie Perlen auf einer Kette. Und zwar in den Ribosomen – den kleinen, hochspezialisierten Proteinfabriken der Zelle. Bei diesem Prozess helfen spezielle Moleküle, die Transfer-RNAs (tRNA), die genau die passenden Bausteine anliefern. So entsteht eine lange Kette von Aminosäuren, genau in der Reihenfolge, die das Gen bestimmt hat. Wenn alle Aminosäuren in der richtigen Reihenfolge verbunden sind, faltet sich das Protein – wie ein Origami-Kunstwerk nimmt die Aminosäurekette ihre dreidimensionale Gestalt an. Erst durch seine dreidimensionale Struktur kann das Protein seine Aufgabe im Körper erfüllen – als Enzym, Hormon, Struktur- oder Botenstoff.

Die Rolle der Genregulation

Nicht jedes Gen wird zu jeder Zeit abgelesen, das wäre Energieverschwendung und könnte zu Chaos in der Zelle führen. Die Zelle besitzt daher Mechanismen, um gezielt zu steuern, welche Gene aktiv sind:

- **Transkriptionsfaktoren:** Das sind spezielle Proteine, die an bestimmte DNA-Abschnitte binden und wie Schalter wirken: Sie können ein Gen »einschalten« oder blockieren. So entscheidet die Zelle punktgenau, wann ein bestimmtes Gen aktiviert wird.

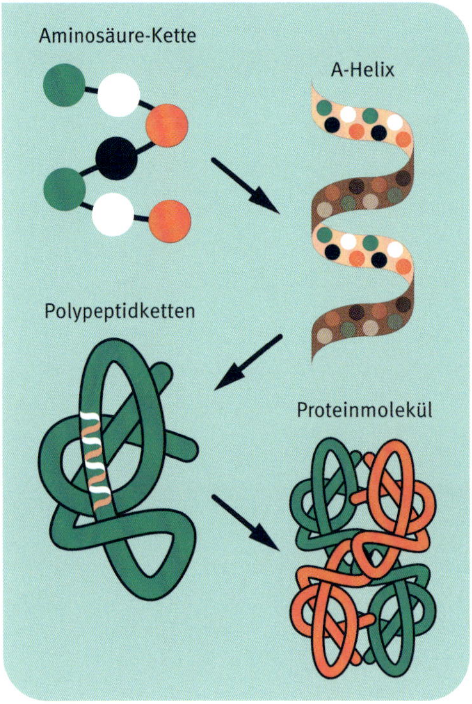

In der Translationsphase entstehen Proteinmoleküle.

- **Epigenetische Modifikationen:** Durch chemische Veränderungen – etwa Methylgruppen an der DNA oder Acetylgruppen und Methylgruppen an Histonen – können die Zugänglichkeit ganzer Genbereiche dauerhaft verändert werden. Gene bleiben dadurch langfristig aktiv oder inaktiv.
- **RNA-Interferenz:** Manchmal greift die Regulation später ein, bei der mRNA. Kleine RNA-Moleküle, sogenannte microRNAs, können sich komplementär an die Boten-RNA binden und so verhindern, dass sie in ein Protein übersetzt wird. Eine Art gezielte »Stille-Post-Störung« in der Eiweißproduktion.

Diese drei Mechanismen bestimmen nicht nur, welche Proteine in einer Zelle entstehen, sondern auch wann, wie viele und vor allem unter welchen Bedingungen. Und genau diese Steuerung ist es, die am Ende den Unterschied macht: zwischen einer Leberzelle und einer Nervenzelle, zwischen Ruhe und Reaktion, zwischen Gesundheit und Krankheit.

Warum sind Proteine so wichtig?

Ohne Proteine gäbe es keine Bewegung: Muskelproteine wie Aktin und Myosin ziehen unsere Muskelfasern zusammen. Sauerstoff käme nicht bei den Zellen an – das erledigt Hämoglobin, ein Protein in den roten Blutkörperchen. Das Immunsystem wäre ohne Proteine ebenfalls hilflos, denn Antikörper bestehen aus ... Proteinen.
Auch im Stoffwechsel geht nichts ohne sie. Die meisten Enzyme, die biochemische Reaktionen im Körper steuern, sind Proteine. Jede Verdauung, jede Energiegewinnung, jede Zellreparatur hängt davon ab, dass sie korrekt gebildet werden – und dass sie ihre Form behalten.
Genau hier liegt das Risiko: Schon kleine Fehler bei der Synthese oder Faltung können schwerwiegende Folgen haben. Manche Krankheiten entstehen weniger durch die genetische Information selbst, sondern weil das daraus gebildete Protein fehlerhaft ist oder gar nicht entsteht – etwa durch Störungen bei der Faltung oder Modifikation. Das betrifft viele Erbkrankheiten, Stoffwechseldefekte, aber auch degenerative Erkrankungen wie Alzheimer.

Warum ist die Genetik nicht unser Schicksal?

Ist unser Leben von unseren Genen vorbestimmt? Nein – wir haben mehr in der Hand, als wir uns bewusst sind.

Lange Zeit glaubte man, dass unsere Gene wie ein festgelegtes Drehbuch funktionieren – eine unveränderliche Anweisung, die unser Leben von Geburt an bestimmt. Heute wissen wir: So einfach funktioniert das nicht. Die DNA liefert die Grundausstattung – den Bauplan. Aber ob, wann und wie einzelne Abschnitte daraus genutzt werden, hängt von zahlreichen Faktoren ab. Lebensstil, Ernährung, Bewegung, Stress, Schlaf, Erfahrungen, selbst die Beziehung zu anderen Menschen kann beeinflussen, welche Gene aktiviert werden und welche stumm bleiben.

Warum wir so komplex sind

Der menschliche Körper ist ungemein komplex, doch die Zahl unserer Gene ist erstaunlich überschaubar. Tatsächlich besitzen wir nur etwa 20.000–22.000 Gene – weniger als einige Pflanzen oder vermeintlich einfachere Lebewesen. Doch diese vergleichsweise geringe Anzahl reicht aus! Das liegt daran, dass unsere Gene so flexibel sind. Ein einzelnes Gen kann je nach Situation verschiedene Rollen übernehmen, unterschiedliche Funktionen erfüllen. Möglich wird das durch eine Reihe raffinierter Mechanismen.

Ein Beispiel ist das alternative Splicing. Dabei wird die Boten-RNA eines Gens nach dem Ablesen modular zusammengesetzt: Je nachdem, welche Abschnitte genutzt werden, entstehen unterschiedliche Proteine – aus ein und derselben genetischen Vorlage. Dazu gibt es noch eine Reihe von Regulationsmechanismen, die die Genaktivität kontrollieren. Je nach Zelltyp wird entschieden, ob ein Gen überhaupt aktiv ist und wenn ja, wie stark (das nennt man auch Genexpression).

Außerdem arbeiten Gene nie isoliert. Sie sind Teil komplexer Netzwerke – ein fein abgestimmtes Zusammenspiel, das sich ständig anpasst. Der Kontext entscheidet. Ein Gen, das in einer Situation hilfreich ist, kann in einer anderen störend wirken, oder still bleiben.

Der Einfluss der Umwelt auf die Genaktivität

Dass unsere Gene nicht unser festgeschriebenes Schicksal sind, zeigt sich nirgendwo so deutlich wie in ihrem Verhalten gegenüber der Umwelt. Gene sind keine starren Einheiten. Sie reagieren dynamisch auf das, was wir essen, wie wir leben und was wir empfinden.

Bestimmte Nährstoffe können Gene aktivieren, die entzündungshemmend wirken. Umgekehrt kann Bewegungsmangel dazu führen, dass genau solche Gene abgeschaltet bleiben. Chronischer Stress, der sich oft schleichend aufbaut, hinterlässt Spuren auf genetischer Ebene, epigenetische Markierungen, die das Immunsystem dämpfen oder die Anfälligkeit für psychische Erkrankungen erhöhen können. Bewegung, selbst in moderater Form, kann wiederum ganze Genprogramme anschalten, die den Stoffwechsel ankurbeln, Muskeln aufbauen oder Entzündungsprozesse regulieren. Der Körper reagiert auf das, was ist, und gestaltet mit, was kommt. Besonders spannend ist, dass epigenetische Veränderungen nicht nur unser eigenes Leben beeinflussen können, sondern unter bestimmten Bedingungen sogar an nachfolgende Generationen weitergegeben werden, auch wenn dieser Effekt beim Menschen noch weiter erforscht wird.

Die Epigenetik zeigt, wie das funktioniert. Und sie stellt ein jahrzehntealtes Dogma infrage: dass Gene festgelegt seien. Denn obwohl die DNA-Sequenz selbst gleich bleibt, können chemische Markierungen darüber entscheiden, ob ein Gen aktiv ist oder schweigt. Unser genetischer Bauplan ist ein dynamisches System, das wir durch unser Verhalten und unsere Umwelt aktiv mitgestalten können.

Und was heißt das?

Studien zeigen, dass der Lebensstil sich direkt auf die Genaktivität auswirkt. Eine ausgewogene Ernährung mit vielen pflanzlichen Nährstoffen kann beispielsweise Gene aktivieren, die für Zellschutz und Langlebigkeit sorgen. Umgekehrt kann eine ungesunde Ernährung Entzündungsprozesse fördern und Gene aktivieren, die mit chronischen Krankheiten in Verbindung stehen. Stress kann Gene aktivieren, die mit Angststörungen oder einem geschwächten Immunsystem in Verbindung stehen, während Meditation oder körperliche Aktivität genau das Gegenteil bewirken können. Zwei Menschen mit identischer genetischer Ausstattung – etwa eineiige Zwillinge – können unterschiedliche Gesundheitsverläufe haben, je nachdem, welchen Umweltfaktoren sie ausgesetzt sind und wie sie ihren Lebensstil gestalten.

Ein zentraler Bestandteil des Epigenetik-Coachings ist es daher, Menschen dabei zu helfen, ihre persönlichen Einflussfaktoren zu erkennen und gezielt Veränderungen vorzunehmen.

Das bedeutet konkret:

- Klienten über die Wechselwirkungen zwischen Genetik, Epigenetik und Umwelt aufzuklären.
- Individuelle Lebensstilstrategien zu entwickeln, die epigenetisch vorteilhafte Prozesse fördern.
- Nachhaltige Veränderungen in Bereichen wie Ernährung, Bewegung, Stressmanagement und Schlaf zu begleiten.

Epigenetik-Coaching bedeutet nicht, dass man seine Gene verändert, sondern durch gezielte Lebensstiländerungen die Aktivität seiner Gene positiv zu beeinflussen.

Grundlagen der Epigenetik

Wenden wir uns dem eigentlichen Thema dieses Buches zu: der Epigenetik. Was ist das überhaupt genau und wie funktioniert sie?

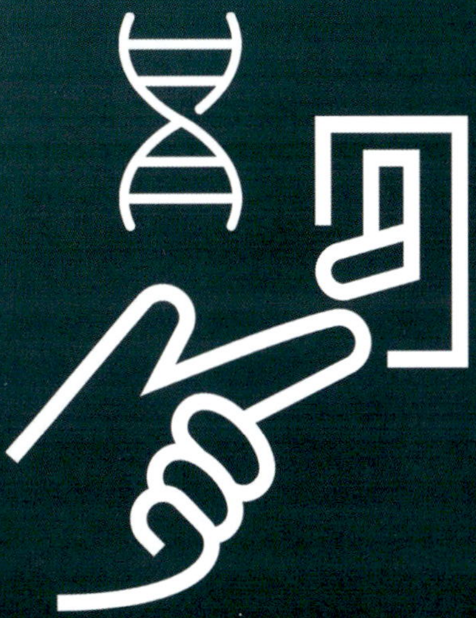

Was bedeutet Epigenetik?

Gene sind nicht unser Schicksal – epigenetische Schalter entscheiden, was in unserem Erbgut ein- oder ausgeschaltet wird.

Der Begriff Epigenetik setzt sich aus dem griechischen Präfix »epi-« (»über«, »zusätzlich«) und »Genetik« zusammen. Er beschreibt Steuermechanismen, die über die klassische Genetik hinausgehen. Diese bestimmen, welche Gene aktiv sind.

Lange Zeit hielt man die DNA für ein festgelegtes Programm, das nach dem Motto »einmal geschrieben, immer gültig« abläuft. Heute wissen wir: Die Genaktivität ist dynamisch. Sie kann sich verändern – nicht durch Mutation, sondern durch molekulare Regulation, die auf innere und äußere Signale reagiert. Unsere Gene bleiben gleich, aber sie werden unterschiedlich genutzt.

Man kann sich epigenetische Steuerung wie einen Schalter vorstellen – oder präziser: wie einen Dimmer. Gene werden nicht einfach nur »ein-« oder »aus-«geschaltet. Oft geht es um Abstufungen: Mal mit höherer, mal mit niedrigerer Aktivität, je nachdem, welche Anforderungen an die Zelle gestellt werden. Und genau diese feinen Unterschiede entscheiden, wie unser Körper auf Reize reagiert, welche Proteine entstehen und wie gesund wir bleiben.

Wichtig: Epigenetische Veränderungen verändern nicht die DNA selbst. Die Buchstabenfolge bleibt gleich. Was sich verändert, ist die Zugänglichkeit bestimmter Genabschnitte und damit ihre Aktivität. Und genau das lässt sich beeinflussen – zum Beispiel durch Ernährung, Bewegung, Schlaf, soziale Beziehungen, Stress. Einige epigenetische Veränderungen sind sogar reversibel – das bedeutet, sie können durch gezielte Maßnahmen beeinflusst werden.

Ein Beispiel ist die sogenannte DNA-Methylierung: Dabei heften sich kleine chemische Marker – Methylgruppen – an bestimmte Stellen der DNA. Häufig bedeutet das: Dieses Gen bleibt stumm. Ein anderes Beispiel sind Histon-Modifikationen. Sie verändern, wie eng die DNA um ihre Verpackungsproteine gewickelt ist – und bestimmen damit, ob ein Gen überhaupt abgelesen werden kann.

Heute geht man davon aus, dass nur etwa 25 % unserer Lebenserwartung genetisch festgelegt sind. Die restlichen 75 %, die können wir beeinflussen. Die Epigenetik eröffnet damit nicht nur eine neue Sicht auf Gesundheit, sondern auch eine neue Form von Selbstwirksamkeit. Sie sagt nicht: »So bist du eben.« Sondern: »Was du tust, entscheidet mit, wer du wirst.«

Die Geschichte der Epigenetik

Die Vorstellung, dass nicht nur die Gene selbst, sondern auch äußere Einflüsse darüber entscheiden, welche Eigenschaften ein Organismus entwickelt, ist keine moderne Erfindung. Bereits Mitte des 20. Jahrhunderts entwarf der britische Entwicklungsbiologe Conrad Hal Waddington (1905–1975) ein Modell, das bis heute als Sinnbild epigenetischer Prozesse gilt: die sogenannte epigenetische Landschaft.

Waddington stellte sich die Entwicklung einer Zelle wie den Lauf einer Murmel auf einer Hügellandschaft vor. Die genetische Ausstattung ist dabei für alle Zellen gleich, aber je nachdem, welchen Umwelteinflüssen sie ausgesetzt sind, rollt die Murmel in unterschiedliche Täler. Aus einer Stammzelle wird so eine Muskelzelle, eine Nervenzelle oder eine Immunzelle. Das genetische Grundgerüst bleibt gleich – aber der Weg, der eingeschlagen wird, ist formbar.

Mit der Zeit verdichteten sich die Hinweise, dass äußere Umstände Spuren im Erbgut hinterlassen können – und zwar dauerhaft. Ein besonders eindrückliches Beispiel liefern die sogenannten Hungerwinter-Studien[2]. Forscher untersuchten Nachkommen von Frauen, die während der Hungersnot 1944/45 in den Niederlanden schwanger waren. Jahrzehnte später zeigten sich bei diesen Menschen veränderte epigenetische Muster und ein erhöhtes Risiko für Stoffwechselveränderungen, etwa eine Neigung zu Übergewicht oder Typ-2-Diabetes. Diese Erkenntnisse erschütterten die bis dahin vorherrschende Überzeugung, dass Gene allein über unsere Entwicklung entscheiden.

Wirklich greifbar wurde die Epigenetik mit der Entdeckung konkreter Mechanismen. Wissenschaftler fanden heraus, dass bestimmte chemische Markierungen, etwa Methylgruppen, sich direkt an die DNA binden und damit bestimmte Gene abschalten

Genom und Epigenom – zwei Ebenen, ein System

Das Genom ist die vollständige DNA-Sequenz eines Menschen. Es bildet die genetische Grundlage, einen Bauplan, der bei der Zeugung festgelegt wird und in allen Zellen gleich ist. Ob Haut-, Leber- oder Nervenzelle: Die genetische Information bleibt identisch. Anders das Epigenom. Es umfasst sämtliche chemischen Markierungen, die auf der DNA oder den zugehörigen Proteinen sitzen – zum Beispiel Methylgruppen, die an bestimmte DNA-Abschnitte geheftet werden. Sie beeinflussen maßgeblich, ob ein Gen abgelesen wird oder inaktiv bleibt. Während das Genom sozusagen den Text liefert, bestimmt das Epigenom, welche Kapitel geöffnet werden und welche nicht. Es ist wie eine Art »Schaltzentrale«, die das genetische Programm steuert.

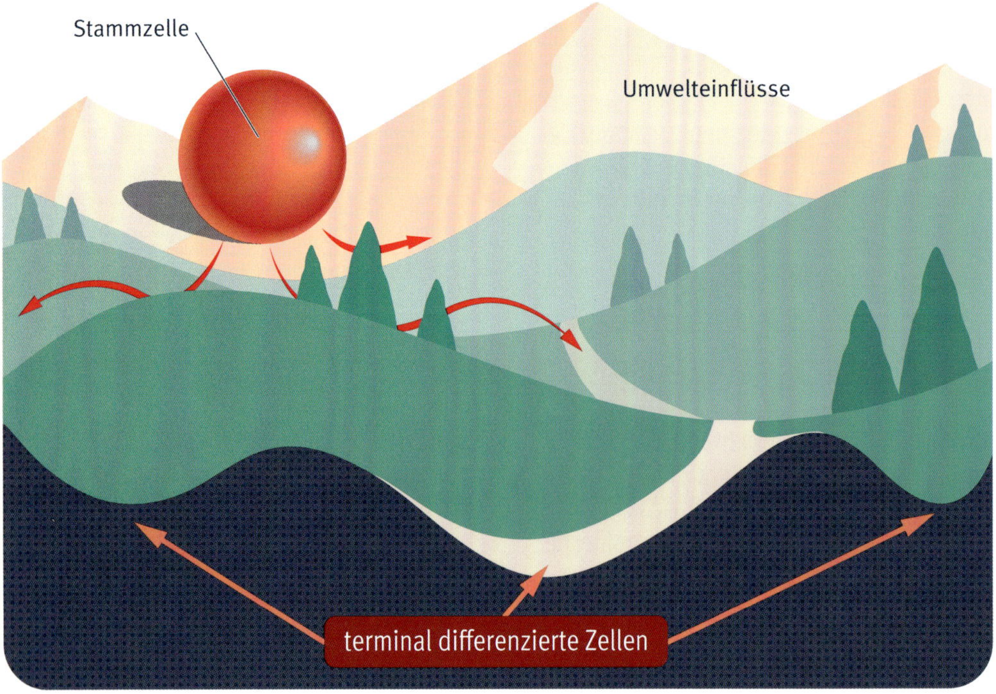

Waddington stellte sich die Zellentwicklung vor wie eine Murmel, die durch die Landschaft rollt.

können, ohne dass sich die DNA-Sequenz selbst verändert. Parallel zeigte sich, dass Histone, also die Verpackungsproteine der DNA, ebenfalls modifiziert werden können, was beeinflusst, wie leicht ein Gen abgelesen werden kann.

Heute ist die Epigenetik einer der innovativsten Forschungszweige in Medizin und Biologie. Sie hilft uns zu verstehen, warum manche Menschen trotz »ungünstiger Gene« gesund bleiben oder warum andere erkranken, obwohl sie genetisch nicht vorbelastet sind. In der Medizin eröffnen sich durch epigenetisches Wissen neue Wege der Prävention und Therapie.

Genetische und epigenetische Veränderungen

Rufen wir uns noch einmal ins Gedächtnis, was wir auf den letzten Seiten gelernt haben, denn es ist zentral! Genetisch und epigenetisch ist NICHT dasselbe!

Die klassische Genetik beschreibt die DNA-Sequenz, also die Abfolge der vier Basen (A, T, G, C). Diese Abfolge bildet den Code, nach dem der gesamte Körper aufgebaut ist, die den Bauplan unseres Körpers enthält. Und dieser Code verändert sich in der Regel nicht, es sei denn, es kommt zu einem Fehler. Diese können auf natürliche Weise auftreten oder durch äußere Einflüsse wie Strahlung oder Chemikalien verursacht werden. Man unterscheidet:

- **Mutationen:** Fehler in der DNA-Sequenz, die zu veränderten oder nicht funktionierenden Proteinen führen können. Manche Mutationen haben keinen Einfluss, andere können Krankheiten auslösen.

- **Polymorphismen:** Natürliche Variationen in Genen, die keine Krankheiten verursachen, aber individuelle Unterschiede ausmachen, z. B. Augenfarbe oder Blutgruppe.

Die Epigenetik hingegen beschäftigt sich mit Mechanismen, die darüber entscheiden, welche Gene aktiv sind und welche nicht, ohne die zugrunde liegende DNA-Sequenz zu verändern. Stell dir vor, die DNA ist ein Buch. Die Epigenetik sind die Markierungen im Text: Notizen am Rand, Textmarker, Eselsohren, Post-its. Manche Seiten sind aufgeschlagen, andere zugeklebt. Bestimmte Kapitel werden laut vorgelesen, andere ignoriert. Der Text ist derselbe, aber der Zugriff ist unterschiedlich.

Das ist der Kern epigenetischer Regulation: Sie entscheidet, welche Gene aktiv sind – und welche stumm bleiben.

Damit Gene nicht einfach willkürlich aktiviert oder deaktiviert werden, nutzt die Zelle ein ausgeklügeltes System aus molekularen Schaltern. Drei zentrale Mechanismen sind dabei besonders gut erforscht:

- **DNA-Methylierung:** Kleine chemische Gruppen – sogenannte Methylgruppen – werden gezielt an bestimmte Stellen der DNA geheftet. Die Folge: Die Aktivität des betreffenden Gens wird stark reduziert oder unterdrückt und nicht mehr abgelesen.
- **Histon-Modifikationen:** Die Art, wie die DNA um Histonproteine gewickelt ist (fester oder lockerer), bestimmt, ob sie abgelesen werden kann oder nicht. Man kann sich das vorstellen wie eine Garnrolle: Ist der Faden zu fest aufgespult, kriegt man das Ende nicht zu fassen.
- **Nicht codierende RNAs:** Nicht jede RNA hat die Aufgabe, ein Protein zu erzeugen. Einige kleine RNA-Moleküle wirken eher im Hintergrund: Sie entscheiden, ob eine bestimmte mRNA tatsächlich in ein Protein übersetzt wird oder nicht.

Warum ist das wichtig?

Während genetische Mutationen meist dauerhaft sind, sind epigenetische Veränderungen dynamisch und umkehrbar. Sie ermöglichen es unserem Körper, flexibel auf Umweltfaktoren wie Ernährung, Stress oder Bewegung zu reagieren. Dies erklärt, warum Zwillinge mit identischer DNA sich unterschiedlich entwickeln können oder warum ein ungesunder Lebensstil langfristig Krankheiten begünstigt.

Dynamische Anpassung der Gene an Umweltbedingungen

Eine Hautzelle nutzt andere Gene als eine Nervenzelle, obwohl ihre DNA identisch ist. Dieser Unterschied entsteht durch epigenetische Steuerung: Mechanismen, die festlegen, welche Gene aktiv sind und welche stumm bleiben. Verschiedene Faktoren haben darauf besonderen Einfluss:

Ernährung: Nährstoffe wie Folat oder weitere B-Vitamine liefern wichtige Methylgruppen, die auf der DNA »Schalter« setzen können. Dadurch wird bestimmt, ob bestimmte Gene abgelesen werden oder nicht.

Stress: Besonders chronischer Stress hinterlässt Spuren. Er verändert epigenetische Muster, zum Beispiel in den Genen, die die Ausschüttung von Stresshormonen regulieren. Studien zeigen: Menschen mit belastenden Kindheitserfahrungen weisen oft ein

Epigenetik bei eineiigen Zwillingen: Warum sie sich im Laufe des Lebens unterscheiden

Eineiige Zwillinge teilen 100 % ihrer DNA – identischer kann das Erbgut zweier Menschen nicht sein. Dennoch erleben wir es immer wieder: Der eine Zwilling erkrankt, der andere bleibt gesund. Wie ist das möglich? Ein besonders aufschlussreiches Beispiel stammt aus der Diabetesforschung. Eine Studie des Lund University Diabetes Centre[3] untersuchte mehrere Zwillingspaare, bei denen ein Zwilling an Typ-2-Diabetes erkrankt war, während der andere gesund blieb. Die Forscher fanden heraus, dass sich die DNA-Sequenz der Zwillinge nicht unterschied, wohl aber ihre epigenetische Regulation. Diese epigenetischen Unterschiede standen in direktem Zusammenhang mit dem Krankheitsstatus und betrafen Gene, die mit Insulinsensitivität und Fettstoffwechsel zu tun haben.

Zu Beginn ihres Lebens sind die epigenetischen Muster eineiiger Zwillinge noch nahezu deckungsgleich. Doch mit jedem Jahr wird die epigenetische Signatur individueller. Ernährung, Bewegung, Stress, soziale Erfahrungen, Schlaf, Umweltgifte – all das hinterlässt Spuren im molekularen Gedächtnis der Zelle. Und genau diese Spuren entscheiden darüber, welche Gene wie aktiv sind – oder eben nicht.

Das bedeutet:
Auch wenn eine genetische Veranlagung vorhanden ist, muss nicht zwangsläufig eine Krankheit entstehen. Vielmehr ist es der Lebensstil, der mitentscheidet, ob ein genetisches Risiko zur Realität wird.

verändertes Methylierungsprofil auf – ein molekulares Echo früherer Erlebnisse.

Bewegung: Körperliche Aktivität kann epigenetische Prozesse in eine positive Richtung lenken. Sie aktiviert Gene, die Entzündungen hemmen, den Zuckerstoffwechsel verbessern oder den Alterungsprozess verlangsamen. Schon regelmäßige Bewegung im Alltag kann spürbare Effekte zeigen.

Umweltgifte: Schadstoffe wie Pestizide, Weichmacher oder Schwermetalle stören die feine Abstimmung epigenetischer Signale. Sie können Gene herunterregulieren, die für Zellschutz oder Entgiftung zuständig sind – oft mit erheblichen gesundheitlichen Folgen.[4]

Vererbung von epigenetischen Markern

Was wir erleben, was wir essen, wie wir leben – all das betrifft nicht nur uns selbst. Es beeinflusst auch die nächste Generation. Denn epigenetische Veränderungen, also Anpassungen, die steuern, welche Gene ein- oder ausgeschaltet sind, können unter bestimmten Bedingungen vererbt werden.

Das geschieht dann, wenn solche Markierungen nicht nur in Körperzellen auftreten, sondern auch in Ei- oder Samenzellen bestehen bleiben. Normalerweise wird das Erbgut in den ersten Tagen nach der Befruchtung einmal »gereinigt«: Die meisten epigenetischen Markierungen werden gelöscht, als würde man eine Tafel vor dem erneuten Beschriften sauberwischen. Doch manchmal entgehen einzelne Einträge dem Großreinemachen. Dann werden sie an das ungeborene Kind weitergegeben, und in manchen Fällen sogar darüber hinaus. Fachleute sprechen in diesem Fall von transgenerationaler epigenetischer Vererbung.

Beispiele für epigenetische Vererbung sind:

Die Hungerwinter-Studien: Eine der bekanntesten Studien zur epigenetischen Vererbung stammt aus der Zeit des Niederländischen Hungerwinters (1944/45). Menschen, deren Mütter während der Schwangerschaft mangelernährt waren, zeigten auffällige epigenetische Veränderungen, unter anderem an Genen, die den Stoffwechsel und das Wachstum betreffen. Besonders bemerkenswert: Diese Muster fanden sich zum Teil auch bei den Enkeln.[6]

Stress und Trauma: Studien an Holocaust-Überlebenden und ihren Kindern belegen, dass auch starke seelische Belastungen bleibende Spuren hinterlassen können. Bei den Nachkommen dieser Menschen wurden veränderte Reaktionen auf Stress beobachtet – etwa in der Regulation des Stresshormons Cortisol. Die Ursache liegt vermutlich nicht in der DNA selbst, sondern in veränderten epigenetischen Schaltern, die durch das Trauma der Eltern entstanden sind.[7]

Was heißt das nun für den Alltag – und fürs Epigenetik-Coaching?

Ganz einfach: Wer gut für sich selbst sorgt, stärkt möglicherweise auch die gesundheitlichen Voraussetzungen der eigenen Kinder – noch bevor sie geboren sind. Eine Ernährung, die die Zellen schützt, regelmäßige Bewegung, ein bewusster Umgang mit Stress: All das trägt nicht nur zum eigenen Wohlbefinden bei, sondern kann prägende Effekte für die nächste Generation haben.

Raucherentwöhnung und epigenetische Erholung

Studien zeigen, dass Rauchen epigenetische Veränderungen verursacht, die das Krebsrisiko erhöhen. Doch bereits wenige Jahre nach dem Rauchstopp beginnt sich das epigenetische Muster in bestimmten Genen wieder zu normalisieren – ein Beweis dafür, dass epigenetische Anpassungen nicht in Stein gemeißelt sind.[5]

Das Wissen um diese Zusammenhänge zeigt, wie früh und tiefgreifend Prävention wirken kann. Gerade im Coaching eröffnet das neue Perspektiven: Es geht nicht mehr nur um kurzfristige Optimierung, sondern um nachhaltige Weichenstellungen für die Gesundheit von morgen, über die Grenzen der eigenen Biografie hinaus.

Epigenetische Modifikationen

Bevor wir uns einzelnen epigenetischen Mechanismen im Detail widmen, lohnt es sich, das große Ganze zu betrachten: Wie funktioniert epigenetische Steuerung überhaupt?

Im Zentrum stehen dabei chemische Veränderungen, sogenannte Modifikationen, die entweder direkt an die DNA oder an die sie umhüllenden Histonproteine angeheftet werden. Diese Modifikationen wirken wie kleine Schalter: Sie beeinflussen, wie leicht ein Gen aktiviert werden kann oder ob es stumm bleibt. Das hat mit der Verpackung der DNA zu tun. Denn die DNA liegt ja in unseren Zellen nicht frei herum. Sie ist mehrfach aufgewickelt und verdichtet, um Platz zu sparen – und das ist kein Zufall: Die Art der Verpackung beeinflusst, ob ein Gen überhaupt abgelesen werden kann. Die Basis dieser Ordnung ist das sogenannte Chromatin, eine Struktur aus DNA und Histonproteinen.

Chromatin kann in zwei grundlegend verschiedenen Zuständen vorliegen:

- **Euchromatin** (offenes Chromatin): Locker verpackt, gut zugänglich – die Gene können problemlos abgelesen werden.
- **Heterochromatin** (kompaktes Chromatin): Dicht gepackt, wie versiegelt – die Gene bleiben meist inaktiv.

Ob Chromatin »offen« oder »geschlossen« ist, hängt direkt von den chemischen Markierungen ab, die an die DNA oder die Histone angeheftet werden.

Damit diese Markierungen nicht zufällig, sondern gezielt gesetzt, gelesen oder entfernt werden können, braucht es spezialisierte Enzyme. Man kann sie sich wie Rollen in einem Redaktionsteam vorstellen:

- **»Writer« (Schreiber)** – Sie setzen Markierungen, z. B. Enzyme, die Methylgruppen (für DNA-Methylierung) oder Acetylgruppen (für Histon-Acetylierung) anbringen.
- **»Reader« (Leser)** – Diese Proteine erkennen die Markierungen und binden entsprechend an die betroffenen Genabschnitte, was deren Aktivität beeinflusst.
- **»Eraser« (Entferner)** – Sie entfernen bestehende Markierungen wieder. Auf diese Weise können Gene reaktiviert oder »neu bewertet« werden.

Diese Dynamik macht die epigenetische Steuerung so flexibel und zugleich so anfällig für Störungen durch Umwelt, Ernährung oder Stress.

Neben diesen proteinbasierten Akteuren spielt auch eine weitere Ebene eine Rolle: die nicht codierende RNA, vor allem die sogenannten microRNAs. Diese kleinen RNA-Moleküle beeinflussen, ob und wie stark bestimmte Gene in Proteine übersetzt werden. Sie agieren wie molekulare Feinjustierer, die gezielt regulieren, ob bestimmte Gene abgeschwächt oder abgeschaltet werden – je nach Situation.

Einer der wichtigsten Mechanismen in diesem gesamten System ist die DNA-Methylierung. Sie entscheidet oft darüber, ob ein Gen stillgelegt wird oder aktiv bleibt und wirkt dabei langfristig. Wie genau dieser Prozess funktioniert und welche Bedeutung er für Gesundheit und Krankheit hat, schauen wir uns im nächsten Kapitel genauer an.

DNA-Methylierung

Die DNA-Methylierung zählt zu den wichtigsten epigenetischen Steuermechanismen. Sie entscheidet maßgeblich darüber, welche Gene aktiv sind und welche nicht.

Der Prozess der DNA-Methylierung funktioniert wie ein molekulares Gedächtnis: Er speichert, welche Informationen eine Zelle ablesen soll und welche nicht. Dadurch kann eine Hautzelle andere Aufgaben erfüllen als eine Nervenzelle, obwohl beide exakt dieselbe genetische Information enthalten.

Die DNA-Methylierung ist ein Baustein des sogenannten Epigenoms, der Gesamtheit aller chemischen Markierungen auf der DNA. Diese Markierungen sind nicht fest einbetoniert, sondern anpassbar. Sie ermöglichen es unserem Organismus, auf äußere Reize zu reagieren – sei es auf Nährstoffe, Stress, Bewegung oder Umweltschadstoffe.

Doch diese Anpassungsfähigkeit hat zwei Seiten: Gerät das Gleichgewicht durcheinander, können gesundheitliche Folgen entstehen. Studien zeigen, dass gestörte Methylierungsmuster mit Krankheiten wie Krebs, Autoimmunerkrankungen oder Alzheimer in Verbindung stehen. Gene, die eigentlich Tumoren unterdrücken sollen, können stillgelegt sein, oder entzündungsfördernde Gene werden zu aktiv.

In diesem Kapitel beleuchten wir, wie die DNA-Methylierung funktioniert, welche Enzyme dabei eine Rolle spielen und welche Faktoren diesen Prozess beeinflussen. Zudem werden wir uns ansehen, wie epigenetische Markierungen unsere Gesundheit prägen und wie wir sie möglicherweise durch unseren Lebensstil positiv beeinflussen können.

Der Mechanismus der Methylierung

Die DNA-Methylierung ist eine chemische Veränderung an Nukleinbasen der DNA. Eine winzige chemische Veränderung – das Anheften einer Methylgruppe ($-CH_3$) – wirkt wie ein molekulares Stoppschild. Diese Markierung wird an bestimmten Stellen der DNA angebracht und kann die Aktivität des betroffenen Gens stark reduzieren oder unterdrücken. So reguliert der Körper gezielt, welche Informationen genutzt werden und welche eben nicht.

Das Gegenstück dazu ist die Demethylierung. Hier wird die Methylgruppe entfernt, wodurch das Gen wieder aktiviert werden kann. Verantwortlich für diesen hochspezifischen Prozess sind Enzyme namens DNA-Methyltransferasen, die präzise entscheiden, wo diese Markierungen gesetzt werden.

Die DNA-Methylierung erfüllt im Körper viele lebenswichtige Aufgaben:

- **Genregulation:** Sie steuert, welche Gene aktiv sind – und damit, welche Proteine überhaupt produziert werden.
- **Schutzfunktion:** Methylierung verhindert, dass schädliche oder stille DNA-Sequenzen (z.B. Virenreste in unserem Erbgut) versehentlich aktiviert werden.
- **Reparaturmechanismen:** Sie hilft, beschädigte DNA-Abschnitte zu erkennen und zu reparieren.
- **Neurotransmitter-Produktion:** Methylgruppen werden benötigt, um Botenstoffe wie Dopamin, Serotonin oder Noradrenalin herzustellen – entscheidend für Stimmung, Konzentration und Schlaf.
- **Entgiftung:** Der Körper nutzt Methylierung, um Hormone, Umweltgifte oder Schwermetalle unschädlich zu machen.

Die Methylierung ist kein einmaliger Vorgang, sondern ein kontinuierlicher Prozess, der in jeder Sekunde unseres Lebens abläuft. Ob Zellerneuerung, Hormonabbau oder Immunantwort – überall ist sie beteiligt. Ohne eine funktionierende Methylierung könnte der Organismus nicht überleben.

Was bedeutet Genexpression?

Genexpression beschreibt den Vorgang, bei dem die in unserer DNA gespeicherte Information in die Tat umgesetzt wird – also in ein funktionelles Produkt, meist ein Protein, manchmal auch eine RNA mit regulatorischer Funktion. Man kann sich das vorstellen wie das Öffnen und Lesen eines bestimmten Kapitels in einem gigantischen Bauplan, um daraus ein konkretes Bauteil herzustellen.

Dieser Prozess läuft in zwei Schritten ab:

- **Transkription:** Die Erbinformation eines Gens wird in eine Boten-RNA (mRNA) umgeschrieben – eine Art Arbeitskopie.
- **Translation:** Die mRNA wird von den Ribosomen in ein Protein übersetzt.

Ob ein Gen tatsächlich »gelesen« und ein Protein daraus gebildet wird, hängt davon ab, ob es aktiv ist. Genau hier kommen epigenetische Mechanismen ins Spiel. DNA-Methylierung, Histonveränderungen und nicht codierende RNAs wirken wie Schalter und Dimmer: Sie bestimmen, welche Gene eingeschaltet bleiben – und welche abgeschaltet werden.
Wenn dieser fein abgestimmte Prozess gestört wird – etwa durch fehlerhafte epigenetische Signale –, kann das schwerwiegende Folgen haben. Krebs, neurodegenerative Erkrankungen oder Entwicklungsstörungen zählen zu den möglichen Konsequenzen einer fehlregulierten Genexpression.

Die Rolle der DNA-Methyltransferasen (DNMTs)

Damit die Methylierung überhaupt stattfinden kann, braucht es spezialisierte Enzyme: die DNA-Methyltransferasen, kurz DNMTs. Sie übernehmen die Aufgabe, die Methylgruppen gezielt an bestimmten Stellen in der DNA zu platzieren.

Es gibt zwei Hauptarten dieser Enzyme, die jeweils unterschiedliche Aufgaben erfüllen:

DNMT3A und DNMT3B (»De-novo-Methyltransferasen«) – die »Neuschreiber«:

Diese beiden Enzyme sind für die De-novo-Methylierung zuständig. Das bedeutet: Sie setzen Methylgruppen an Stellen, die zuvor noch nicht markiert waren. Besonders in der frühen Embryonalentwicklung sind sie wichtig – denn sie helfen dabei, Gene in bestimmten Zelltypen gezielt ein- oder auszuschalten. So entsteht aus identischem Erbgut eine Muskel-, Leber- oder Nervenzelle, je nachdem, welche Programme durch Methylierung gezielt unterdrückt oder aktiviert werden.

DNMT1 (»Maintenance-Methyltransferase«) – der »Wächter der Erinnerung«:

Dieses Enzym sorgt dafür, dass einmal gesetzte Methylierungen nicht verloren gehen. Immer wenn sich eine Zelle teilt, muss auch die DNA verdoppelt werden. DNMT1 erkennt die ursprünglichen Markierungen und überträgt sie präzise auf den neuen DNA-Strang. Dadurch wird sichergestellt, dass Tochterzellen das gleiche epigenetische Programm behalten wie die Mutterzelle. Man spricht hier von Erhaltungsmethylierung.

Ohne dieses fein abgestimmte System wäre eine koordinierte Zellfunktion unmöglich. Gene würden willkürlich ein- oder ausgeschaltet – mit potenziell gravierenden Folgen. Die DNA-Methyltransferasen sind Ordnungshüter im System.

Die Abbildung zeigt den Prozess der DNA-Replikation bei der Zellteilung und die Rolle der Methylierung dabei. Links ist die Doppelhelix intakt und enthält bereits Methylgruppen an bestimmten Stellen (1). Bevor sich die Zelle teilen kann, muss die DNA verdoppelt werden. Dazu wird die Doppelhelix mithilfe von Enzymen wie der Helikase geöffnet wie ein Reißverschluss. Die beiden Einzelstränge dienen nun als Vorlage (2). Jeder getrennte Strang wird ergänzt, sodass zwei neue Doppelhelices entstehen. (3) Die neuen Stränge sind zunächst unmarkiert – ihnen fehlen die Methylgruppen. Die DNA-Methyltransferase DNMT1 erkennt die halb methylierten Stellen und fügt Methylgruppen an die neuen Stränge hinzu. (4) So wird das ursprüngliche Methylierungsmuster getreu übernommen.

Das bedeutet: Auch nach der Zellteilung »weiß« die neue Zelle noch genau, welche Gene aktiv sein dürfen und welche nicht.

Wirkung der DNA-Methylierung auf die Genexpression

Wenn ein bestimmter DNA-Abschnitt methyliert ist, zieht er spezielle Proteine an – sogenannte Methyl-CpG-Bindungsproteine (kurz: MBPs). Diese setzen sich gewissermaßen auf die DNA und blockieren damit wichtige Stellen, an denen normalerweise Transkriptionsfaktoren andocken würden. Diese Transkriptionsfaktoren sind nötig, damit die

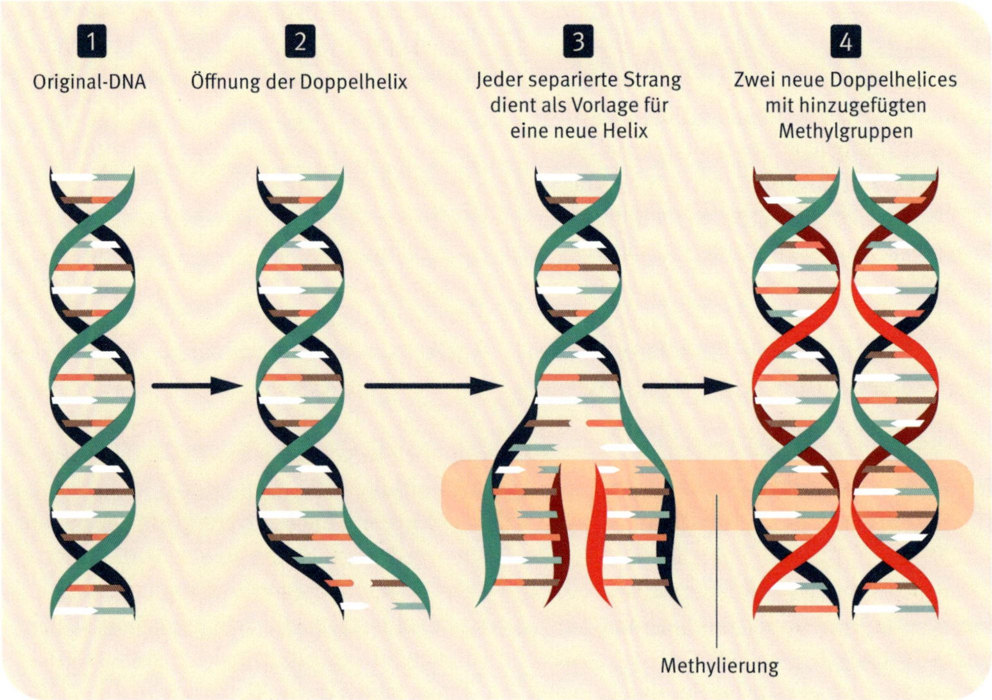

Bei der DNA-Replikation entstehen aus einem DNA-Strang zwei neue.

RNA-Polymerase ein Gen überhaupt ablesen kann. Ist die Stelle blockiert, bleibt das Gen stumm. So wird verhindert, dass ein Gen dort aktiv ist, wo es nicht gebraucht wird – ein zentraler Mechanismus, damit sich zum Beispiel eine Muskelzelle nicht plötzlich wie eine Nervenzelle verhält.

Doch Methylierung kann nicht nur Gene abschalten – in bestimmten Fällen kann sie auch indirekt aktivierend wirken. Das passiert, wenn die Methylgruppen hemmende DNA-Abschnitte (sogenannte Silencer) blockieren. Diese Silencer funktionieren wie Bremsen im genetischen System. Wenn sie durch Methylierung ausgeschaltet werden, wird die Bremse gelöst und das entsprechende Gen kann abgelesen werden.

So zeigt sich: Methylierung ist kein einfaches An-aus-System, sondern ein hochkomplexes Steuerinstrument, das Gene stilllegen oder indirekt freischalten kann, je nachdem, wo genau die Markierung sitzt.

Demethylierung: das Gegenstück zur Methylierung

Die DNA-Methylierung ist kein irreversibler Prozess. Es gibt verschiedene Mechanismen, die Methylgruppen entfernen und Gene wieder aktivieren können. Dieser Prozess nennt sich Demethylierung. Dabei werden die kleinen Methylgruppen, die ein Gen stummgeschaltet haben, wieder entfernt und das Gen kann erneut aktiv werden. Es gibt zwei Wege, wie dies geschehen kann:

Passive Demethylierung – wenn das Löschen einfach vergessen wird

Bei der passiven Form passiert eigentlich gar nichts Aktives und gerade deshalb ändert sich etwas: Normalerweise sorgt das Enzym DNMT1 dafür, dass bei jeder Zellteilung die Methylgruppen »mitkopiert« werden. Wenn dieses Enzym jedoch nicht funktioniert oder fehlt, bleiben die Methylierungen auf den neu gebildeten DNA-Strängen aus. Das heißt: Mit jeder weiteren Zellteilung verringert sich die Methylierung schrittweise, wodurch das Gen zunehmend zugänglich wird.

Aktive Demethylierung – die gezielte Rückkehr zur Genaktivität

Manchmal genügt es nicht, einfach »nicht mehr zu markieren« – dann braucht es gezielte biochemische Eingriffe. Genau das leisten bestimmte Enzyme der sogenannten TET-Familie (Ten-Eleven-Translocation-Enzyme). Sie erkennen die methylierten Stellen und wandeln die Methylgruppe Schritt für Schritt um. Dabei entsteht zuerst ein Zwischenprodukt – 5-Hydroxymethylcytosin – das nach weiteren Umwandlungsschritten wieder in das ursprüngliche Cytosin zurückgeführt wird. Das Gen ist damit demethylisiert und kann wieder transkribiert werden.

Bedeutung der DNA-Methylierung

Die DNA-Methylierung beeinflusst zahlreiche biologische Prozesse, indem sie gezielt Gene an- oder abschaltet. Sie ist ein fein abgestimmtes Regulationssystem, das unserem Körper hilft, sich den Herausforderungen des Lebens anzupassen, von der embryonalen Entwicklung bis zum Umgang mit Stress. Unter anderem bei den folgenden Prozessen spielt die DNA-Methylierung eine wichtige Rolle:

1. Embryonalentwicklung: Zellidentität durch Methylierung

Am Anfang ist alles möglich: In der frühen Phase eines Embryos sind nahezu alle Gene aktiv, das genetische Potenzial ist noch völlig offen. Damit sich aus dieser Vielfalt spezialisierte Zelltypen entwickeln können – z. B. Haut-, Muskel- oder Nervenzellen –, müssen bestimmte Gene gezielt abgeschaltet werden. Genau das übernimmt die DNA-Methylierung. Sie legt früh fest, welche Gene »ausgeschaltet« bleiben, damit eine Zelle ihre spezifische Funktion entwickeln kann. Fehlt diese gezielte Steuerung oder funktioniert sie nicht richtig, kann das zu schwerwiegenden Entwicklungsstörungen führen. Denn eine Zelle, die nicht weiß, »was sie werden soll«, bleibt funktionslos oder verhält sich unkontrolliert. So kommt es zu Entwicklungsstörungen oder genetischen Erkrankungen.

2. X-Chromosom-Inaktivierung bei Frauen

Frauen haben zwei X-Chromosomen, Männer nur eines. Damit in weiblichen Zellen keine doppelte Dosis an X-chromosomalen Genprodukten entsteht, wird eines der beiden X-Chromosomen frühzeitig stillgelegt – durch gezielte DNA-Methylierung. Dieses stumme Chromosom bleibt für den Rest des Lebens inaktiv. Welche X-Kopie (von Mutter oder Vater) deaktiviert wird, geschieht dabei zufällig.

3. Krebserkrankungen: Fehlregulation der Methylierung

In gesunden Zellen sorgt die DNA-Methylierung dafür, dass unerwünschte oder gefährliche Gene abgeschaltet bleiben. Doch in Krebszellen kann dieser Mechanismus gestört sein:

- **Zu wenig Methylierung (Hypomethylierung)** kann dazu führen, dass Gene, die das Zellwachstum fördern, ungebremst aktiv sind – ein Rezept für unkontrolliertes Tumorwachstum.
- **Zu viel Methylierung (Hypermethylierung)** kann lebenswichtige Schutzgene – sogenannte Tumorsuppressorgene – zum Schweigen bringen. Das nimmt der Zelle die Fähigkeit, sich selbst zu regulieren oder sich im Notfall durch programmierten Zelltod abzubauen.

Gerade deshalb sind gezielte epigenetische Therapien heute ein vielversprechendes Forschungsfeld in der Onkologie.

4. Stress und Trauma: epigenetische Prägung durch Methylierung

Epigenetik zeigt eindrucksvoll, dass unsere Erfahrungen buchstäblich Spuren im Erbgut hinterlassen, genauer gesagt: in seiner Regulation. Chronischer Stress, traumatische Erlebnisse oder belastende Lebensumstände können die Methylierung von Genen verändern, die etwa für die Regulation von Stresshormonen zuständig sind.

Ein bekanntes Beispiel: Menschen, die als Kinder unter Vernachlässigung oder Gewalt litten, zeigen oft eine veränderte Methylierung in Genen, die mit Angst, Stress oder sogar Depressionen verknüpft sind. Besonders bemerkenswert aber auch erschütternd: Einige Studien deuten darauf hin, dass diese epigenetischen Veränderungen auch an nachfolgende Generationen weitergegeben werden können. Die Methylierung ist kein statischer Prozess, sondern kann durch verschiedene Einflüsse verändert werden. So beeinflussen zum Beispiel Nährstoffe wie Folat, Vitamin B_{12}, Magnesium und Methionin die Verfügbarkeit von Methylgruppen. Umweltfaktoren wie Gifte, Stress oder Schadstoffe können die Methylierungsmuster verändern. Auch das Alter spielt eine Rolle: Mit zunehmendem Alter kann es zu einer veränderten Methylierung kommen, die in manchen Fällen Krankheiten begünstigt.

Histonmodifikationen

Wie fest DNA verpackt ist, entscheidet über aktiv oder stumm – Histone sind dabei die Schalter der genetischen Zugänglichkeit.

Unsere DNA ist etwa zwei Meter lang, doch sie muss in den winzigen Zellkern passen. Das gelingt durch eine clevere Verpackung: Die DNA wickelt sich um spezielle Proteine, die Histone genannt werden. Als Nukleosome bezeichnen wir die Einheit aus Histonproteinen und dem DNA-Abschnitt, der sich um sie windet.

Histone sind spezielle Proteine, um die sich die DNA spiralförmig windet. Sobald sich der DNA-Faden etwa 1,65-mal um einen Histonkomplex gelegt hat (das entspricht rund 146 Basenpaaren), spricht man von einem Nukleosom. Diese Nukleosomen bilden die Grundeinheiten der DNA-Verpackung – wie Perlen auf einer Schnur reihen sie sich aneinander und machen aus dem fragilen Erbgut ein stabiles, kompaktes Paket.

Doch Histone tun mehr, als nur Ordnung schaffen. Histone sind positiv geladen, im Gegensatz zur negativ geladenen DNA. Diese entgegengesetzten Ladungen ziehen sich an und ermöglichen es, die DNA eng an die Histone zu binden. Dadurch wird der DNA-Faden gewissermaßen »aufgerollt«. Durch chemische Veränderungen an den Histonen kann die DNA entweder lockerer oder dichter gepackt werden. Je nachdem, wie dicht die DNA an die Histone gebunden ist, entscheidet sich, ob ein Gen abgelesen werden kann – oder eben nicht.

- **Locker gewickelt (Euchromatin)**: Die DNA liegt offen zugänglich vor. Gene in diesen Bereichen können von der Zelle erkannt und in Proteine übersetzt werden.
- **Dicht gewickelt (Heterochromatin):** Der Zugang zur DNA ist blockiert. Diese Gene bleiben inaktiv – zumindest vorübergehend.

Histone besitzen »Schwanzbereiche«, kurze Anhänge aus Aminosäuren, die aus der DNA-Histon-Struktur herausragen. Diese Bereiche sind wie kleine Andockstellen für chemische Veränderungen: Acetylgruppen, Methylgruppen, Phosphatgruppen und andere Moleküle können gezielt an bestimmte Stellen angeheftet werden. Je nachdem, wel-

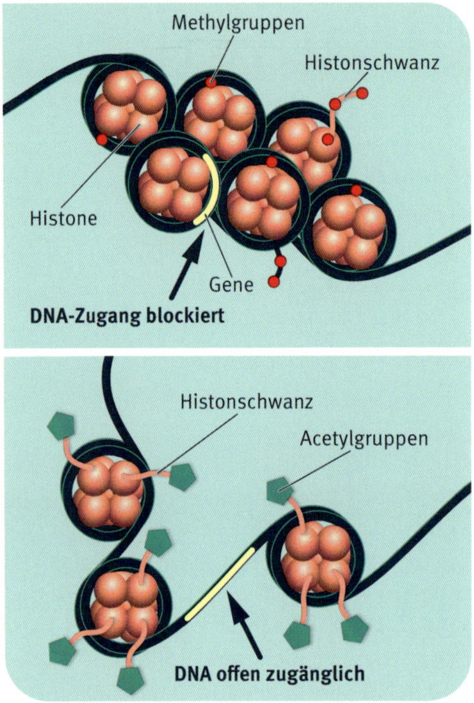

Von der »Packung« der Histone hängt ab, ob sie abgelesen werden können oder nicht.

che Modifikation wo stattfindet, wird die DNA lockerer oder fester gepackt und damit Gene aktiviert oder stummgeschaltet.

Wie steuert die Histonmodifikation die Genaktivität?

Ein Großteil der DNA – etwa 95 % – enthält keine Protein-codierenden Gene und liegt meist dicht gepackt vor und ist daher nicht ablesbar. Das hat einen guten Grund. Viele dieser Abschnitte enthalten nicht codierende oder potenziell schädliche Sequenzen, die besser stumm bleiben, ähnlich wie bei der DNA-Methylierung. Dieses »Schweigen« ist also ein Schutzmechanismus des Körpers.

Doch was passiert, wenn die Zelle ein ganz bestimmtes Gen aktivieren will – zum Beispiel ein Gen, das nur in Nervenzellen gebraucht wird? Dann greift ein fein abgestimmter Prozess:

Zielgerichtete Erkennung: Spezielle Enzyme – meist Teil großer Eiweißkomplexe – erkennen regulatorische DNA-Abschnitte, wie z. B. die Promotorregion eines Gens. Diese wirkt wie ein Türschild: »Hier beginnt das Gen.«

Chemische Umgestaltung der Histone: Sobald die Enzyme angedockt haben, verändern sie gezielt die Histonproteine. Das geschieht zum Beispiel durch Acetylierung oder Methylierung bestimmter Histon-Enden. Dadurch lockert sich das Chromatin, also die enge Verpackung der DNA.

Chromatin-Remodeling: Andere Enzyme, sogenannte Chromatin-Remodeler, verschieben die Histone aktiv entlang der DNA. Man kann sich das vorstellen wie Buchstützen, die auf einem Regal nach links oder rechts geschoben werden, um an das gewünschte Buch zu kommen. Dadurch wird der relevante Genabschnitt zugänglich gemacht.

Start der Transkription: Nun kann die RNA-Polymerase ansetzen. Dieses Enzym liest die genetische Information ab und beginnt mit der Transkription, der ersten Stufe der Proteinbiosynthese.

- Die Enzyme binden an regulatorische DNA-Abschnitte (z. B. Promotorregionen).
- Sie verändern die Histone so, dass sich das Chromatin lockert.
- Andere Enzyme verschieben die Histone entlang der DNA, um den Gen-Abschnitt freizulegen.

- Das RNA-Polymerase-Enzym kann nun das Gen ablesen und die Transkription starten.

Welche Histonmodifikationen gibt es?

Es gibt über 140 verschiedene Modifikationen an Histonen, die sich auf die Genaktivität auswirken. Einige davon sind besonders gut erforscht und spielen in der epigenetischen Regulation eine Schlüsselrolle:

Acetylierung: Eine Acetylgruppe wird an bestimmte Aminosäuren der Histone angehängt, meist an Lysinreste. Dadurch verringert sich die Bindungskraft zwischen DNA und Histonen, die Chromatinstruktur lockert sich und das Gen wird zugänglich. Die Genaktivität nimmt in der Regel zu. Verantwortlich für diesen Prozess sind die sogenannten Histon-Acetyltransferasen (HATs). Wird die Acetylgruppe durch Histon-Deacetylasen (HDACs) wieder entfernt, verdichtet sich das Chromatin erneut – das Gen wird stillgelegt.

Methylierung: Methylgruppen können an Lysin- oder Argininreste von Histonen gebunden werden. Interessanterweise ist die Wirkung nicht einheitlich: Je nach Ort und Anzahl der Methylgruppen kann die Modifikation sowohl aktivierend als auch hemmend wirken. Histon-Methyltransferasen (HMTs) führen die Methylierung durch, während Histon-Demethylasen (HDMs) sie rückgängig machen können. Diese Modifikation spielt eine Schlüsselrolle bei der zellspezifischen Genregulation.

Phosphorylierung: Bei diesem Prozess wird eine Phosphatgruppe an bestimmte Aminosäuren des Histons – meist Serin, Threonin oder Tyrosin – angehängt. Diese Modifikation verändert die Ladung des Histons und beeinflusst seine Wechselwirkung mit der DNA. Phosphorylierungen treten häufig bei schnellen zellulären Reaktionen auf, etwa während der Mitose oder bei der Reparatur von DNA-Schäden.

Ubiquitinierung: Hierbei wird ein kleines Protein namens Ubiquitin an das Histon gebunden. Diese Modifikation kann strukturelle Veränderungen hervorrufen oder sogar den Abbau des Histons einleiten. Ubiquitinierungen wirken meist hemmend auf die Genexpression, können aber je nach Kontext auch aktivierend sein. Sie spielen eine Rolle bei längerfristigen Anpassungen der Genregulation.

Beispiele für die Regulierung durch Histonmodifikationen

Histonmodifikationen sind an zahlreichen biologischen Prozessen beteiligt – mit weitreichenden Folgen für die Zellfunktion und die Gesundheit. Die folgenden Beispiele sind nur eine kleine Auswahl an wichtigen Funktionen:

Embryonalentwicklung: Steuerung der Zellidentität

In der frühen Embryonalphase sind fast alle Gene aktiv. Doch damit sich spezialisierte Zelltypen wie Muskel-, Nerven- oder Hautzellen bilden können, müssen bestimmte Gene gezielt an- oder abgeschaltet werden.

- **Histonacetylierung** öffnet die Chromatinstruktur, sodass Gene für eine spezifische Zellfunktion aktiviert werden können.
- **Histonmethylierung** kann Gene entweder aktivieren oder dauerhaft stilllegen, je nachdem, an welcher Stelle die Modifikation stattfindet.

In Muskelzellen sind beispielsweise Gene für neuronale Signalübertragung durch Histonmodifikationen blockiert, während Muskelproteine aktiv hergestellt werden.

Stressreaktionen und psychische Gesundheit

Unser Körper passt sich ständig an Umweltfaktoren an – auch an Stress. Histonmodifikationen spielen dabei eine Schlüsselrolle, indem sie beeinflussen, wie unser Körper auf Stresshormone reagiert. Bei dauerhaftem Stress kann es passieren, dass sich die Histonacetylierung an diesen Genen verringert. Das bedeutet: Die betroffenen Gene sind weniger aktiv, es werden weniger Rezeptoren gebildet und der Körper reagiert sensibler auf Stress.

Solche epigenetischen Anpassungen sind nicht immer harmlos. Sie können das seelische Gleichgewicht stören und das Risiko für psychische Erkrankungen wie Angststörungen oder Depressionen erhöhen. Studien zeigen, dass sich einige dieser Veränderungen sogar auf die nächste Generation übertragen können.

Immunsystem: Aktivierung und Abschaltung von Immun-Genen

Ein starkes Immunsystem ist lebenswichtig, aber genauso entscheidend ist seine Fähigkeit zur Feinregulation. Es muss Erreger wirksam bekämpfen, dabei aber die eigenen Körperzellen in Ruhe lassen. Wie gut diese Balance gelingt, hängt auch von epigenetischen Steuerungen ab.

Wenn eine Infektion auftritt, müssen Immunzellen blitzschnell reagieren. Dabei werden bestimmte Gene, die Entzündungsreaktionen auslösen, aktiviert, oft durch Histonacetylierung.

Nach überstandener Infektion ist allerdings Umschalten gefragt: Jetzt sorgt der Körper dafür, dass die aktiven Gene wieder abgeschaltet werden. Dies geschieht unter anderem durch Histondeacetylierung, die die Verpackung der DNA wieder verdichtet und die entzündungsfördernden Gene zur Ruhe bringt.

Wenn dieser Regelkreis gestört ist, etwa durch eine dauerhaft aktive Entzündungsreaktion, kann das Immunsystem überreagieren. In solchen Fällen greift es körpereigenes Gewebe an. Ein gestörtes epigenetisches Gleichgewicht kann zur Fehlsteuerung der Immunantwort beitragen – ein möglicher Mechanismus bei Autoimmunerkrankungen wie Rheuma oder Multipler Sklerose. Auch hier spielen fehlerhafte Histonmodifikationen eine Rolle: Sie halten Gene aktiv, die eigentlich längst abgeschaltet sein sollten.

Krebserkrankungen: Wenn Histonmodifikationen entgleisen

Fehlgesteuerte Histonmodifikationen können zur Entstehung von Krebs beitragen: Normalerweise sorgen bestimmte Gene – sogenannte Tumorsuppressorgene – dafür, dass sich Zellen kontrolliert teilen. Doch wenn diese Schutzmechanismen durch übermäßige Histonmethylierung blockiert werden, bleibt ihre Warnfunktion aus. Die Folge: Zellen teilen sich unkontrolliert.

Gleichzeitig können Gene, die das Zellwachstum fördern (Onkogene), durch fehlerhafte Acetylierung überaktiviert werden. Eine übermäßige Histonacetylierung macht den Zugang zur DNA an diesen Stellen zu leicht – ein Türöffner für ungebremstes Wachstum. Das Zusammenspiel aus stillgelegten Bremsen und durchgetretenen Gaspedalen ist ein typischer Mechanismus bei vielen Krebsarten.

Diese Erkenntnisse haben dazu geführt, dass manche modernen Krebstherapien gezielt in die epigenetische Steuerung eingreifen. So kommen beispielsweise sogenannte HDAC-Inhibitoren (Histon-Deacetylase-Hemmer) zum Einsatz. Sie sollen verhindern, dass Tumorsuppressorgene durch kompakte Chromatinstrukturen dauerhaft abgeschaltet bleiben – und so das Gleichgewicht in der Zelle wiederherstellen.

Stammzellen: Flexibilität durch epigenetische Steuerung

Stammzellen sind wahre Multitalente. Sie können sich – je nach Bedarf – in unterschiedlichste Zelltypen verwandeln: in Hautzellen, Nervenzellen, Muskelzellen oder Organgewebe. Dieses enorme Potenzial verdanken sie einer besonderen epigenetischen Ausstattung.

In Stammzellen sind viele Gene sowohl durch aktivierende als auch durch hemmende Histonmodifikationen markiert. Dieses sogenannte »bivalente« Muster hält die Zellen in einem flexiblen Zustand bereit, je nach Signal die passende Richtung einzuschlagen.

Sobald sich eine Stammzelle auf einen bestimmten Weg begibt, also z.B. eine Nervenzelle werden soll, sorgt die epigenetische Maschinerie dafür, dass alle nicht benötigten Gene dauerhaft abgeschaltet werden. Durch gezielte Histonmodifikationen wird das genetische Programm gezielt so moduliert, dass nur für die jeweilige Zellfunktion relevante Gene aktiv bleiben. Doch wenn dieses epigenetische Steuerungsprogramm gestört ist, kann das weitreichende Folgen haben. Fehler in der Modifikation der Histone können dazu führen, dass sich Zellen nicht mehr richtig spezialisieren oder unkontrolliert teilen. Auch hier zeigt sich: Die epigenetische Feinabstimmung ist ein zentrales Element für gesunde Entwicklung und ein möglicher Schlüssel zur Therapie bei Krankheiten, die durch entgleiste Zellfunktionen entstehen.

Nicht codierende RNA: Regulation ohne Proteine

Unsichtbar, aber mächtig: ncRNAs steuern Genaktivität, ohne selbst Proteine zu bilden.

Lange betrachtete man die RNA in der Biologie vor allem als simplen Botenstoff. Sie galt als das Transportmittel der Zelle – ein Informationsüberträger zwischen DNA und Ribosomen, der die Informationen aus der DNA zur Proteinfabrik bringt. Heute wissen wir: Nur ein Bruchteil der RNA-Moleküle wird tatsächlich für den Bau von Proteinen verwendet. Der weitaus größere Anteil besteht aus sogenannten nicht codierenden RNAs (ncRNAs) – und diese haben es in sich.

Nicht codierende RNAs sind alles andere als passive Teilnehmer im Zellgeschehen. Im Gegenteil: Sie greifen aktiv in die Steuerung der Genaktivität ein und das auf vielfältige Weise. Manche regulieren gezielt, wie viel von einem bestimmten Protein produziert wird. Andere beeinflussen, wie das Chromatin verpackt ist oder ob ein Gen überhaupt zugänglich ist. Kurz gesagt: ncRNAs sind zentrale Akteure der epigenetischen Regulation, obwohl sie selbst nicht in Proteine übersetzt werden.

Werfen wir einen genaueren Blick auf zwei besonders wichtige Gruppen dieser regulatorischen RNAs:

MicroRNAs (miRNAs): Diese winzigen RNA-Moleküle wirken wie molekulare Dimmer. Sie kontrollieren, wie viel von einer bestimmten mRNA – also der Abschrift eines Gens – tatsächlich in ein Protein übersetzt wird. Eine kleine Veränderung ihrer Aktivität kann bereits große Auswirkungen auf zelluläre Prozesse haben.

Long-non-coding-RNAs (lncRNAs): Im Vergleich dazu sind lncRNAs deutlich länger und auch ihre Aufgaben sind komplexer. Sie können epigenetische Programme mitsteuern, als Gerüst für regulatorische Proteine dienen oder sogar an der Struktur des Chromatins mitwirken. Manche von ihnen fungieren wie »epigenetische Dirigenten«, die festlegen, welches Gen wann und wie stark in Erscheinung tritt.

Warum das wichtig ist? Weil ncRNAs bei zahlreichen biologischen Prozessen mitmischen, von der Embryonalentwicklung über die Immunantwort bis hin zur Entstehung von Krankheiten wie Krebs, Alzheimer oder Autoimmunerkrankungen. Wer versteht, wie diese kleinen Moleküle funktionieren, erkennt, wie fein abgestimmt unsere Genregulation wirklich ist und wie viele Ansatzpunkte es gibt, um Gesundheit gezielt zu fördern oder wiederherzustellen.

Wie genau diese RNA-Typen die Genregulation steuern und warum sie für Gesundheit und Krankheit eine so große Rolle spielen, schauen wir uns nun genauer an.

MicroRNAs und ihre Rolle in der Genregulation

MicroRNAs, kurz miRNAs, sind winzige RNA-Moleküle, meist nur 21 bis 25 Nukleotide lang. Und doch zählen sie zu den wichtigsten Regulatoren innerhalb der Zelle. Im Gegensatz zur bekannten Messenger-RNA (mRNA), die als Bauanleitung für die Herstellung von Proteinen dient, haben MicroRNAs eine ganz andere Aufgabe: Sie entscheiden, ob und in welchem Ausmaß eine bestimmte mRNA in ein Protein übersetzt wird und greifen damit tief in die zelluläre Steuerung ein.

Wirkung im Zellkern: Einfluss auf die Transkription

Auch wenn der Großteil ihrer Aktivität im Zellplasma stattfindet, beginnen manche

MicroRNAs sind wichtige Regulatoren.

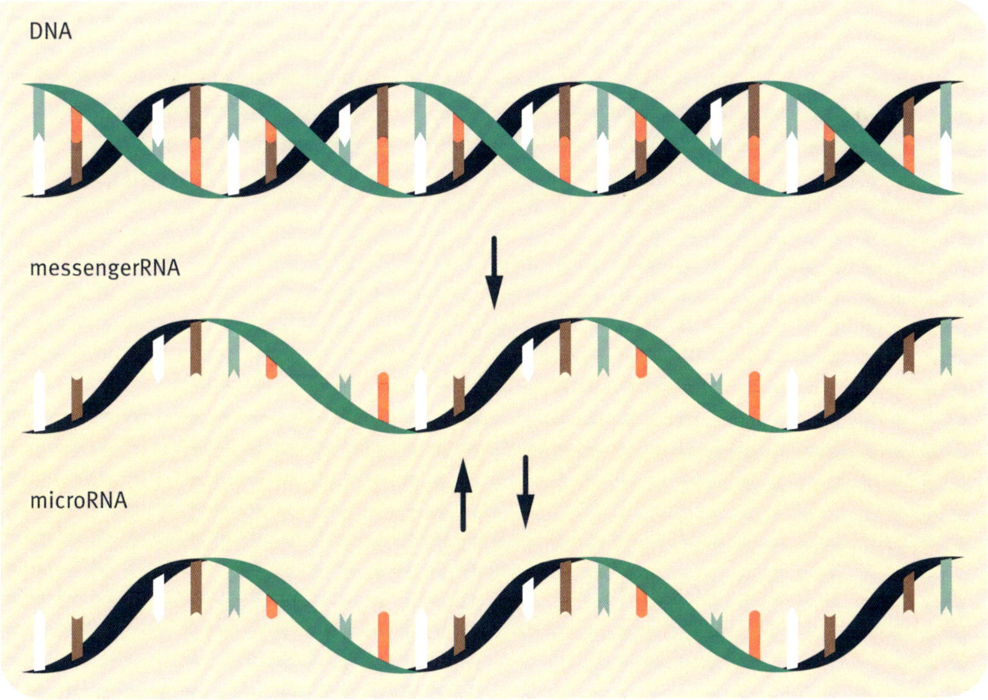

MicroRNAs ihre Wirkung bereits im Zellkern. Dort binden sie an Chromatin-modifizierende Proteine und verändern so die Verpackung der DNA. Auf diese Weise beeinflussen sie, ob bestimmte Gene »zugänglich« sind, also überhaupt abgelesen werden können. In manchen Fällen wirken sie auch direkt auf Transkriptionsfaktoren und regulieren so, ob ein Gen eher aktiviert oder stillgelegt wird.

Wirkung im Zellplasma: Kontrolle über die Proteinproduktion

Ihre Hauptfunktion entfalten MicroRNAs jedoch im Zytoplasma. Hier binden sie über komplementäre Basen an bestimmte Stellen der mRNA – und genau hier entscheidet sich, ob ein Protein produziert wird oder nicht. Diese Bindung hat zwei mögliche Folgen:

- Die Translation wird blockiert – dadurch wird die Translation reduziert oder vollständig verhindert.
- Die mRNA wird abgebaut und die Information geht verloren, bevor sie genutzt werden kann.

Diese fein abgestimmte Regulation ist für zahlreiche lebenswichtige Prozesse unerlässlich:

Zellwachstum und Entwicklung: Sie steuern das Zellwachstum, die Differenzierung und die Entwicklung von Geweben, indem sie präzise kontrollieren, welche Proteine zu einem bestimmten Zeitpunkt in einer Zelle vorhanden sind.

Immunabwehr: Sie helfen dabei, Immunreaktionen zu dosieren, indem sie entzündungsfördernde oder -hemmende Signale beeinflussen.

Krebsentstehung: Bestimmte MicroRNAs – sogenannte OncomiRs – können Tumorsuppressorgene ausschalten und so unkontrolliertes Zellwachstum begünstigen. Umgekehrt gibt es auch MicroRNAs mit tumorhemmender Wirkung.

Gehirn und Nervensystem: Im zentralen Nervensystem regulieren sie Prozesse wie Synapsenbildung, Lernfähigkeit und Gedächtnisbildung.

Veränderte MicroRNA-Profile lassen sich bei zahlreichen Erkrankungen nachweisen, darunter Krebs, Herz-Kreislauf-Erkrankungen, Alzheimer, Parkinson und viele Stoffwechselstörungen. Das macht sie zu vielversprechenden diagnostischen Biomarkern: Schon kleinste Abweichungen im MicroRNA-Muster könnten künftig Hinweise auf Krankheitsprozesse liefern, noch bevor Symptome auftreten.

Doch nicht nur zur Diagnose sind sie interessant. In der medizinischen Forschung werden MicroRNAs heute intensiv als mögliche therapeutische Werkzeuge untersucht. Die Hoffnung: krankhafte Genaktivitäten gezielt herunterregulieren oder sogar blockieren – und das, ohne die DNA selbst verändern zu müssen.

Long-non-coding-RNAs als epigenetische Regulatoren

Neben den kurzen MicroRNAs gibt es eine weitere wichtige Gruppe nicht codierender RNAs: die Long-non-coding-RNAs (lncRNAs). Im Gegensatz zu MicroRNAs, die nur aus 21–25 Nukleotiden bestehen, sind lncRNAs, wie ihr Name schon sagt, länger als 200 Nukleotide und übernehmen eine

Vielzahl von Steuerungsfunktionen innerhalb der Zelle.

Im Zellkern greifen lncRNAs direkt in die epigenetische Regulation ein. Sie binden an DNA-Abschnitte oder Histonproteine und beeinflussen so, wie locker oder dicht die DNA verpackt ist, und damit, ob ein Gen abgelesen werden kann oder nicht. Dabei wirken sie oft als Bindeglieder zwischen der DNA und epigenetischen Enzymen. So lenken sie etwa DNA-Methyltransferasen oder Histon-modifizierende Enzyme gezielt an bestimmte Genorte. Ein eindrucksvolles Beispiel ist die sogenannte Xist-RNA, die dafür sorgt, dass in weiblichen Zellen eines der beiden X-Chromosomen dauerhaft stillgelegt wird – ein epigenetischer Kraftakt, der zeigt, wie mächtig lncRNAs sein können.

Doch lncRNAs wirken nicht nur im Zellkern. Auch im Zellplasma entfalten sie ihre Wirkung, indem sie in das komplexe Zusammenspiel zwischen mRNA und MicroRNAs eingreifen. Manche lncRNAs wirken dabei wie ein »Molekül-Schwamm«: Sie binden MicroRNAs und halten sie davon ab, ihre Ziel-mRNAs zu blockieren. Das Ergebnis: Die betroffenen mRNAs können wieder in Proteine übersetzt werden. Auf diese Weise nehmen lncRNAs indirekt Einfluss auf die Proteinzusammensetzung der Zelle – eine zusätzliche Ebene der Feinkontrolle.

lncRNAs sind weit mehr als bloße Nebenspieler der Genregulation. Ihre Funktionen sind breit gefächert:

- **Zellidentität und Differenzierung:** lncRNAs helfen Zellen dabei, ihre »Bestimmung« zu finden: ob sie sich zu Muskel-, Nerven- oder Immunzellen entwickeln.
- **Embryonalentwicklung:** Sie sind aktiv an der Organisation und Reifung von Geweben beteiligt.
- **Alterungsprozesse:** Bestimmte lncRNAs verändern sich im Laufe des Lebens und stehen im Verdacht, Alterungsvorgänge mit zu steuern.

Auch im Bereich der Krankheitsforschung stehen sie inzwischen im Fokus:

- In Krebszellen wurden veränderte lncRNA-Profile festgestellt. Manche fördern das Tumorwachstum, andere wirken als natürliche Bremse.
- Bei neurodegenerativen Erkrankungen wie Alzheimer oder Parkinson scheinen sie an der Fehlregulation zellulärer Prozesse beteiligt zu sein.
- Auch bei Stoffwechselstörungen wird ein Zusammenhang mit lncRNA-Aktivitäten vermutet.

Angesichts ihrer zentralen Rolle in der epigenetischen Steuerung gelten lncRNAs als vielversprechende Kandidaten in der medizinischen Diagnostik und Therapie. Forschende untersuchen derzeit, ob sich bestimmte lncRNAs als frühe Marker für Krankheiten eignen oder sogar gezielt als therapeutisches Ziel nutzen lassen, zum Beispiel, um krankhafte Genaktivitäten zu korrigieren, noch bevor sie sich klinisch bemerkbar machen.

Ernährung und Epigenetik

Essen beeinflusst, wie Gene arbeiten – Nährstoffe können Gene aktivieren oder bremsen. Ernährung wirkt bis tief in die Zellebene.

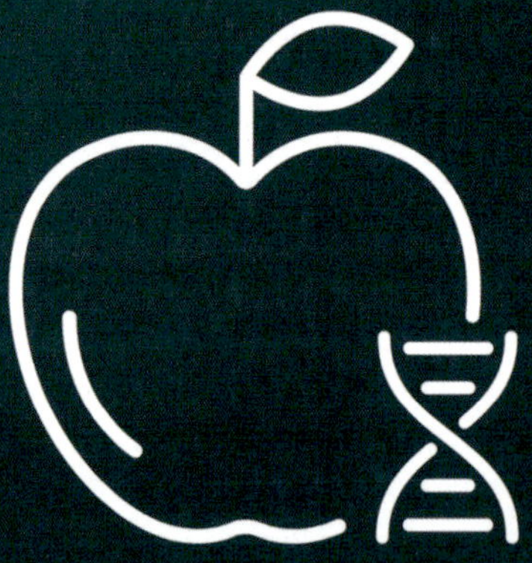

Du wirst, was du isst

Wer bei Epigenetik nur an Stress, Umweltgifte oder Traumata denkt, übersieht einen der einflussreichsten – und alltäglichsten – Faktoren: unsere Ernährung.

Jede Mahlzeit ist mehr als Kalorienaufnahme. Sie ist ein molekulares Statement an unsere Gene. Nährstoffe wirken wie Schalter: Manche aktivieren, andere dämpfen – je nachdem, was wir essen, sagen wir unserem Körper, in welche Richtung er regulieren soll.

Die sogenannte Nutri-Epigenetik beschreibt genau dieses faszinierende Wechselspiel: Nahrung trifft Genregulation. Mit jeder Mahlzeit nehmen wir nicht nur Energie auf, sondern auch molekulare Botschaften, die entscheiden, welche Gene gerade aktiv oder inaktiv geschaltet werden.

Besonders Mikronährstoffe wie Folsäure, Vitamin B_{12}, Magnesium, Betain oder Cholin sind echte Schlüsselfiguren. Sie halten den Methylkreislauf am Laufen – ein biochemisches System, das dafür sorgt, dass Gene stabil an- oder abgeschaltet bleiben. Und dann wären da noch die stillen Helden unter den Lebensmitteln: sekundäre Pflanzenstoffe. Ein Beispiel? Sulforaphan in Brokkoli. Oder Curcumin in Kurkuma. Diese Verbindungen modulieren Enzyme, dämpfen entzündliche Reaktionen und beeinflussen so direkt die epigenetischen Stellschrauben unseres Körpers.

Was bedeutet das für uns?

- Präventiv können wir durch gezielte Ernährung unsere epigenetische Balance stärken, bevor Krankheit entsteht.
- Therapeutisch lässt sich mit gezielter Ernährung die Genexpression beeinflussen – und damit Heilung fördern.

Kurz gesagt: Essen ist nicht nur Nährstoffaufnahme. Es ist Einflussnahme. Aktive Gestaltung. Epigenetische Selbstfürsorge.

Welche Makro- und Mikronährstoffe wirken wie? Was hat es mit dem Methylkreislauf auf sich? Welche Rolle spielt das Mikrobiom als stiller Mitspieler? Und vor allem: Wie lässt sich all dieses Wissen praktisch in den Alltag übertragen?

Wir sind nicht nur, was wir essen – wir werden auch, wie wir essen.

Makronährstoffe

Proteine, Fette, Kohlenhydrate – mehr als nur Energie: Sie beeinflussen, wie unser Körper Gene nutzt und Gesundheit steuert.

Wenn wir über Ernährung sprechen, denken viele zuerst an Kalorien oder Diäten. Doch wer genauer hinschaut, erkennt: Proteine, Kohlenhydrate und Fette sind nicht nur Energielieferanten. Sie sind molekulare Werkzeuge – sie gestalten mit, wie unser Körper seine Gene liest. Und das tagtäglich, Mahlzeit für Mahlzeit.

Proteine – die Architekten unserer Genregulation

Proteine sind für unseren Stoffwechsel so etwas wie die Bauleiter und Werkzeuge in einem. Sie liefern Aminosäuren, die Zellstrukturen aufbauen – und einige davon greifen direkt in epigenetische Prozesse ein.

Allen voran: Methionin. Diese essenzielle Aminosäure wird im Körper zu SAMe (S-Adenosylmethionin) umgebaut – dem zentralen Spender von Methylgruppen. Und Methylgruppen? Die entscheiden, ob ein Gen aktiviert wird oder lieber still bleibt. Fehlt Methionin über längere Zeit, kommt der Methylkreislauf ins Stocken und die präzise Steuerung der Genexpression leidet. Gene können nicht mehr präzise genug an- oder abgeschaltet werden. Gerade bei veganer Ernährung heißt das: klug kombinieren! Hülsenfrüchte mit Getreide, Nüsse mit Samen – damit die Bausteine zusammen ein stabiles Fundament bilden.

Noch ein Kandidat: Lysin. Diese Aminosäure beeinflusst die Verpackung der DNA, genauer gesagt: die Modifikation von Histonproteinen. Wenn hier das Gleichgewicht kippt, geraten Gene buchstäblich aus dem Takt – sie werden zu stark oder gar nicht abgelesen.

Was heißt das praktisch? Es reicht nicht, »irgendwie« genug Protein zu essen. Entscheidend ist die Qualität. Tierische Quellen liefern meist ein vollständiges Aminosäureprofil. Pflanzliche Kombinationen sind ebenfalls möglich, erfordern aber etwas Knowhow.

Die besten Quellen für Makronährstoffe auf einen Blick

Proteinquellen
- Eier
- Fleisch (z. B. Huhn, Rind, Lamm)
- Süßwasserfische
- fermentierte Milchprodukte (z. B. Kefir)
- Hülsenfrüchte (z. B. Linsen, Kichererbsen, Bohnen)
- Tofu und Tempeh
- Nüsse und Samen (z. B. Hanfsamen, Kürbiskerne)

Kohlenhydratquellen
- Gemüse (besonders Wurzelgemüse wie Karotten, Rote Bete, Pastinaken)
- Vollkornprodukte (z. B. Haferflocken, Quinoa, Buchweizen, Hirse)
- Hülsenfrüchte (z. B. Erbsen, Linsen)
- Obst (z. B. Beeren, Äpfel, Bananen)
- Kartoffeln und Süßkartoffeln

Fettquellen
- Kalt gepresste Pflanzenöle (z. B. Olivenöl, Leinöl, Walnussöl)
- Nüsse und Samen (z. B. Mandeln, Chiasamen, Walnüsse)
- Avocados
- Kokosfett (z. B. Kokosöl, Kokosmus)

Kohlenhydrate – Energiespender und stille Regisseure

Kohlenhydrate gelten als schnelle Energiequelle. Doch damit endet ihre Geschichte nicht. Sie spielen auch leise Dirigentenrollen im Stoffwechselorchester und nehmen Einfluss auf epigenetische Muster.

Vor allem bei dauerhaft hohem Zuckerkonsum passiert einiges im Hintergrund: Blutzucker und Insulin steigen – und mit ihnen verändern sich Methylierungsmuster an Genen, die mit Entzündung oder Zellalterung zu tun haben. Die Folge? Ein erhöhtes Risiko für chronische Erkrankungen wie Typ-2-Diabetes oder Herz-Kreislauf-Probleme.

Doch wie so oft liegt die Macht in der Qualität der Nahrung:

Komplexe Kohlenhydrate aus Gemüse, Hülsenfrüchten und Vollkorn stabilisieren den Blutzucker, wirken sättigend und füttern ein gesundes Mikrobiom. Und genau dieses Mikrobiom kommuniziert direkt mit unseren epigenetischen Schaltzentralen.

Industriezucker und hochverarbeitete Produkte hingegen fördern stille Entzündungen und können die epigenetische Balance stören.

Merke: Kohlenhydrate sind keine Feinde – sie sind Partner. Wenn wir die richtigen auswählen, wirken sie wie stille Unterstützer unserer genetischen Gesundheit.

Fette – mehr als Kalorienlieferanten

Lange galten Fette vor allem als Energiereserve, als Kalorienlieferanten, die man besser sparsam dosieren sollte. Diese Sichtweise ist überholt. Denn bestimmte Fettsäuren sind weit mehr als bloße Treibstoffe: Sie greifen direkt in die epigenetische Regulation ein.

Besonders interessant sind die ungesättigten Fettsäuren, allen voran die Omega-3-Fettsäuren, die in fettreichem Fisch, Algen oder Leinöl vorkommen. Sie wirken entzündungsmodulierend und genau das spiegelt sich auch auf epigenetischer Ebene wider. Eine gute Versorgung mit Omega-3 kann Methylierungsmuster stabilisieren, die für zellulären Schutz und Regeneration stehen.

Ein echtes Highlight ist das Butyrat – eine kurzkettige Fettsäure, die unser Darmmikrobiom aus Ballaststoffen produziert. Butyrat blockiert sogenannte HDACs, Enzyme, die Gene normalerweise abschalten würden. Das Ergebnis: Schutzgene bleiben länger aktiv. Es sind kleine molekulare Effekte mit großen Auswirkungen auf Entzündungsgeschehen, Immunantwort und zelluläre Alterung.

Anders sieht es bei Transfetten und übermäßigen Mengen gesättigter Fettsäuren aus. Diese Fettarten fördern epigenetische Veränderungen, die entzündliche Prozesse verstärken. In der Folge werden Gene aktiviert, die eher krankheitsfördernd als schützend wirken – etwa im Zusammenhang mit Insulinresistenz oder chronischen Entzündungen.[8]

Was heißt das für die Praxis? Fett ist nicht gleich Fett. Die Qualität entscheidet. Wer auf mehrfach ungesättigte Fettsäuren setzt und gleichzeitig Transfette vermeidet, kann gezielt zur epigenetischen Stabilität beitragen.

Transfette und gesättigte Fettsäuren

Transfette entstehen vor allem bei der industriellen Teilhärtung von Pflanzenölen – also immer dann, wenn flüssige Öle in streichfeste oder lange haltbare Formen gebracht werden. Kleine Mengen finden sich auch in Milch- und Fleischprodukten von Wiederkäuern, doch die größere Gefahr lauert in:

- Fertiggebäck wie Croissants, Donuts oder Blätterteigprodukten
- frittierten Snacks wie Pommes, Chicken Nuggets oder Chips
- älteren Margarinesorten und industriellen Fertiggerichten

Gesättigte Fettsäuren hingegen sind natürlicher Bestandteil vieler tierischer und pflanzlicher Fette. Sie stecken typischerweise in:

- Butter, Sahne, Käse und Wurst
- Kokos- und Palmöl
- Schokolade und vielen Backwaren

Nicht alle gesättigten Fettsäuren sind per se »schlecht«, doch in größeren Mengen – und vor allem in Kombination mit verarbeiteten Kohlenhydraten – können sie epigenetische Ungleichgewichte fördern.

Einkaufstipp:
Ein Blick auf die Zutatenliste lohnt sich. Formulierungen wie »teilweise gehärtete Fette« oder »gehärtete Pflanzenöle« sind deutliche Hinweise auf versteckte Transfette. Wer darauf achtet, trifft oft die bessere Wahl für seine epigenetische Gesundheit.

Ernährungsqualität und Epigenetik

Nicht nur die Menge, sondern vor allem die Qualität der Makronährstoffe entscheidet darüber, welche Signale unser Körper auf epigenetischer Ebene empfängt.

Besonders deutlich wird die Wichtigkeit der Qualität bei Kohlenhydraten und Fetten: Je nach Quelle können sie unsere Genregulation entweder unterstützen oder aus dem Gleichgewicht bringen.

Kohlenhydrate – Qualität entscheidet über die Richtung

Ballaststoffreiche Kohlenhydrate aus Gemüse, Hülsenfrüchten oder Vollkorngetreide sorgen für stabile Blutzuckerwerte – essenziell für die epigenetische Gesundheit. Denn jedes Mal, wenn der Blutzuckerspiegel stark schwankt, entstehen hormonelle Impulse – und die treffen auf epigenetische Schaltstellen. Ein ruhiger Blutzuckerverlauf sendet gewissermaßen ein »Alles-in-Ordnung«-Signal an die Zellen: Entzündungsfördernde Gene bleiben stumm, Reparatur- und Schutzmechanismen laufen reibungslos.

Doch es geht noch tiefer. Ballaststoffe nähren unser Mikrobiom, also jene Billionen Mikroorganismen im Darm, die unter anderem Butyrat produzieren. Und Butyrat ist ein direkter Modulator epigenetischer Prozesse. Es hilft dabei, Schutzgene aktiv zu halten und entzündliche Programme zu dämpfen.

Ganz anders sieht es bei hochverarbeiteten Kohlenhydraten aus, wie Weißmehl, Süßigkeiten, gezuckerte Getränke. Sie jagen den Blutzucker in die Höhe, lassen ihn rasant abstürzen und provozieren dabei hormonelle Turbulenzen. Entzündungsprozesse werden angestoßen, die sich tief im epigenetischen Gedächtnis einprägen – etwa an Genen, die mit Immunfunktion, Zellalterung oder Fettstoffwechsel verknüpft sind. Langfristig entsteht so ein inneres Milieu, das chronische Erkrankungen begünstigt.

Fette – epigenetische Mitspieler mit doppeltem Gesicht

Ungesättigte Fettsäuren, besonders die Omega-3-Gruppe, sind echte Multitalente.

Sie modulieren Entzündungsreaktionen, stärken Zellmembranen und greifen direkt in epigenetische Prozesse ein. Sie beeinflussen etwa, wie Histone modifiziert werden – also ob Gene offen lesbar oder stillgelegt sind.

Besonders wertvoll sind Leinöl, Chiasamen, Walnüsse und fettreiche Fische wie Lachs oder Makrele. Ihre Inhaltsstoffe wirken wie eine molekulare Pflegekur: Gene, die für Zellschutz oder Entzündungshemmung stehen, bleiben aktiv. Andere, die Schaden fördern, werden leiser geschaltet.

Auf der anderen Seite stehen Transfette und ein Zuviel an gesättigten Fettsäuren, vor allem, wenn sie aus stark verarbeiteten Produkten stammen. Diese Fette können die Genregulation verschieben – in eine Richtung, die entzündliche Prozesse verstärkt und die zelluläre Resilienz abbaut. Studien zeigen, dass solche Fettmuster im Epigenom mit Adipositas, Typ-2-Diabetes und Herz-Kreislauf-Erkrankungen verknüpft sind. Und das beginnt nicht erst mit der Diagnose, sondern oft Jahre vorher, auf molekularer Ebene.

Das heißt: Je natürlicher, vielfältiger und ausgewogener die Qualität unserer Kohlenhydrate und Fette ist, desto positiver wirken die Signale auf unser epigenetisches System. Es geht nicht darum, einzelne Makronährstoffe zu verbannen. Sondern darum, sie so zu wählen, dass sie unseren genetischen Anlagen den richtigen Impuls geben: Richtung Gesundheit, Richtung Balance, Richtung Resilienz.

Epigenetisch besonders wertvolle Lebensmittel

Proteinreiche Methylspender
- Eier (hoher Gehalt an Cholin und Methionin)
- Süßwasserfisch, z. B. Forelle (reich an Methionin und Omega-3-Fettsäuren)
- Geflügel (z. B. Huhn, Pute – gute Methioninquelle)
- Paranüsse (reich an Methionin und Selen)

Kohlenhydrate für ein starkes Mikrobiom
- Haferflocken (Ballaststoffe für Butyratbildung)
- Schwarze Bohnen und Linsen (präbiotische Fasern, unterstützen die Darmflora)
- Süßkartoffeln (Ballaststoffe plus sekundäre Pflanzenstoffe)

Fette mit epigenetischer Wirkung
- Leinöl und Chiasamen (reich an Omega-3-Fettsäuren, entzündungsmodulierend)
- Walnüsse (Omega-3, Polyphenole)
- Avocados (gute Balance aus einfach ungesättigten Fettsäuren und Mikronährstoffen)

Sekundäre Pflanzenstoffe (epigenetisch aktiv)
- Brokkolisprossen (Sulforaphan, starker Einfluss auf DNA-Reparaturgene)
- Kurkuma (Curcumin, moduliert Histonmodifikationen)
- Grüner Tee (Epigallocatechingallat – EGCG, beeinflusst DNA-Methylierung)
- Wild-Heidelbeeren (Anthocyane, antioxidativ und epigenetisch wirksam)

Mikronährstoffe

Makronährstoffe liefern die Energie und Struktur – doch ohne Mikronährstoffe kommt der Stoffwechsel ins Stolpern.

Gerade wenn es um die epigenetische Regulation geht, spielen die Mikronährstoffe eine zentrale Rolle. Vitamine, Mineralstoffe und Spurenelemente wirken nicht nur unterstützend, sie sind aktive Bestandteile zahlreicher biochemischer Prozesse, die darüber entscheiden, ob Gene abgeschaltet, aktiviert oder feinjustiert werden.

Besonders wichtig sind jene Mikronährstoffe, die als Cofaktoren in epigenetisch relevanten Stoffwechselwegen fungieren – allen voran im Methylkreislauf, der die DNA-Methylierung am Laufen hält. Fehlt hier ein Baustein, können epigenetische Signale nicht zuverlässig weitergegeben werden. Die Folge: molekulare Unschärfe, Störungen in der Zellkommunikation – und langfristig ein erhöhtes Krankheitsrisiko.

B-Vitamine: Schlüsselfaktoren für die Genregulation

B-Vitamine gehören zu den wirkungsvollsten Mikronährstoffen, wenn es um epigenetische Steuerung geht. Sie wirken an mehreren zentralen Stellen gleichzeitig: als Taktgeber im Methylkreislauf, als Energielieferanten für die Zelle und als Reparaturhelfer für beschädigte DNA. Ohne sie gerät das fein abgestimmte Zusammenspiel der epigenetischen Mechanismen schnell aus dem Gleichgewicht.

Vitamin B_2 (Riboflavin) ist notwendig, damit bestimmte Enzyme überhaupt in der Lage sind, Methylgruppen auf die DNA zu übertragen. Fehlt es, wird diese Übertragung unpräzise und die Stabilität der Genregulation leidet nachhaltig, was zahlreiche Stoffwechselprozesse aus dem Gleichgewicht bringen kann.

Vitamin B_6 (Pyridoxin) hilft dabei, den Homocysteinspiegel im Blut niedrig zu halten, indem es Homocystein in Cystein umwandelt. Ein dauerhaft erhöhter Homocysteinwert kann nicht nur Gefäße schädigen, sondern auch epigenetische Veränderungen auslösen, die chronische Erkrankungen begünstigen.

Mikronährstoffquellen für die epigenetische Gesundheit

B-Vitamine

- Vitamin B_2 (Riboflavin): Mandeln, Haferflocken, Spinat
- Vitamin B_6 (Pyridoxin): Linsen, Bananen, Kartoffeln
- Vitamin B_9 (Folat): grünes Blattgemüse (z. B. Spinat, Mangold), Brokkoli, Kichererbsen
- Vitamin B_{12} (Cobalamin): Fisch, Eier, Milchprodukte

Mineralstoffe

- Zink: Kürbiskerne, Rindfleisch, Linsen
- Magnesium: Kürbiskerne, Mandeln, Vollkorngetreide
- Eisen: Rote Bete, Hülsenfrüchte, Fleisch
- Selen: Paranüsse, Fisch, Eier

Vitamin B_9 (Folat) ist ein direkter Baustein für die Bildung von Methylgruppen – jenen molekularen Schaltern, die darüber entscheiden, ob ein Gen aktiviert oder deaktiviert wird. Ohne ausreichende Folatversorgung wird die epigenetische Kommunikation unscharf.

Vitamin B_{12} (Cobalamin) sorgt dafür, dass Methionin – der Ausgangsstoff für SAMe – aus Homocystein wieder neu gebildet werden kann. Als zentraler Cofaktor im Methylkreislauf ist B_{12} deshalb unverzichtbar. Ein Mangel kann zu fehlerhaften Methylierungsmustern, Entzündungsgeschehen und molekularer Instabilität führen.

Ohne eine ausreichende Versorgung mit diesen B-Vitaminen kann der Körper Methylgruppen nicht effizient bereitstellen – und genau diese sind nötig, um Gene präzise zu steuern, Reparaturprogramme anzustoßen und Entzündungsprozesse zu regulieren. Sie wirken also wie kleine Rädchen, die ständig dafür sorgen, dass die epigenetische Maschinerie reibungslos läuft. Sie kommen vor allem in grünem Blattgemüse (Folat), Fleisch und Fisch (B_{12}), Nüssen (B_6) und Vollkornprodukten (B_2) vor. Besonders bei veganer oder stark verarbeiteter Ernährung lohnt es sich, auf eine gezielte Versorgung mit diesen Vitaminen zu achten, denn oft fehlt gerade das, was auf molekularer Ebene den größten Unterschied macht.

Mineralstoffe: stille Regisseure

Während Vitamine oft im Rampenlicht stehen, leisten Mineralstoffe ihre Arbeit eher im Hintergrund. Still, aber wirkungsvoll. Sie sind keine bloßen »Mitspieler«, sondern strukturgebende Kräfte, die viele epigenetische Prozesse erst möglich machen. Ohne sie geraten Regulation, Schutz und Anpassung aus dem Takt.

Zink ist ein echter Allrounder: Es stabilisiert Proteine, die direkt an der DNA andocken, und unterstützt Enzyme, die Methylgruppen übertragen, also aktiv in die Genregulation eingreifen. Gleichzeitig schützt Zink vor Schäden durch oxidativen Stress, der andernfalls epigenetische Fehlsteuerungen begünstigen könnte.

Magnesium wirkt in über 300 enzymatischen Reaktionen mit; viele davon betreffen die Struktur und Verpackung der DNA. Es unterstützt die Modifikation von Histonen, was Gene »zugänglich« oder »verpackt«

macht. Magnesium ist damit ein Flexibilitätsfaktor für das epigenetische System.

Eisen ist für Demethylierungsprozesse unverzichtbar. Diese Prozesse sorgen dafür, dass Methylgruppen gezielt entfernt werden können, also Gene nicht nur stillgelegt, sondern auch wieder »freigeschaltet« werden können. Eisen ermöglicht so die dynamische Anpassung der Genaktivität an Umweltreize.

Selen unterstützt antioxidative Enzyme, die Zellen vor freier Radikalenbildung schützen. Diese antioxidative Schutzfunktion bewahrt nicht nur die DNA selbst, sondern auch die epigenetische Architektur, also die »Anleitung«, wie Gene zu lesen sind.

Mineralstoffe sorgen dafür, dass unser epigenetisches System nicht starr, sondern anpassungsfähig und resilient bleibt. Sie machen feine Korrekturen möglich, verhindern Fehlregulation und unterstützen den Körper dabei, auf äußere Reize angemessen zu reagieren.

Ein Mangel bleibt oft lange unbemerkt, wirkt aber auf molekularer Ebene schnell und tief. Wer sich dauerhaft einseitig ernährt oder unter chronischem Stress steht, riskiert ein Ungleichgewicht, das sich direkt auf Genregulation und Zellgesundheit auswirken kann.

Coaching-Praxis: Mikronährstoffe gezielt nutzen

Ernährungsanamnese als Basis

Frage gezielt nach dem Konsum von grünem Blattgemüse, Hülsenfrüchten, Vollkornprodukten, Eiern, Milchprodukten und Fisch. Auffälligkeiten wie ein niedriger Gemüseanteil oder eine rein pflanzliche Ernährung können auf mögliche Defizite bei B-Vitaminen und Mineralstoffen hinweisen.

Auf Symptome achten

Müdigkeit, Konzentrationsschwäche, depressive Verstimmungen oder Infektanfälligkeit können Zeichen für Mängel sein, insbesondere an B_{12}, Folat oder Magnesium.

Niederschwellige Empfehlungen geben

Statt direkt zu Nahrungsergänzungen zu raten, sollte zunächst versucht werden, gezielt nährstoffreiche Lebensmittel in den Alltag zu integrieren, z. B. täglich eine Handvoll Nüsse (Magnesium) oder ein grüner Smoothie (Folat).

Wertschätzung kleiner Schritte

Auch kleine Veränderungen – etwa mehr Brokkoli, Mandeln oder Linsen in die Ernährung einzubauen – können auf molekularer Ebene spürbare epigenetische Effekte haben.

Bewusstsein für individuelle Unterschiede

Einige Menschen benötigen aufgrund genetischer Varianten (z. B. MTHFR-Polymorphismen) eine angepasste Mikronährstoffversorgung. Hier kann im Coaching Sensibilität aufgebaut werden, auch wenn konkrete Diagnosen ärztlicher Abklärung vorbehalten bleiben.

Methylkreislauf

Kleines Molekül, große Wirkung: Der Methylkreislauf steuert, wie Gene reagieren – und ist Schlüssel zur epigenetischen Balance.

Der Methylkreislauf zählt zu den zentralen Steuerzentren im menschlichen Stoffwechsel. Er stellt sicher, dass dem Körper jederzeit genügend Methylgruppen zur Verfügung stehen – winzige chemische Bausteine, die an DNA oder Proteine »angedockt« werden, um ihre Aktivität gezielt zu regulieren. Ist dieser Kreislauf gestört, gerät das feine Zusammenspiel der Genregulation, Zellreparatur und Entgiftung ins Wanken. Ohne funktionierenden Methylfluss kann der Körper epigenetische Informationen weder präzise umsetzen noch wirksam auf Umweltreize reagieren.

Ablauf und Funktion des Methylkreislaufs

Im Prinzip funktioniert der Methylkreislauf wie ein fein abgestimmtes Recycling-System. Alles beginnt mit Methionin, einer schwefelhaltigen essenziellen Aminosäure, die über die Nahrung aufgenommen wird. Im Körper wird sie in S-Adenosylmethionin (SAMe) umgewandelt, den wichtigsten Methylgruppen-Spender im Organismus.

SAMe überträgt seine Methylgruppe auf eine Zielstruktur – sei es eine DNA-Sequenz, ein Protein oder ein Lipid – und beeinflusst damit unmittelbar deren Funktion: Gene werden an- oder abgeschaltet, Proteine aktiviert oder stillgelegt.

Nach der Abgabe der Methylgruppe bleibt Homocystein zurück. Dieses Zwischenprodukt wird dann entweder

- mithilfe von Folat und Vitamin B_{12} wieder zu Methionin recycelt
- oder über alternative Stoffwechselwege abgebaut, wenn keine Wiederverwertung nötig ist.

Der Methylkreislauf beeinflusst jedoch weit mehr als nur die Genregulation. Er ist eng verbunden mit

- der Bildung von Neurotransmittern,
- der Entgiftungsleistung der Leber,
- dem zellulären Antioxidanzienschutz.

Schon geringe Störungen – etwa durch Nährstoffmängel oder genetische Varianten – können vielfältige Auswirkungen haben: chronische Erschöpfung, Reizbarkeit, Konzentrationsprobleme, eine erhöhte Entzündungsneigung oder gestörte Entgiftungsprozesse.

Bedeutung von SAMe als Methylgruppen-Spender

SAMe (S-Adenosylmethionin) ist der zentrale Akteur im Methylkreislauf – ein hochreaktives Molekül, das Methylgruppen gezielt bereitstellt, wo immer sie im Körper gebraucht werden. Als universeller Methylgruppen-Spender wirkt SAMe an einer Vielzahl biologischer Prozesse mit, nicht nur in der Epigenetik, sondern in nahezu allen stoffwechselaktiven Geweben.

Seine Funktionen im Überblick:

DNA-Methylierung: SAMe ermöglicht das An- und Abschalten von Genen, eine Kernfunktion epigenetischer Regulation.

DNA-Reparatur: Es stabilisiert die genetische Integrität, indem es bei der Reparatur geschädigter DNA-Abschnitte mitwirkt.

Neurotransmitter-Synthese: SAMe liefert Methylgruppen zur Bildung von Dopamin, Serotonin und Adrenalin – zentral für Stimmung, Antrieb und Belastbarkeit.

Fettstoffwechsel: Er hilft bei der Produktion wichtiger Phospholipide – Bausteine für gesunde Zellmembranen und Membranrezeptoren.

Ein stabiler SAMe-Spiegel ist somit entscheidend, nicht nur für eine funktionierende Genregulation, sondern für die gesamte Zellgesundheit. Sinkt dieser Spiegel – etwa durch Nährstoffmangel, chronischen Stress oder Entzündungen – geraten zentrale Prozesse aus dem Gleichgewicht. Die Folgen reichen von molekularer Instabilität bis zu funktionellen Einschränkungen in Gehirn, Leber und Immunsystem.

Cofaktoren des Methylkreislaufs und ihre Quellen

Damit der Methylkreislauf stabil und effizient funktioniert, braucht der Körper eine fein abgestimmte Versorgung mit Mikronährstoffen. Einige liefern direkt Methylgruppen, andere unterstützen die Enzyme, die die Umwandlungen überhaupt erst ermöglichen. Fehlt auch nur ein Bestandteil, gerät das Gleichgewicht ins Wanken, mit direkten Folgen für die epigenetische Steuerung.

Vitamin B_9 (Folat): Grünes Blattgemüse wie Spinat, Mangold oder Grünkohl ist reich an natürlichem Folat, ebenso Vollkornprodukte. Folat stellt Methylgruppen bereit, die für die Regeneration von Methionin aus Homocystein nötig sind. Ohne ausreichend Folat stockt der Methylkreislauf und die DNA-Methylierung wird unpräzise.

Vitamin B_{12}: B_{12} ist vor allem in tierischen Produkten wie Fleisch, Fisch, Eiern und Milchprodukten enthalten. Vitamin B_{12} ist unverzichtbar, um Methionin zu aktivieren und Homocystein sicher abzubauen. Ein Mangel an B_{12} führt zu einem Anstieg von Homocystein und damit zu einem Engpass bei der Bereitstellung von Methylgruppen.

Cholin: Eier, aber auch Brokkoli und Nüsse, gehören zu den besten natürlichen Quellen für Cholin. Cholin kann als alternative Methylgruppenquelle einspringen, wenn der klassische Folsäureweg überlastet oder gestört ist. Darüber hinaus stärkt es die Zellmembranen und unterstützt die Signalübertragung im Nervensystem.

Betain: Betain entsteht im Körper durch die Oxidation von Cholin, kann aber auch direkt über die Nahrung aufgenommen werden, besonders aus Roter Bete, Spinat und Quinoa. Betain hilft, Homocystein in Methionin zurückzuwandeln und unterstützt damit den reibungslosen Ablauf des Methylkreislaufs.

B_2, B_6, Zink, Magnesium: Diese Mikronährstoffe unterstützen die enzymatischen Prozesse im Methylkreislauf und sorgen für Stabilität im gesamten System:

- Vitamin B_2 – findet sich in Mandeln, Haferflocken und Spinat.
- Vitamin B_6 – steckt in Linsen, Bananen und Kartoffeln.
- Zink – kommt reichlich in Kürbiskernen, Rindfleisch und Linsen vor.
- Magnesium – liefert der Körper über Kürbiskerne, Mandeln und Vollkornprodukte.

Sie sorgen nicht nur für die Funktionalität der beteiligten Enzyme, sondern schützen die Strukturen zusätzlich vor oxidativem Stress – einer der Hauptfaktoren, der epigenetische Fehlsteuerungen begünstigt.

Coaching-Praxis: Methylierung verstehen und fördern

Im Epigenetik-Coaching ist der Methylkreislauf ein zentrales Thema, besonders dann, wenn es darum geht, gezielt epigenetische Gesundheit zu fördern, ohne sofort auf Labordiagnostik oder Nahrungsergänzung zurückzugreifen. Die Kunst liegt darin, das komplexe biochemische System verständlich, alltagstauglich und ermutigend zu vermitteln.

Den Methylkreislauf einfach erklären

Nutze bildhafte Vergleiche, um das abstrakte Konzept greifbar zu machen. Beispiel: »Der Methylkreislauf ist wie eine molekulare Poststelle – wenn sie gut läuft, bekommen die Gene rechtzeitig ihre Nachrichten.«
Solche Bilder schaffen sofort Verbindung – auch ohne Vorkenntnisse.

Typische Belastungsfaktoren erkennen

Sprich sanft, aber gezielt über mögliche Störfaktoren:

- chronischer Stress
- unausgewogene Ernährung
- regelmäßiger Alkoholkonsum

Diese Faktoren können den Kreislauf ausbremsen. Im Coaching lassen sie sich in konkrete, realistische Schritte zur Veränderung übersetzen – ohne Druck, aber mit Wirkung.

Lebensmittel statt Laborwerte als Einstieg

Für viele Menschen ist es hilfreich, zunächst über die Ernährung zu arbeiten:

- folatreiches Gemüse (z. B. Spinat, Rote Bete)
- Eier und Fisch
- Hülsenfrüchte, Nüsse, Vollkorn

So kann der Kreislauf stabilisiert werden, bevor komplexere Diagnostik oder gezielte Supplementierung überhaupt Thema wird.

Symptome ernst nehmen, Zusammenhänge aufzeigen

Hinweise auf einen gestörten Methylstoffwechsel können sein:

- Erschöpfung, Reizbarkeit
- Schlafprobleme
- Konzentrationsstörungen

Wichtig ist:
Diese Beschwerden müssen nicht sofort medizinisch abgeklärt werden, aber sie bieten einen wertvollen Gesprächseinstieg, um Ernährung, Selbstfürsorge und Lebensstil zu reflektieren.

Eigenverantwortung fördern

Die zentrale Botschaft im Coaching:
Der Methylkreislauf ist beeinflussbar. Mit bewusster Ernährung, Stressregulation und kleinen Routinen lässt sich oft eine spürbare Verbesserung erreichen – ein starkes Signal für Selbstwirksamkeit und Motivation.

Sekundäre Pflanzenstoffe

Pflanzenpower für die Gene: Sekundäre Pflanzenstoffe steuern still und gezielt epigenetische Prozesse in unseren Zellen.

Sekundäre Pflanzenstoffe sind bioaktive Verbindungen, die Pflanzen ursprünglich zu ihrem eigenen Schutz produzieren, etwa gegen Fressfeinde, Krankheiten oder UV-Strahlung. Und doch entfalten sie im Körper erstaunlich vielseitige Wirkungen, weit über ihre Rolle als Antioxidanzien hinaus.

Die moderne Forschung erkennt sie zunehmend als aktive Mitgestalter epigenetischer Prozesse. Viele sekundäre Pflanzenstoffe greifen gezielt in molekulare Abläufe ein, die die Struktur, Zugänglichkeit und Aktivität von DNA beeinflussen – ganz ohne die Erbsubstanz selbst zu verändern.

Einige Verbindungen hemmen gezielt DNA-Methyltransferasen, also Enzyme, die Methylgruppen auf die DNA übertragen. Andere modulieren die Histonstruktur, verändern damit die Verpackung der DNA und beeinflussen so, ob Gene »gelesen« werden können. Wieder andere regulieren nicht codierende RNAs, die als stille Taktgeber der Genexpression gelten.

Auf diese Weise können sekundäre Pflanzenstoffe epigenetische Programme anstoßen – für Zellschutz, Regeneration oder auch gezielte Entzündungshemmung.

Sekundäre Pflanzenstoffe lassen sich grob in fünf große Klassen einteilen:

- Polyphenole (z. B. Flavonoide, Phenolsäuren, Stilbene, enthalten z. B. in Beeren, grünem Tee, dunkler Schokolade)
- Glucosinolate (z. B. enthalten in Kreuzblütlern wie Brokkoli, Kohl oder Rucola)
- Terpene (z. B. Carotinoide, enthalten z. B. in ätherischen Ölen aus Zitrusfrüchten, Kräutern oder Gewürzen)
- Alkaloide (z. B. enthalten in Koffein, Capsaicin)
- Saponine (z. B. enthalten in Hülsenfrüchten)

Für die Nutri-Epigenetik sind vor allem jene Pflanzenstoffe interessant, die

- entzündungshemmend wirken,
- oxidativen Stress reduzieren oder
- epigenetische Enzyme modulieren.

Damit eröffnen sekundäre Pflanzenstoffe im Coaching-Kontext neue, faszinierende Möglichkeiten: Durch gezielte Ernährung lassen sich epigenetische Prozesse in Richtung Zellschutz, Stressregulation und Leistungsfähigkeit beeinflussen – ohne pharmakologische Eingriffe, allein durch naturbasierte Impulse.

Wichtige epigenetisch aktive Substanzen

Innerhalb der sekundären Pflanzenstoffe gibt es einige besonders wirkungsstarke Vertreter, die direkt in epigenetische Steuerungsprozesse eingreifen. Sie beeinflussen gezielt DNA-Methylierung, Histonmodifikation oder die Regulation durch microRNAs – und damit zentrale Mechanismen, die darüber entscheiden, welche Gene aktiv sind und welche nicht.

Ein Überblick über die wichtigsten Verbindungen:

Sulforaphan ist eine Schwefelverbindung aus Kreuzblütlern wie Brokkoli, Kohl oder Kresse. Es hemmt Histondeacetylasen (HDACs) – Enzyme, die Gene stilllegen. Wird ihre Aktivität gebremst, können zellschützende und entgiftende Gene aktiviert werden. Besonders intensiv wird Sulforaphan im Zusammenhang mit Krebsprävention und antioxidativem Zellschutz erforscht.

Curcumin wirkt gleich doppelt: Es moduliert die Aktivität von DNA-Methyltransferasen und Histonacetylasen und beeinflusst damit gezielt entzündungsfördernde Gene. Auch auf microRNAs, die bei Zellalterung und Immunantwort mitspielen, zeigt Curcumin eine regulierende Wirkung und trägt so zu einem ausgewogenen Zellmilieu bei.

Resveratrol kommt in der Schale roter Trauben, in Beeren und in Erdnüssen vor. Resveratrol aktiviert Sirtuine – epigenetische Enzyme, die mit DNA-Reparatur und Langlebigkeit in Verbindung gebracht werden. Es unterstützt darüber hinaus die Methylierung entzündungsrelevanter Gene und wirkt damit regulierend auf chronische Entzündungsprozesse.

Genistein ist ein Isoflavon aus Sojabohnen und anderen Hülsenfrüchten. Genistein moduliert sowohl DNA-Methylierung als auch Histonveränderungen und beeinflusst damit Gene, die das Zellwachstum und die Teilung steuern. Besonders relevant ist es in der Forschung zu hormonabhängigen Krebserkrankungen.

Epigallocatechingallat (EGCG) ist ein Hauptwirkstoff im grünen Tee. EGCG kann DNA-Methyltransferasen hemmen und dadurch antioxidative Schutzgene aktivieren. Es spielt eine Rolle in der Forschung zu Alterungsprozessen, neurodegenerativen Erkrankungen und dem metabolischen Syndrom.

Quercetin ist ein Flavonoid, das in vielen Obst- und Gemüsesorten wie Zwiebeln, Äpfeln und Beeren vorkommt. Es beeinflusst die Methylierungsmuster von Genen, die Entzündungsreaktionen und Immunfunktionen regulieren, und weist außerdem eine ausgeprägte antioxidative Wirkung auf.

Mechanismen

Sekundäre Pflanzenstoffe greifen nicht nur an einer Stelle ein. Sie wirken gleichzeitig auf mehreren Ebenen – fein abgestimmt, tiefgreifend und mit erstaunlicher Präzision. Ihr Einfluss reicht von der Struktur der DNA über die Verpackung der Gene bis hin zur Feinabstimmung der Proteinproduktion durch microRNAs.

Einer der wichtigsten Angriffspunkte: die DNA-Methyltransferasen (DNMTs). Diese Enzyme setzen Methylgruppen auf die DNA – wie ein molekales »Bitte-nicht-stören«-Schild für bestimmte Gene. Pflanzenstoffe wie EGCG (grüner Tee) oder Genistein (Soja) können diese Enzyme gezielt hemmen. Das hat Folgen: Gene, die vorher blockiert waren – etwa solche für zelluläre Selbstheilung oder Tumorhemmung – werden wieder zugänglich.

Ein weiterer wichtiger Ansatzpunkt sind die Histonmodifikationen. Die Histone, um die sich die DNA windet, lassen sich, wie bereits erklärt, chemisch verändern, und damit wird beeinflusst, ob ein Gen gelesen werden kann oder nicht. Stoffe wie Sulforaphan (Brokkoli) oder Curcumin (Kurkuma) wirken auf Histondeacetylasen – Enzyme, die die Verpackung »fester schnüren«. Wird ihre Aktivität gehemmt, bleibt die DNA offener und lesbar. Die Folge: Genaktivität steigt dort, wo der Körper sie gerade braucht.

Nicht zuletzt wirken viele sekundäre Pflanzenstoffe auch über die Regulation von microRNAs. Diese sind wie die Dirigenten im Hintergrund: Sie legen fest, welche Gene wie oft in Proteine übersetzt werden. Sekundäre Pflanzenstoffe wie Resveratrol (rote Trauben) oder Quercetin (Zwiebeln, Äpfel) beeinflussen gezielt diese Mikroregulatoren. So lassen sich entzündliche Prozesse bremsen, Alterung verlangsamen oder Zellschutzprogramme aktivieren, ganz ohne die DNA selbst zu verändern.

Die Kombination dieser Wirkweisen macht sekundäre Pflanzenstoffe zu etwas Besonderem: Sie verändern nicht das Erbgut, aber sie gestalten mit, wie unsere Gene sich verhalten. Und das sanft, systemisch und hochwirksam.

Wo Medikamente oft mit der Brechstange eingreifen, sind Pflanzenstoffe subtiler »unterwegs«. Das macht sie zu wertvollen Verbündeten für die epigenetische Prävention, für die zelluläre Resilienz und für ein Coaching, das auf Nachhaltigkeit statt auf Symptomunterdrückung setzt.

Coaching-Praxis: Sekundäre Pflanzenstoffe gezielt nutzen

Für das Epigenetik-Coaching bieten sekundäre Pflanzenstoffe eine elegante, alltagstaugliche Möglichkeit, über die Ernährung gezielt in epigenetische Prozesse einzugreifen – sanft, systemisch und ohne Nebenwirkungen. Dabei geht es nicht darum, einzelne (oft sehr teure!) Superfoods in den Himmel zu loben. Es geht darum, die Vielfalt und Qualität pflanzlicher Ernährung bewusst zu nutzen und sie als molekulares Steuerungstool zu begreifen.

Zentrale Ansatzpunkte für die Coaching-Praxis:

Vielfalt vor Einzelstrategien:
Nicht der eine »Wunderstoff« zählt, sondern das Zusammenspiel vieler. Unterschiedliche sekundäre Pflanzenstoffe wirken synergistisch – sie ergänzen sich, verstärken sich, aktivieren gemeinsam Schutzprogramme im Körper. Deshalb gilt: Bunt essen ist besser als gezielt dosieren.

Konkrete Lebensmittelbeispiele nutzen:
Sprich nicht über »Polyphenole« oder »HDAC-Hemmer«. Sprich über Brokkolisprossen, grünen Tee, Blaubeeren, Kurkuma.

Niederschwellige Alltagsempfehlungen geben:
Veränderung muss nicht groß sein, um Wirkung zu entfalten. Ein grüner Smoothie am Morgen, eine Handvoll Beeren als Snack, ein halber Teelöffel Kurkuma in der Suppe – das sind greifbare, machbare Impulse, die nicht überfordern und trotzdem epigenetisch wirken.

Epigenetik begreifbar machen:
Nutze Bilder und Metaphern, um die Wirkung von Pflanzenstoffen zu vermitteln. Zum Beispiel: »Mit jedem Teller bunter Pflanzenkost schickst du deinem Zellkern ein Signal zur Selbstregulation.« So wird Epigenetik emotional erlebbar.

Bewusstsein für Qualität und Herkunft fördern:
Der Gehalt an sekundären Pflanzenstoffen hängt stark von Anbauweise und Frische ab. Frisch geerntetes, biologisch angebautes Obst und Gemüse enthält oft mehr aktive Substanzen und dieser Unterschied lässt sich spüren, schmecken, erklären. Auch das kann Motivation im Coaching stärken.

Individualität berücksichtigen:
Nicht jeder verträgt alles. Reizdarm, Histaminintoleranz oder individuelle Empfindlichkeiten erfordern Feinjustierung. Epigenetik bedeutet auch: die eigene Biologie respektieren – und den Weg zur Veränderung personalisieren.

Sekundäre Pflanzenstoffe sind weit mehr als dekorative Begleiter einer gesunden Ernährung. Auf molekularer Ebene wirken sie gezielt auf zentrale epigenetische Schaltstellen – sie beeinflussen die Methylierung der DNA, die Modifikation von Histonen und die Regulation von microRNAs. Und sie tun das nicht isoliert, sondern als Orchester natürlicher Vielfalt.

Für das Coaching heißt das:
Die Empfehlung, »pflanzenreich und bunt« zu essen, ist weit mehr als ein allgemeiner Gesundheitstipp. Sie ist eine gezielte, epigenetisch wirksame Intervention, ein konkreter Hebel, um genetische Resilienz zu fördern, Selbstheilung zu aktivieren und Gesundheit systemisch zu unterstützen.

Mikrobiom

Das Mikrobiom spricht mit Körper und Genen – es beeinflusst Stimmung, Immunabwehr und epigenetische Programme zugleich.

Das Mikrobiom – also die Gesamtheit aller Mikroorganismen, die unseren Körper besiedeln – ist weit mehr als ein Verdauungshelfer. Vor allem im Darm entfaltet es eine komplexe, systemische Wirkung, die unser Immunsystem, unseren Stoffwechsel, unsere Psyche und ganz wesentlich auch unsere epigenetische Regulation beeinflusst.

Allein im Darm leben schätzungsweise 100 Billionen Mikroorganismen – darunter Bakterien, Viren, Pilze und andere Kleinstlebewesen. Ihre Anzahl übersteigt die unserer Körperzellen um ein Vielfaches. Was früher als »Darmflora« belächelt wurde, gilt heute als eigenständiges Regulationssystem, das mit nahezu allen biologischen Netzwerken des Körpers kommuniziert.

Früher galt das Mikrobiom vor allem als Verdauungshelfer. Heute weiß man: Es kommuniziert, moduliert, reguliert und greift auf molekularer Ebene direkt in epigenetische Prozesse ein. Eine gesunde, vielfältige Mikrobiota erfüllt zahlreiche Schlüsselrollen:

- Sie stärkt die Darmbarriere, sodass schädliche Stoffe nicht unkontrolliert in den Körper eindringen.
- Sie produziert Vitamine (z. B. Vitamin K, Biotin) und bioaktive Metaboliten wie kurzkettige Fettsäuren, die direkt in die Zellregulation eingreifen.
- Sie kommuniziert mit dem Immunsystem und reguliert Entzündungsprozesse – beides Prozesse, die eng mit der epigenetischen Steuerung verbunden sind.
- Sie beeinflusst über Stoffwechselprodukte die Aktivität von Enzymen, die an DNA-Methylierung und Histonmodifikation beteiligt sind.

Wird das Mikrobiom gestört – etwa durch wiederholte Antibiotikagaben, chronischen Stress, ballaststoffarme Ernährung oder Umwelttoxine – verliert es seine regulierende Funktion und bringt zahlreiche Prozesse durcheinander. Die Folge: eine epigenetische Fehlprogrammierung, die Entzündungen, Stoffwechselstörungen und sogar neurodegenerative Prozesse begünstigen kann.

Besonders bedeutsam ist die Erkenntnis, dass das Mikrobiom in direkter Wechselwirkung mit dem Epigenom steht:

- Das Mikrobiom beeinflusst epigenetische Markierungen – etwa über Metaboliten, die die Aktivität von Enzymen steuern.
- Gleichzeitig reguliert das Epigenom, welche Mikroorganismen sich in der Darmschleimhaut ansiedeln dürfen – über Genaktivität in den Epithelzellen.

Mikrobiom und Epigenom bilden so ein dynamisches, rückgekoppeltes System, das auf äußere Reize flexibel reagieren kann oder bei Dauerbelastung krankheitsförderliche Muster entwickelt.

In der Nutri-Epigenetik nimmt das Mikrobiom eine Schlüsselrolle ein. Denn: Was wir essen, beeinflusst nicht nur unsere Zellen, sondern auch die Mikroorganismen, die darüber mitentscheiden, wie unsere Gene sich verhalten. In der Nutri-Epigenetik gewinnt das Mikrobiom damit eine Schlüsselrolle: Gezielte Ernährung, Ballaststoffzufuhr und probiotische Interventionen wirken nicht nur lokal im Darm, sondern entfalten ihre Wirkung bis auf die Ebene der Genregulation. Diese Erkenntnis eröffnet im Coaching-Prozess enorme Möglichkeiten, um die Gesundheit von Grund auf zu beeinflussen – molekular, präventiv und individuell steuerbar.

Butyrat: kurzkettige Fettsäure als epigenetischer Regulator

Butyrat gehört zu den sogenannten kurzkettigen Fettsäuren (SCFAs), kleinen Molekülen mit großer Wirkung. Es entsteht im Dickdarm, wenn bestimmte Darmbakterien lösliche Ballaststoffe wie Inulin, Pektin oder resistente Stärke fermentieren. Was für uns unverdaulich ist, wird für das Mikrobiom zur Energiequelle und für unseren Körper zum epigenetisch wirksamen Signalstoff.

Besonders Bakterien der Gattungen Faecalibacterium und Roseburia gelten als effektive Butyrat-Produzenten. Eine ballaststoffreiche, pflanzenbetonte Ernährung fördert gezielt diese mikrobiellen Schlüsselakteure und steigert damit die Menge an Butyrat, die dem Körper zur Verfügung steht. So entsteht ein Stoffwechselkreislauf, von dem Darm und Organismus gleichermaßen profitieren können.

Im Darm selbst dient Butyrat den Kolonozyten, also den Zellen der Darmschleimhaut, als bevorzugte Energiequelle. Doch seine Wirkung geht weit darüber hinaus. Butyrat ist ein Schlüsselvermittler zwischen Mikrobiom und Epigenom – ein Molekül, das systemische Prozesse reguliert, indem es direkt in die Genexpression eingreift. Damit gehört es zu den zentralen Botenstoffen, über die die Darmflora ihren Einfluss im gesamten Körper entfaltet.

Butyrat wirkt als natürlicher Inhibitor von Histondeacetylasen (HDACs) – Enzymen, die Acetylgruppen von Histonen entfernen und so die DNA dichter verpacken. Wenn HDACs aktiv sind, werden Gene gewissermaßen »verpackt« und sind schwerer ablesbar. Butyrat blockiert diese Enzyme: Die DNA bleibt lockerer, die Genexpression steigt. Dieser epigenetische Mechanismus zählt zu den am besten erforschten Wirkweisen von Butyrat und erklärt viele seiner gesundheitlichen Effekte.

Besonders aktiviert werden dabei Gene, die:

- entzündungshemmende Funktionen übernehmen,
- zelluläre Reparaturprozesse fördern und
- antioxidative Schutzsysteme hochfahren.

Diese Genprogramme helfen dem Körper, Belastungen besser auszugleichen und ein stabiles inneres Milieu aufrechtzuerhalten.

Butyrat beeinflusst auch das Immunsystem, insbesondere durch die Förderung regulatorischer T-Zellen (Tregs). Diese Zellen sorgen dafür, dass das Immunsystem nicht überreagiert und Toleranz gegenüber körpereigenen Strukturen aufrechterhalten bleibt. Gerade bei stillen Entzündungen oder Autoimmunprozessen ist das ein entscheidender Hebel. So entsteht eine Immunregulation, die sowohl Entzündungsbereitschaft senkt als auch langfristig zur Gewebegesundheit beiträgt.

Butyrat ist ein Paradebeispiel dafür, wie Ernährung, Mikrobiom und Epigenetik nahtlos ineinandergreifen. Es:

- verschiebt die Genaktivität zugunsten von Schutz- und Regenerationsprozessen,
- stärkt die Darmbarriere als erste Verteidigungslinie,
- aktiviert antioxidative Programme
- und balanciert das Immunsystem auf molekularer Ebene.

Gleichzeitig wirkt es wie ein Bindeglied, das lokale Vorgänge im Darm mit systemischen Reaktionen im gesamten Organismus verbindet.

Butyrat zeigt eindrucksvoll, wie gezielte Lebensstilmaßnahmen – etwa durch Ballaststoffzufuhr – epigenetische Prozesse beeinflussen können. Kein Supplement, kein Medikament, sondern präzise Ernährung als molekulare Steuerung.

Lebensmittel, die die Butyratproduktion fördern

Ein gesundes Mikrobiom produziert Butyrat vor allem dann, wenn es ausreichend fermentierbare Ballaststoffe aus der Nahrung erhält. Besonders hilfreich sind:

- Haferflocken
- Gerste
- Vollkornprodukte (z. B. Vollkornreis, Hirse, Buchweizen)
- Hülsenfrüchte (z. B. Linsen, Kichererbsen, Bohnen)
- Wurzelgemüse (z. B. Karotten, Pastinaken, Topinambur)
- Knoblauch und Zwiebeln
- Spargel
- Bananen (insbesondere leicht grüne Bananen wegen des Gehalts an resistenter Stärke)
- Artischocken
- Leinsamen und Chiasamen

Diese Lebensmittel liefern die nötigen Ballaststoffe, die von spezifischen Darmbakterien fermentiert werden können und damit die Bildung von Butyrat erst möglich machen. Entscheidend ist dabei nicht nur die Menge, sondern vor allem die Vielfalt: Je abwechslungsreicher die Pflanzenfasern, desto mehr unterschiedliche Bakterienstämme werden angesprochen. Genau das fördert ein stabiles, vielfältiges Mikrobiom, das auf molekularer Ebene zur epigenetischen Balance beiträgt.

Gut-Brain-Axis

Bauchgefühl ist Wissenschaft: Die Darm-Hirn-Achse formt unser Denken, Fühlen und seelisches Gleichgewicht.

Die Kommunikation zwischen Darm und Gehirn verläuft auf mehreren Ebenen gleichzeitig und längst nicht nur über Nervenbahnen wie den Vagusnerv. Biochemische Botenstoffe, die direkt von Darmbakterien produziert oder beeinflusst werden, spielen dabei eine zentrale Rolle. Diese Moleküle wirken wie chemische Brücken zwischen Mikrobiom und Nervensystem. Sie beeinflussen Stimmung, Verhalten, Stressreaktionen und sogar die kognitive Leistungsfähigkeit.

Das Ganze ist mehr als ein Austausch zwischen zwei Organen. Es ist ein komplexes Netzwerk aus neuronalen, hormonellen und immunologischen Signalen und trägt den Namen Gut-Brain-Axis. Diese Achse verknüpft den Zustand des Mikrobioms unmittelbar mit der Funktion des Gehirns. Sie erklärt, warum Darmgesundheit nicht nur eine Frage der Verdauung ist, sondern auch eine der emotionalen und mentalen Resilienz. Störungen dieser Achse können Stimmung und Denken deutlich beeinflussen.

Ein zentrales Element der Gut-Brain-Axis ist die Produktion von Neurotransmittern – also jener Botenstoffe, die unsere Stimmung, unseren Schlaf, unser Verhalten und unsere kognitive Leistung steuern. Was lange ausschließlich dem Gehirn zugeschrieben wurde, zeigt heute ein deutlich breiteres Bild: Auch das Mikrobiom mischt hier aktiv mit.

Darmbakterien können nicht nur die Synthese, sondern auch die Verfügbarkeit und den Abbau wichtiger Neurotransmitter beeinflussen. Zwei der bedeutendsten Beispiele sind Serotonin und GABA.

Serotonin – das »Glückshormon« beginnt im Darm

Serotonin steht in engem Zusammenhang mit Stimmung, Schlaf, Appetitregulation und kognitiver Flexibilität. Was viele überrascht: Rund 90 Prozent des körpereigenen Serotonins werden nicht im Gehirn, son-

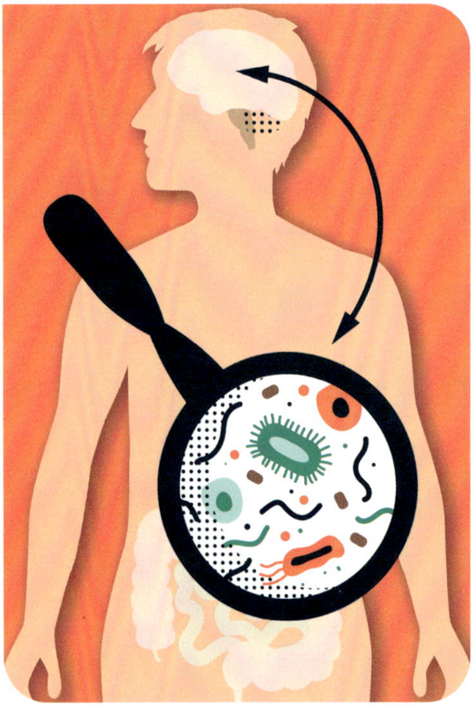

Gehirn und Darm sind eng miteinander verbunden.

dern im Darm gebildet – genauer gesagt, in den enterochromaffinen Zellen der Darmschleimhaut.

Bestimmte Darmbakterien – darunter Arten von Lactobacillus und Streptococcus – können diesen Prozess gezielt unterstützen. Sie stellen Tryptophan, die Vorstufe von Serotonin, bereit oder beeinflussen dessen Umwandlung durch Stoffwechselprozesse. Ein ausgewogenes Mikrobiom bedeutet also: mehr Stabilität in der Serotoninproduktion und damit potenziell auch mehr emotionale Balance. Umgekehrt kann eine gestörte Darmflora den Serotoninspiegel deutlich senken und so Reizbarkeit, Antriebslosigkeit oder depressive Verstimmungen begünstigen.

GABA – der innere Beruhiger

GABA (Gamma-Aminobuttersäure) ist der wichtigste hemmende Neurotransmitter im zentralen Nervensystem. Er wirkt wie ein Gegenspieler zu Stress, beruhigt überaktive Nervenzellen, fördert Schlaf, reguliert Angst. Auch hier zeigt sich die Rolle des Mikrobioms deutlich: Lactobacillus- und Bifidobacterium-Stämme können GABA direkt produzieren oder die Produktion im Körper gezielt anstoßen. Das bedeutet: Ein gesunder Darm kann helfen, das Nervensystem zu entlasten. Unsere seelische Gelassenheit hängt in weit größerem Maße vom Zustand unseres Darms ab, als lange vermutet wurde.

Die emotionale Seite des Mikrobioms

Ein vielfältiges, stabiles Mikrobiom unterstützt die Herstellung jener Botenstoffe, die für mentale Klarheit, emotionale Stabilität und Stressresilienz notwendig sind. Umgekehrt kann ein gestörtes Mikrobiom – etwa nach Antibiotikagaben, bei chronischer Entzündung oder einseitiger Ernährung – die Neurotransmitterproduktion aus dem Takt bringen. Die Folge: Stimmungsschwankungen, depressive Verstimmungen, Angstzustände oder Schlafprobleme.

Stress, Mikrobiom und epigenetische Veränderungen

Das Mikrobiom reagiert hochsensibel auf psychische Belastungen. Was im Kopf beginnt, wirkt bis in den Darm und von dort tief hinein in molekulare Steuerungsprozesse. Chronischer Stress verändert nicht nur das Nervensystem oder die Hormonachsen, sondern beeinflusst direkt die Zusammensetzung und Aktivität der Darmmikroben. So entsteht eine Immunregulation, die sowohl Entzündungsbereitschaft senkt als auch langfristig zur Gewebegesundheit beiträgt.

Über die Gut-Brain-Axis entsteht ein bidirektionaler Regelkreis: Stress verändert das Mikrobiom, und ein gestörtes Mikrobiom verstärkt die Stressreaktionen.

Unter anhaltender Belastung nimmt die Vielfalt nützlicher Bakterienstämme oft ab, während entzündungsfördernde und stressassoziierte Mikroben zunehmen. Die Darmbarriere wird durchlässiger (»Leaky Gut«), bakterielle Bestandteile wie Lipopolysaccharide (LPS) gelangen in den Blutkreislauf und aktivieren das Immunsystem. Was folgt, ist eine stille Entzündung – niedrigschwellig, aber dauerhaft aktiv. Dieser Zustand gilt als einer der zentralen Mechanismen, über den chronischer Stress langfristig Körper und Psyche belastet.

Diese Prozesse hinterlassen tiefe Spuren im epigenetischen Muster des Körpers:

- Entzündungsfördernde Gene werden vermehrt abgelesen.
- Zelluläre Schutzprogramme wie DNA-Reparatur oder antioxidative Systeme werden herunterreguliert.
- Histonmodifikationen und DNA-Methylierungsmuster verschieben sich in Richtung Stressanfälligkeit und chronische Aktivierung.

Solche Veränderungen wirken wie ein molekulares Gedächtnis des Stresses und können über längere Zeit bestehen bleiben.

Hinzu kommt: Ein gestörtes Mikrobiom beeinflusst die Verfügbarkeit von Serotonin und GABA – also genau jener Neurotransmitter, die emotionale Ausgeglichenheit, Schlafqualität und kognitive Stabilität sichern. Die Folge: Dysbalancen, die sich in Reizbarkeit, Antriebslosigkeit, Schlafproblemen oder Ängsten äußern können. Oft werden diese Symptome nur dem »Stress an sich« zugeschrieben, obwohl ihre Wurzeln tief im Darm beginnen können.

Die gute Nachricht ist: Durch gezielte Maßnahmen – etwa den Aufbau einer ballaststoffreichen, vielfältigen Ernährung, Stressregulationstechniken und eine bewusste Förderung der Darmgesundheit – können diese Prozesse wieder umgekehrt werden. Das Mikrobiom bleibt ein hochgradig dynamisches System, das positiv auf Unterstützung reagiert und sich oft erstaunlich schnell an veränderte Bedingungen anpasst. Selbst kleine, aber konsequente Schritte können spürbare Verbesserungen für Verdauung, Stoffwechsel, Immunsystem und allgemeines Wohlbefinden bewirken.

Coaching-Perspektive: Darmgesundheit = psychische Gesundheit

Die Gut-Brain-Axis zeigt eindrucksvoll: Das Mikrobiom denkt mit. Und mehr noch: Es reguliert aktiv mit, wenn es um Wohlbefinden, Resilienz und mentale Stärke geht. Für das Coaching bedeutet das: Wer Ernährung, Mikrobiompflege und Stressregulation klug miteinander verbindet, schafft eine wirksame Basis für emotionale Stabilität – molekular fundiert und ganzheitlich umsetzbar.

Leaky Gut

Wenn der Darm undicht wird, entzündet sich der Körper – und die Epigenetik reagiert.

Die Darmbarriere ist eine hochkomplexe Schutzarchitektur, die zwischen »erwünscht« und »gefährlich« unterscheidet: Nährstoffe dürfen passieren, Krankheitserreger, Toxine und unvollständig verdaute Bestandteile bleiben draußen. Diese Schutzfunktion basiert auf einem dichten Zellverband im Darmepithel (einer spezialisierten Zellschicht, die die innere Oberfläche des Darms auskleidet), den sogenannten Tight Junctions – und genau hier spielt das Mikrobiom eine zentrale Rolle.

Wird das Mikrobiom durch Stress, ungünstige Ernährung, Medikamente oder Umweltgifte aus dem Gleichgewicht gebracht, verliert die Darmbarriere an Stabilität. Die Tight Junctions lösen sich auf, die Durchlässigkeit nimmt zu und es entsteht der sogenannte »Leaky Gut«. Durch diese Lücken gelangen unverdaute Nahrungsbestandteile (z. B. kleine Peptidsequenzen oder Lipidbestandteile) in den Blutkreislauf. Die Folge: Das Immunsystem wird aktiviert und eine niedrigschwellige, systemische Entzündung beginnt.

Diese unterschwellige Entzündung bleibt nicht ohne molekulare Spuren. Auf epigenetischer Ebene zeigt sich:

- Gene für entzündungsfördernde Zytokine wie TNF-α oder IL-6 werden verstärkt abgelesen.
- Methylierungsmuster verschieben sich dauerhaft in Richtung proinflammatorischer Aktivität.

Was im Darm als mikroskopisches Leck beginnt, kann sich ausweiten zu:

- erhöhter Entzündungsbereitschaft im ganzen Körper,
- Störungen im Neurotransmitterhaushalt,
- Beeinträchtigungen im Stoffwechsel,
- und langfristig zu einer Anfälligkeit für chronische Erkrankungen, von Autoimmunprozessen bis hin zu Depressionen.

Fazit: Ein Leaky Gut ist nicht nur ein Verdauungsthema, sondern ein potenzieller Auslöser epigenetischer Fehlprogrammierungen.

Für das Coaching bedeutet das: Wer die Darmbarriere stärkt, setzt gleichzeitig an mehreren Ebenen an: entzündungshemmend, stressregulierend, zellstabilisierend. Ein einfacher, aber wirkungsvoller Hebel mit systemischer Tiefe.

Besonders kritisch: Die epigenetischen Veränderungen, die mit einem Leaky Gut einhergehen, sind oft nicht nur vorübergehend. Je nach Dauer und Intensität der Belastung können sie langfristige Spuren im Genregulationsmuster hinterlassen und damit die Veranlagung für entzündungsbedingte Erkrankungen wie Typ-2-Diabetes, Autoimmunerkrankungen oder Depressionen beeinflussen.

Umso wichtiger ist es im Coaching, frühzeitig aufmerksam zu werden und präventive Maßnahmen in den Blick zu nehmen. Die gute Nachricht: Es gibt konkrete Hebel, die sich leicht in den Alltag integrieren lassen:

- Ernährungsumstellung mit Fokus auf darmfreundliche, ballaststoffreiche Kost
- gezielte Mikrobiom-Pflege durch fermentierte Lebensmittel und Präbiotika
- Stressmanagement zur Entlastung der neuroimmunologischen Achsen
- eine achtsame Gesprächsführung, die Raum für Veränderung öffnet

Beim Leaky Gut wird die Darmbarriere durchlässig.

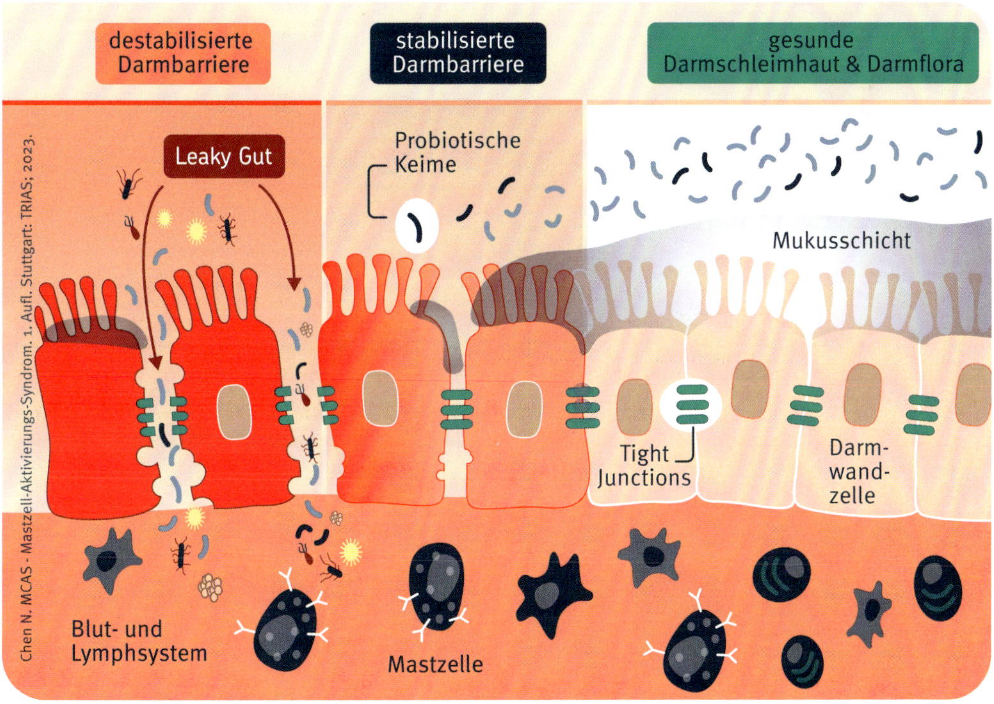

Typische Anzeichen für einen möglichen Leaky Gut

Ein Leaky Gut zeigt sich oft nicht eindeutig, sondern in vielschichtigen, systemischen Symptomen, die auf den ersten Blick nicht mit dem Darm in Verbindung gebracht werden. Hier eine Übersicht, die im Coaching Orientierung geben kann:

Verdauungsbeschwerden
- Blähungen, Völlegefühl, Bauchschmerzen
- Durchfall oder wechselhafte Stuhlgewohnheiten (auch Wechsel zwischen Durchfall und Verstopfung)
- neu auftretende Nahrungsmittelunverträglichkeiten (z. B. auf Gluten, Milch, Eier)

Systemische Symptome
- chronische Müdigkeit, Energielosigkeit
- Konzentrationsprobleme, »Brain Fog« (Gehirnnebel)
- Kopfschmerzen oder Migräne

Immunologische Symptome
- erhöhte Infektanfälligkeit
- Allergien oder Hauterkrankungen wie Ekzeme, Neurodermitis, Akne
- Gelenkschmerzen, Muskelschmerzen ohne klare Ursache

Entzündungszeichen
- chronisch erhöhte Entzündungsmarker (z. B. CRP, Zonulin im Stuhl) ohne klare Infektion
- latente Entzündungen im Darm oder systemisch (oft ohne eindeutige Diagnose)

Psychische Symptome
- Reizbarkeit, Stimmungsschwankungen
- depressive Verstimmungen, Angstgefühle

Stoffwechselbezogene Anzeichen
- Gewichtszunahme oder Gewichtsverlust ohne klare Ursache
- Störungen der Blutzuckerregulation (z. B. reaktive Hypoglykämie)

Wichtig zu beachten ist:

Symptome sind unspezifisch:
Ein einzelnes Symptom ist kein Beweis für einen Leaky Gut. Erst eine Häufung – besonders bei gleichzeitig bestehenden Risikofaktoren wie Stress, ungesunder Ernährung oder Antibiotikaeinsatz – sollte hellhörig machen.

Sanfte Ansprache:
Statt von »krankem Darm« zu sprechen, kannst du sanftere Begriffe verwenden wie: »Dein Verdauungssystem könnte aus dem Gleichgewicht geraten sein.« Das senkt Ängste und öffnet die Tür für positive Veränderung.

Kein Ersatz für Diagnostik:
Eine echte Diagnose eines Leaky Gut kann nur über spezifische Labortests aus dem Blut oder Stuhl (z. B. Zonulin-Messung) erfolgen. Im Coaching geht es zunächst darum, Risikofaktoren zu erkennen und präventiv zu handeln.

Coaching-Praxis: Mikrobiom und Darmgesundheit stärken

Das Mikrobiom ist einer der sensibelsten Spiegel unseres Lebensstils und zugleich ein mächtiger Hebel im Epigenetik-Coaching. Weil es so unmittelbar auf Ernährung, Stress und Umwelteinflüsse reagiert, können schon kleine Veränderungen spürbare Effekte entfalten: körperlich, emotional und epigenetisch.

Ansatzpunkte für die Coaching-Praxis

Darmgesundheit als Basis verstehen:
Ein stabiles Mikrobiom ist mehr als »gut für die Verdauung«. Es ist die Basis für eine funktionierende Genregulation, emotionale Ausgeglichenheit und systemische Resilienz. Diese Zusammenhänge sollten früh im Coaching-Prozess bewusst gemacht werden, nicht erst, wenn Beschwerden bereits chronisch sind.

Verdachtsmomente für Leaky Gut sensibel erkennen:
Unspezifische Beschwerden wie Blähungen, Hautprobleme, chronische Müdigkeit oder Stimmungsschwankungen können erste Hinweise auf ein gestörtes Mikrobiom oder eine geschwächte Darmbarriere sein. Besonders aufmerksam sollte man bei hoher Stressbelastung oder häufiger Antibiotikagabe sein.

Ernährung als wichtigste Stellschraube nutzen:
Ballaststoffreiche Lebensmittel wie Haferflocken, Linsen, Gemüsevielfalt, Nüsse oder Samen sind das tägliche »Futter« für die Mikroben und fördern die Produktion von kurzkettigen Fettsäuren wie Butyrat, die epigenetisch aktiv sind. Parallel dazu sollte auf eine Reduktion hochverarbeiteter Produkte, Zucker und ungünstiger Fette hingearbeitet werden.

Positive Mikrobiom-Reize gezielt integrieren:
Präbiotika (z. B. resistente Stärke, Inulin) und probiotische Lebensmittel wie Joghurt, Sauerkraut oder Kimchi helfen, das Gleichgewicht im Mikrobiom zu stabilisieren. Wichtig: Die Empfehlungen sollten niederschwellig und praktikabel sein – kleine Schritte, große Wirkung.

Stressmanagement einbauen:
Stress wirkt direkt auf das Mikrobiom – und umgekehrt. Techniken wie Atemübungen, Meditation, achtsame Bewegung oder bewusstes Pausieren können die Darmgesundheit nachweislich stärken. Ein Aha-Effekt im Coaching: Mentale Gesundheit beeinflusst epigenetisch wirksame Prozesse im Darm.

Individuelle Begleitung statt Pauschalrezepte:
Nicht jeder Darm reagiert gleich. Was der einen gut bekommt, führt bei dem anderen zu Beschwerden. Coaching bedeutet hier: achtsames Begleiten statt Standardpläne, Körperwahrnehmung fördern und Raum für individuelle Justierung lassen.

Ein gesunder Darm ist weit mehr als eine Frage der Verdauung: Er bestimmt unsere Entzündungsneigung, unsere mentale Belastbarkeit, unsere Stoffwechselflexibilität – und unsere Fähigkeit, zelluläre Schutz- und Reparaturprogramme aufrechtzuerhalten. Umso wichtiger ist es, Klientinnen und Klienten dabei zu unterstützen, ein neues Bewusstsein für die eigene Darmgesundheit zu entwickeln – nicht durch Angst oder starre Regeln, sondern durch kleine, alltagstaugliche Impulse und die Ermutigung, die eigene Gesundheit aktiv mitzugestalten.

Gesundes Essverhalten für eine stabile epigenetische Balance

Ein gesunder Lebensstil beginnt oft auf dem Teller – aber nicht nur mit dem Was, sondern auch mit dem Wie. Die Art, wie wir essen, beeinflusst unsere Verdauung, unser Mikrobiom und letztlich auch unsere epigenetische Regulation.

Bewusstes Essen statt Nebenbei-Essen

- Mahlzeiten sollten achtsam eingenommen werden, ohne Ablenkung durch Fernsehen, Handy oder Computer.
- Langsames, bewusstes Kauen unterstützt die Verdauung und verbessert die Aufnahme von Nährstoffen – ein einfacher, effektiver Beitrag zur Zellgesundheit.

Regelmäßigkeit statt Chaos

- Regelmäßige Mahlzeiten helfen, den Blutzuckerspiegel stabil zu halten und damit entzündliche Schwankungen zu vermeiden.
- Lange Essenspausen (z. B. über Nacht) unterstützen die natürliche Zellreparatur und die epigenetische Regeneration.

Natürlichkeit statt Überforderung

- Keine starren Regeln: Kleine, machbare Schritte in Richtung einer pflanzenbetonten, nährstoffreichen Ernährung wirken nachhaltiger als radikale Diäten.
- Genuss ist erlaubt: Freude am Essen fördert die Ausschüttung von Glückshormonen und wirkt über das Nervensystem auf epigenetische Stressachsen.

Intuitive Ernährung fördern

- Ermutige Klientinnen und Klienten, wieder auf die Signale ihres Körpers zu hören: Hunger, Sättigung und echte Lust auf natürliche Lebensmittel sind oft verlässliche Richtgrößen.
- Stressessen oder emotionales Essen sollte einfühlsam angesprochen werden – nicht wertend, sondern mit Blick auf Alternativen zur Stressregulation.

Das Mikrobiom: Quelle epigenetischer Cofaktoren

Der Darm produziert, was die Gene brauchen: Mikrobielle Mikronährstoffe wie Folat stärken die epigenetische Balance.

Das Mikrobiom ist nicht nur Regulator – es ist auch Produzent: Zahlreiche Darmbakterien synthetisieren lebenswichtige Mikronährstoffe, die direkt in epigenetische Steuerungsprozesse eingebunden sind. Besonders relevant sind hier Folat (Vitamin B_9) und – in geringerem Umfang – Vitamin B_{12}.

Folat wird insbesondere von Bakteriengattungen wie Bifidobacterium und Lactobacillus gebildet. Sie nutzen lösliche Ballaststoffe als Ausgangsstoff und produzieren daraus bioaktives Folat, das vom Körper aufgenommen und im Methylkreislauf verwendet werden kann.

Vitamin B_{12} wird ebenfalls von bestimmten anaeroben Darmbakterien synthetisiert. Die Herausforderung: Die Produktion erfolgt im Dickdarm, die Aufnahme im Dünndarm – was bedeutet, dass nur ein Teil tatsächlich verfügbar wird. Dennoch kann dieser mikrobielle Beitrag wertvoll sein, vor allem bei vegetarischer Ernährung oder in Phasen erhöhter Belastung.

Eine vielfältige, stabile Mikrobiota leistet damit weit mehr als Verdauungshilfe: Sie ist ein interner Mikronährstofflieferant, der entscheidend dazu beiträgt, die Grundversorgung für epigenetische Prozesse sicherzustellen. Gerade in stressreichen Phasen oder bei unausgewogener Ernährung kann diese zusätzliche Quelle ein stabilisierender Faktor sein.

Methylkreislauf und epigenetische Homöostase

Folat und Vitamin B_{12} gehören zu den wichtigsten Cofaktoren im Methylkreislauf, jenem zentralen System, das dem Körper Methylgruppen zur Verfügung stellt, um DNA und Histone gezielt zu modifizieren.

Fehlen diese Vitamine – sei es durch eine unausgewogene Ernährung oder eine gestörte Mikrobiota – wird die Bereitstellung von Methylgruppen eingeschränkt, was zentrale Zellprozesse nachhaltig beeinflusst.
Die Folgen:

- Die epigenetische Homöostase – also das Gleichgewicht im Genregulationssystem – gerät ins Wanken.
- Entzündungsprozesse, Zellalterung und Stoffwechselstörungen werden begünstigt.

Ein gesundes, funktionierendes Mikrobiom stärkt also indirekt die epigenetische Resilienz des gesamten Organismus.

Für das Coaching bedeutet das: Mikrobiompflege ist Zellpflege. Wer das Mikrobiom stärkt, unterstützt auch die molekularen Grundlagen einer stabilen Genregulation und legt damit den biochemischen Boden für langfristige Gesundheit.

Coaching-Praxis: Mikrobiom und Mikronährstoffversorgung im Blick behalten

Die Erkenntnis, dass das Mikrobiom selbst zur Versorgung mit essenziellen Mikronährstoffen wie Folat und (in Ansätzen) Vitamin B_{12} beiträgt, erweitert den Blick im Epigenetik-Coaching deutlich. Es geht nicht mehr nur darum, was auf dem Teller liegt, sondern auch darum, was im Darm daraus gemacht wird.

Wichtige Ansatzpunkte für die Coaching-Praxis

Darmgesundheit immer mitdenken:
Wenn Symptome wie Energielosigkeit, depressive Verstimmungen oder Anzeichen einer gestörten Methylierung auftreten, lohnt sich ein genauerer Blick auf die Darmgesundheit, selbst wenn die Ernährung auf den ersten Blick ausgewogen wirkt.

Mikrobiompflege statt Einzelstofftherapie:
Die Produktion von Folat und – in Ansätzen – B_{12} durch Darmbakterien zeigt, wie wichtig die Förderung eines vielfältigen Mikrobioms ist. Eine bunte, ballaststoffreiche, pflanzenbasierte Ernährung sollte im Mittelpunkt stehen, bevor an Tabletten zur Nahrungsergänzung gedacht wird.

Ballaststoffzufuhr systematisch stärken:
Hülsenfrüchte, Vollkornprodukte, Gemüse und fermentierte Lebensmittel nähren gezielt die Bakterien, die Folat und andere bioaktive Verbindungen bilden – eine unsichtbare, aber wirkungsvolle Investition in die epigenetische Gesundheit.

Auf Hinweise für Resorptionsstörungen achten:
Wenn anhaltende Verdauungsprobleme, häufige Infekte oder lange Antibiotikatherapien in der Vorgeschichte liegen, kann die Aufnahme von Mikronährstoffen gestört sein. Im Coaching sollte sanft auf mögliche Zusammenhänge hingewiesen und gegebenenfalls eine ärztliche Abklärung empfohlen werden.

Kleine Erfolge sichtbar machen:
Veränderungen im Mikrobiom brauchen Zeit. Schon kleine Schritte, wie das regelmäßige Einbauen von mehr Ballaststoffen oder fermentierten Lebensmitteln, können langfristig spürbare Verbesserungen bewirken. Diese Erfolge sollten im Coaching bewusst hervorgehoben werden, um die Motivation zu stärken

Optimale Ernährung für epigenetische Gesundheit

Ernährung ist mehr als Kalorienzufuhr – sie ist ein strategisches Werkzeug, um epigenetische Prozesse zu steuern, zu schützen und sogar zu regenerieren.

Optimale Ernährung ist nicht gleichzusetzen mit rigiden Diätplänen. Vielmehr geht es um das bewusste Zusammenspiel aus natürlichen, vielfältigen, hochwertigen Lebensmitteln, die die Genregulation positiv beeinflussen können.

Im Mittelpunkt einer epigenetisch wirksamen Ernährung stehen drei Grundziele:

1. Bereitstellung hochwertiger Mikronährstoffe, insbesondere Methylgruppen-Spender wie Folat, Cholin oder Betain, zur Stabilisierung des Methylierungsgleichgewichts.
2. Förderung antiinflammatorischer und antioxidativer Genaktivität durch sekundäre Pflanzenstoffe und gesunde Fette.
3. Unterstützung des Mikrobioms, vor allem durch fermentierbare Ballaststoffe und probiotische Lebensmittel.

Diese Ziele lassen sich nicht durch einzelne Trendlebensmittel erreichen, sondern durch die tägliche Kombination aus natürlichen, weitgehend unverarbeiteten Lebensmitteln. Vielfalt, Qualität und Saisonalität spielen dabei eine größere Rolle als jede einzelne »Superfood«-Empfehlung.

Schwerpunkt: pflanzenbasierte, nährstoffreiche Ernährung

Eine pflanzenbasierte Ernährungsweise ist die tragende Säule epigenetischer Gesundheitsförderung. Obst, Gemüse, Hülsenfrüchte, Nüsse, Samen und Vollkornprodukte liefern nicht nur Makro- und Mikronährstoffe, sondern vor allem eine enorme Bandbreite bioaktiver Substanzen, die auf DNA-Methylierung, Histonmodifikation und Entzündungsregulation einwirken können.

Wichtige Grundprinzipien:

Bunte Vielfalt statt Einseitigkeit: Ziel ist es, täglich verschiedene Farben und Sorten zu kombinieren – das spricht unterschiedliche epigenetische Mechanismen an und nährt ein diverses Mikrobiom.

Saisonal und regional denken: Frische, reife Produkte enthalten höhere Konzentrationen sekundärer Pflanzenstoffe – ein entscheidender Faktor für deren Wirksamkeit.

Gesunde pflanzliche Fette bevorzugen: Olivenöl, Leinöl, Walnüsse oder Avocados liefern essenzielle Fettsäuren, die nicht nur Entzündungen dämpfen, sondern auch epigenetische Enzyme modulieren.

Tierische Produkte gezielt ergänzen: Fisch (Omega-3), Eier (Cholin), fermentierte Milchprodukte (Probiotika + B_{12}) können sinnvolle Ergänzungen darstellen – vorausgesetzt, sie stammen aus qualitativ hochwertigen, möglichst nachhaltigen Quellen.

Im Fokus steht keine ideologische Ernährung, sondern eine funktionale, individuell anpassbare Kombination aus Lebensmitteln, die den Körper auf molekularer Ebene stärkt.

Bedeutung der Ballaststoffe für ein gesundes Mikrobiom

Ballaststoffe sind weit mehr als bloße »Füllstoffe«, sie sind der wichtigste Nährboden für eine vielfältige und stabile Darmflora. Sie liefern die Nahrungsgrundlage für jene Darmbakterien, die kurzkettige Fettsäuren wie Butyrat produzieren, das nicht nur die Darmwand schützt, sondern auch epigenetische Programme für Zellschutz, Entzündungshemmung und Regeneration aktiviert.

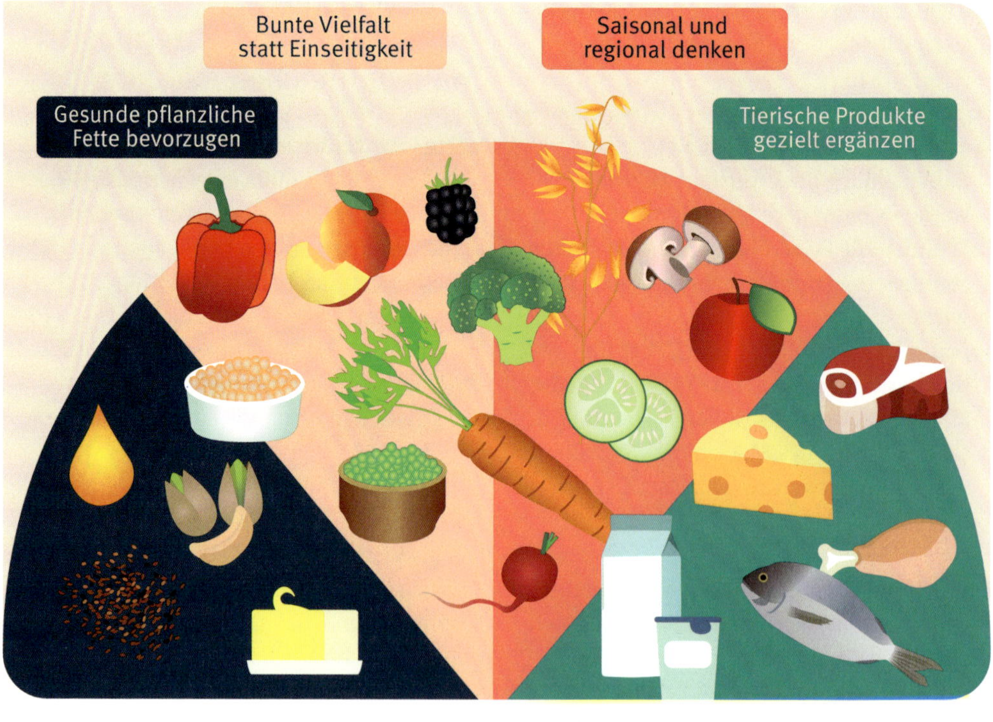

Die vier Grundprinzipien epigenetisch sinnvoller Ernährung.

Empfehlungen für den Alltag:

- Täglich verschiedene ballaststoffreiche Lebensmittel einbauen (z. B. Haferflocken, Linsen, Kichererbsen, Wurzelgemüse, Nüsse).
- Regelmäßig auch fermentierbare Ballaststoffe essen, etwa durch Spargel, Artischocken, Bananen oder Zwiebeln.
- Die Ballaststoffzufuhr langsam steigern, um das Mikrobiom behutsam anzupassen und Verdauungsbeschwerden zu vermeiden, insbesondere bei Menschen, die bisher eher ballaststoffarm gegessen haben.

Eine kontinuierliche, vielseitige Ballaststoffzufuhr stärkt das Mikrobiom, unterstützt die Produktion epigenetisch aktiver Metaboliten und kann so stille Entzündungen lindern sowie die Resilienz auf Zellebene nachhaltig verbessern. Ein kleiner Hebel mit großer, systemischer Wirkung.

Vermeidung industriell verarbeiteter Nahrungsmittel

Hochverarbeitete Lebensmittel enthalten häufig Stoffe, die das feine Gleichgewicht zwischen Genregulation, Mikrobiom und Zellschutz aus dem Takt bringen. Raffinierter Zucker, Transfette, künstliche Zusatzstoffe, Rückstände von Pestiziden oder Schwermetallen, all das sind Faktoren, die entzündliche Prozesse anstoßen, schützende epigenetische Muster stören und die Diversität der Darmflora beeinträchtigen können.

Zentrale Empfehlungen:

- Auf hochverarbeitete Fertigprodukte weitgehend verzichten (z. B. Fertiggerichte, Süßwaren, industriell hergestellte Backwaren).
- Bevorzugung von natürlichen, möglichst unverarbeiteten Lebensmitteln mit kurzen Zutatenlisten.
- Bewusst auf die Qualität von tierischen Produkten achten: Produkte aus biologischer Haltung oder Weidehaltung enthalten weniger Rückstände (z. B. Antibiotika, Pestizide aus Futtermitteln) und ein günstigeres Fettsäurenprofil.
- Saisonal und biologisch einkaufen: Regional-saisonale Ware aus ökologischem Anbau enthält in der Regel mehr sekundäre Pflanzenstoffe und weniger Pestizidreste – ein doppelter Vorteil für das Epigenom.

Es geht nicht um Verzicht oder Perfektion, sondern um bewusste, informierte Entscheidungen. Schon das schrittweise Reduzieren unnötiger Zusatzstoffe und industrieller Rückstände kann dem Körper mehr Spielraum für Selbstregulation und Schutzprogramme verschaffen.

Gezielte Nahrungsergänzung

Auch wenn eine vollwertige, pflanzenbasierte Ernährung die Basis jeder epigenetisch wirksamen Gesundheitsstrategie bildet, gibt es Situationen, in denen gezielte Nahrungsergänzung hilfreich oder sogar notwendig sein kann. Dazu zählen zum Beispiel Schwangerschaft, hoher Stress, chronische Erkrankungen oder genetische Varianten im Methylierungsstoffwechsel.

Spezielle Empfehlungen:

Aktivierte Formen bevorzugen: Nicht bioaktive Formen von Vitamin B_{12} und B_9 stehlen dem Körper Methylgruppen. In solchen Fällen sind Methylfolat (5-MTHF) und Me-

Oxidativer Stress und seine Bedeutung für die epigenetische Gesundheit

Oxidativer Stress entsteht, wenn im Körper mehr freie Radikale gebildet werden, als durch die eigenen Schutzsysteme abgefangen werden können. Diese reaktiven Moleküle greifen Zellstrukturen an – und beeinflussen auch die epigenetische Regulation:

- Sie verändern Methylierungsmuster,
- stören Histonmodifikationen und
- fördern die Aktivierung entzündungsfördernder Gene.

Langfristig schwächt das die epigenetische Stabilität und kann zur Entstehung chronischer Erkrankungen beitragen, darunter Diabetes, Herz-Kreislauf-Störungen, neurodegenerative Erkrankungen und Krebs.

Was schützt vor oxidativem Stress?

Ein zentraler Schutzmechanismus ist eine Ernährung, die reich an Antioxidanzien ist. Dazu zählen:

- sekundäre Pflanzenstoffe (z. B. Flavonoide, Carotinoide)
- Vitamine C, E und A
- Spurenelemente wie Selen und Zink

Diese Stoffe wirken entweder direkt antioxidativ oder stabilisieren die körpereigenen Abwehrsysteme.

Empfohlene Strategien zur Senkung oxidativen Stresses:

- Täglich frisches, farbintensives Obst und Gemüse konsumieren.
- Industriell verarbeitete Produkte vermeiden.
- Regelmäßige Bewegung integrieren, aber ohne Überforderung.
- Stressreduktionstechniken etablieren, da psychischer Stress die Bildung freier Radikale antreibt.

Eine bewusste Lebensmittelauswahl kann direkt dazu beitragen, epigenetische Schutzmechanismen zu stabilisieren und die Zellalterung zu verlangsamen.

Lebensmittel mit stark antioxidativer Wirkung

Obst und Gemüse

- Beeren (z. B. Heidelbeeren, Himbeeren, Brombeeren)
- Brokkoli, Grünkohl, Spinat
- Karotten, Süßkartoffeln
- Tomaten (reich an Lycopin)

Hülsenfrüchte und Nüsse

- Schwarze Bohnen, Kichererbsen
- Walnüsse, Mandeln

Sonstige Quellen

- Grüner Tee (reich an EGCG)
- Kurkuma (Curcumin)
- dunkle Schokolade (mindestens 70 % Kakaoanteil)
- kalt gepresste Pflanzenöle (z. B. Leinöl, Olivenöl)

Tipp für die Coaching-Praxis:
Ermutige Klientinnen und Klienten, täglich eine bunte Mischung aus verschiedenen antioxidativen Quellen zu integrieren, statt sich auf einzelne »Superfoods« zu konzentrieren. Vielfalt ist der Schlüssel für einen breit aufgestellten antioxidativen Schutz.

thylcobalamin die besser verfügbaren Varianten.

Gezielte Unterstützung des Methylkreislaufs: Ergänzungen wie Betain (Trimethylglycin) oder SAMe können den Kreislauf direkt unterstützen, etwa bei hohem Homocysteinspiegel oder chronischem Stress. Ihre Anwendung sollte jedoch individuell geprüft werden.

Basissubstanzen bei erhöhter Belastung: Zink, Magnesium und die B-Vitamine (insbesondere B_2, B_6, B_{12} und Folat) sind unter Stress, bei Verdauungsstörungen oder in Belastungsphasen häufig kritisch. Eine moderate, ergänzende Versorgung kann helfen, Regulationsprozesse zu stabilisieren.

Wichtig ist eine gute Anamnese, bei der Ernährungsverhalten, Symptome, Lebensstil und Belastungen abgefragt werden. Bei deutlichen Symptomen oder spezifischen Fragestellungen ist eine laborgestützte Diagnostik (z. B. Homocysteinspiegel, Vitaminstatus) sinnvoll.

Im Coaching-Kontext sollte Nahrungsergänzung immer als Ergänzung, nicht als Ersatz für eine nährstoffreiche Ernährung verstanden werden.

Ernährung als täglicher Dialog mit unseren Genen

Die Erkenntnisse der Nutri-Epigenetik machen deutlich: Unsere Ernährung ist weit mehr als bloße Nahrungsaufnahme, sie ist Kommunikation. Ein täglicher Austausch mit unseren Zellen, ein leiser, aber wirkungsvoller Dialog mit unserem genetischen Erbe.

Makro- und Mikronährstoffe liefern die Bausteine, die unser epigenetisches System braucht, um Gene gezielt ein- oder auszuschalten. Sekundäre Pflanzenstoffe wirken wie stille Dirigenten: Sie fördern Entzündungsschutz, aktivieren Reparaturmechanismen, dämpfen Überreaktionen. Und das Mikrobiom? Es steht als vermittelnde Instanz dazwischen – sensibel, reagierend, gestaltend. Es produziert Vitamine, beeinflusst Botenstoffe, stärkt die Darmbarriere und trägt so aktiv zur epigenetischen Balance bei.

Was dabei zählt, ist nicht ein starres Konzept von »richtig« oder »falsch«, sondern ein schrittweises Zurückfinden zu dem, was unser Körper versteht: Vielfalt. Natürlichkeit. Und Regelmäßigkeit.

Eine pflanzenreiche ballaststoffbetonte Ernährung bildet das Fundament. Sie nährt nicht nur uns, sondern auch unser Mikrobiom. Sie reduziert oxidativen Stress, stabilisiert den Methylkreislauf und hilft, die zelluläre Selbstregulation aufrechtzuerhalten.

Für die Coaching-Praxis heißt das: Empfehlungen, die sich allein auf Kalorien, Proteinmengen oder Ernährungstrends stützen, greifen zu kurz. Was zählt, ist die epigenetische Wirkung – das Potenzial jeder Mahlzeit, den Körper zu informieren, zu reparieren und zu stabilisieren.

Jede Mahlzeit, jeder Bissen, jede kleine Entscheidung für mehr Natürlichkeit und Vielfalt ist ein Signal an unsere Gene:

»Ich unterstütze euch.«

Coaching-Praxis: Tests im Rahmen der Nutri-Epigenetik

Im Epigenetik-Coaching steht die praktische Lebensstilveränderung im Mittelpunkt, nicht die Labordiagnostik. Und doch kann es Situationen geben, in denen gezielte Testverfahren wertvolle Hinweise liefern: etwa bei anhaltender Erschöpfung, Stimmungstiefs oder nach längerer Krankheitsphase. Bestimmte Marker können dazu dienen, Coaching-Prozesse zu vertiefen oder zu strukturieren.
Typische Tests, die im Kontext nutri-epigenetischer Fragestellungen relevant sein können:

Homocystein-Spiegel:
Erhöhte und erniedrigte Homocysteinwerte können auf Störungen im Methylkreislauf hinweisen und ein indirekter Hinweis auf Defizite an Folat, Vitamin B_{12} oder B_6 sein.

Vitaminstatus (Folat, B_{12}, B_6):
Eine Bestimmung der B-Vitamine im Blut kann sinnvoll sein, wenn der Verdacht auf Mängel besteht, insbesondere bei chronischer Erschöpfung, psychischen Beschwerden oder bekannten Resorptionsstörungen. Auch bei veganer Ernährung oder Verdauungsbeschwerden sollte dieser Aspekt bedacht werden.

Omega-3-Index:
Der Gehalt an Alpha-Linolensäure, EPA und DHA im Blut spiegelt das entzündliche Milieu im Körper wider – und damit auch die epigenetische Ausgangslage. Ein niedriger Wert kann auf eine ungünstige Genregulation hinweisen.

Mikrobiom-Analysen:
Spezifische Stuhltests können die Zusammensetzung und Diversität der Darmflora aufzeigen und Hinweise auf eine gestörte Barrierefunktion (z. B. bei Verdacht auf Leaky Gut) liefern.

Tests können hilfreich sein, wenn sie eingebettet sind in ein ganzheitliches Verständnis der Klientin oder des Klienten. Sie liefern Hinweise, keine Diagnosen. Sie regen zu Gesprächen an, schaffen Bewusstsein, aber ersetzen nicht die individuelle Betrachtung und Begleitung.

Deshalb gilt im Coaching:
- Nicht jeder Wert muss »optimiert« werden – oft reicht eine gezielte Veränderung im Alltag.
- Labordaten sollen erklären, nicht verunsichern. Nutze sie zur Stärkung der Eigenverantwortung.
- Selbst ohne Tests können durch Ernährung, Bewegung, Mikrobiompflege und Stresskompetenz tiefgreifende epigenetische Prozesse angestoßen werden.
- Labortests können Orientierung geben – aber die stärkste Veränderung beginnt auf dem Teller, im Alltag und im Denken. Spezifische epigenetische und genetische Tests stellen wir später in diesem Buch vor.

Schlaf und Epigenetik

Guter Schlaf reguliert unsere Gene: Er steuert Zellreparatur, Hormonbalance und epigenetische Regeneration.

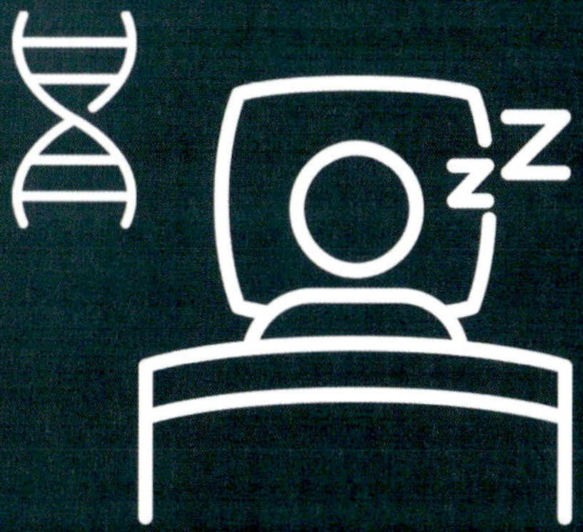

Schlaf: das stille Orchester der Regeneration

Schlaf ist kein Luxus, sondern epigenetische Pflicht: Er steuert Zellreparatur, Entgiftung, Immunsystem – und unsere genetische Resilienz.

Manchmal braucht es gar keine neuen Erkenntnisse, sondern ein radikales Umdenken in Bezug auf Altbekanntes. Der Schlaf ist eines dieser Themen, das in der heutigen Gesundheitskultur oft nur beiläufig erwähnt wird. Tatsächlich wird Schlaf in der modernen Leistungsgesellschaft teilweise regelrecht als Schwäche betrachtet – bewundert werden Businessleute und Leistungsträger, die (angeblich) mit minimalem Schlaf auskommen.

Schlaf ist kein passives Abschalten und kein Luxus. Er ist ein biologisches Muss, ein Zustand, in dem sich unser Körper neu organisiert, repariert, sortiert. Vor allem aber: Er ist ein zentraler Taktgeber epigenetischer Prozesse.

Während wir schlafen, ist in unserem Körper eine Menge los. Gene, die am Tag aktiv waren, werden gezielt heruntergefahren, andere – zuständig für Zellreparatur, Immunmodulation, Entgiftung oder emotionale Verarbeitung – werden hochgefahren. Schlaf ist damit nicht nur Erholung, sondern molekulare Präzisionsarbeit. Und wer dauerhaft zu wenig oder schlecht schläft, bringt genau diese Feinabstimmung aus dem Gleichgewicht.

Die Folgen? Sie reichen von verschobenen Methylierungsmustern bis hin zu einer gestörten Stressregulation, von abgeschwächten Immunantworten bis zu einem erhöhten Risiko für chronische Erkrankungen – alles messbar auf epigenetischer Ebene.

Für dich als Coach bedeutet das: Der Schlaf deiner Klientinnen und Klienten ist kein Lifestyle-Detail. Er ist Teil der molekularen Basis, auf der epigenetische Interventionen überhaupt erst wirken können. Ein gestörter Schlafrhythmus kann gut gemeinte Maßnahmen aushebeln – oder gar umkehren. Umgekehrt ist er aber auch ein enorm wirksamer Hebel.

Dieses Kapitel wird dir aufzeigen, wie tiefgreifend Schlaf in die epigenetische Regulation eingreift, welche molekularen Mechanismen dabei beteiligt sind und wie du als Coach ganz konkret unterstützen kannst.

Der zirkadiane Rhythmus

Unsere innere Uhr taktet Gene im 24-h-Rhythmus – wer im Einklang lebt, stärkt Regeneration, Hormonbalance und epigenetische Stabilität.

Unser Leben schwingt in einem inneren Takt. Wann wir wach werden, müde sind, Appetit verspüren oder zur Hochform auflaufen – all das folgt einem natürlichen Rhythmus. Dieser Rhythmus ist kein Zufall, sondern Ausdruck einer fein abgestimmten inneren Uhr. Diese Uhr wiederum taktet weit mehr als nur unser Befinden: Sie dirigiert auch, wann unsere Gene arbeiten und wann sie ruhen.

Die Biologie der inneren Uhr

Im Zentrum dieser Taktung steht ein winziger Bereich tief im Gehirn: der suprachiasmatische Nukleus (SCN), eingebettet im Hypothalamus. Er empfängt über die Augen Lichtimpulse aus der Umgebung und justiert daraus den sogenannten zirkadianen Rhythmus – einen biologischen 24-Stunden-Zyklus, der fast alle Körpersysteme beeinflusst: von der Hormonproduktion (Melatonin, Cortisol) über den Blutdruck und die Körpertemperatur bis hin zur Genaktivität in Organen wie Leber, Niere oder Herz.

Das Faszinierende: Dieser Taktgeber wirkt nicht zentralistisch, sondern wie ein Netzwerk aus dezentralen Zeitgebern. Denn: Jede einzelne Zelle im Körper besitzt ihre eigene kleine Uhr. Diese wird über bestimmte Gene – die sogenannten »Clock-Gene« – gesteuert und reguliert auch epigenetische Prozesse: etwa wann Gene durch Methylierung stummgeschaltet oder durch Histonmodifikationen aktiviert werden. Unsere molekulare Uhr ist tief in die epigenetische Steuerung eingebettet und bestimmt, was unser Körper zu welcher Zeit leisten kann.

Störungen dieses feinen Takts können weitreichende Folgen haben. Schichtarbeit, Jetlag oder ein dauerhaft unregelmäßiger Schlafrhythmus bringen Hormon- und Stoffwechselprozesse aus dem Gleichgewicht und verändern epigenetische Muster in Leber-, Muskel- und Nervenzellen. Dadurch steigen Risiken für Übergewicht, Diabetes oder depressive Verstimmungen. Regelmäßige Schlafenszeiten, Tageslicht und bewusste Ernährung helfen, die inneren Uhren wieder zu synchronisieren.

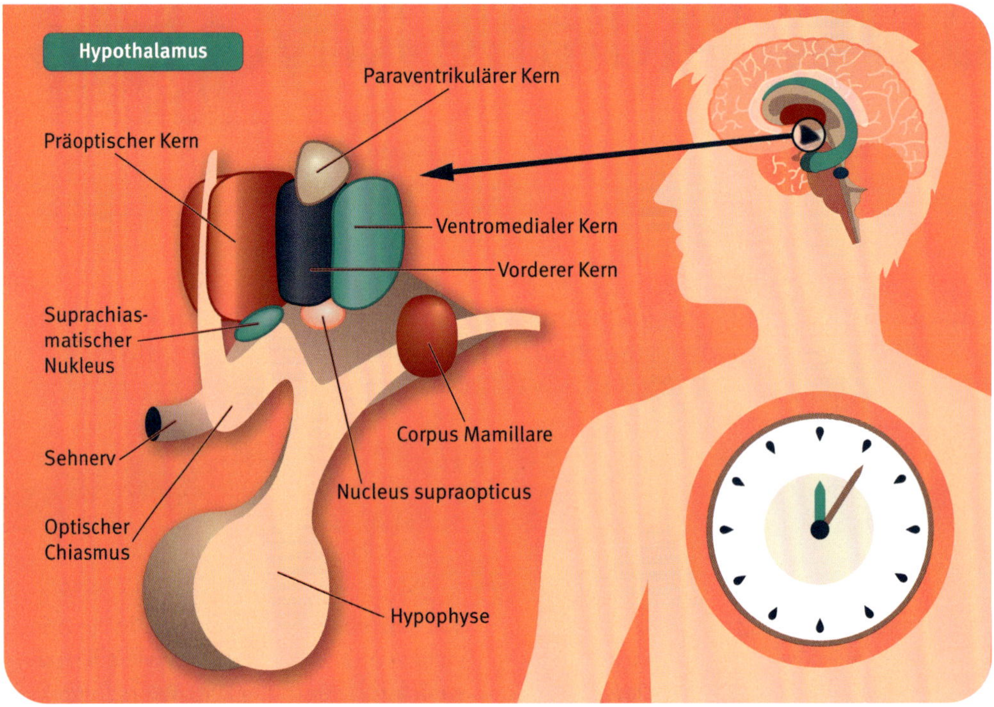

Der suprachiasmatische Nukleus steuert unsere innere Uhr.

Coaching-Praxis: Chronobiologie verstehen und nutzen

Für die Arbeit als Epigenetik-Coach ergibt sich aus dem Wissen um den zirkadianen Rhythmus eine hochrelevante Frage: Lebt deine Klientin, dein Klient gegen den oder mit dem eigenen inneren Takt? Viele Menschen kämpfen sich durch standardisierte Tagesstrukturen, obwohl ihr biologischer Rhythmus eigentlich etwas ganz anderes verlangt. Sie stehen zu früh auf, haben Leistungseinbrüche zur falschen Zeit oder schlafen zu spät ein – und wundern sich über ständige Müdigkeit, Stimmungstiefs oder Schlafprobleme. Dabei liegt der Schlüssel nicht im »Mehr an Disziplin«, sondern oft im Respekt vor dem eigenen Rhythmus.

Fragen für die Praxis:
Nutze gezielte Fragen, um dem inneren Takt deiner Klientinnen und Klienten auf die Spur zu kommen:

- Wann fühlst du dich von selbst wach und leistungsfähig?
- Zu welchen Zeiten tritt Müdigkeit ganz natürlich ein?
- Gibt es typische »Durchhänger«? Wenn ja, wann?
- Wie wäre dein Schlafrhythmus ohne Wecker, Verpflichtungen oder soziale Zwänge?
- Gibt es in der Familie eher Früh- oder Spättypen?

Optional lassen sich auch einfache Selbsttests (z. B. der MEQ – Morningness-Eveningness Questionnaire) nutzen, um einen ersten Hinweis zu bekommen.

Wenn Alltag und Biologie im Konflikt stehen

Interessanterweise zeigen Studien, dass Eulen häufiger mit Symptomen wie Depressionen, Übergewicht oder metabolischem Syndrom zu kämpfen haben – nicht, weil sie »falsch« schlafen, sondern weil sie permanent gegen ihre innere Uhr leben.
Das ist ein essenzieller Punkt im Coaching: Es geht nicht darum, Menschen umzuprogrammieren, sondern darum, ihren Rhythmus zu respektieren und mit ihm zu arbeiten. Das kann bedeuten:

- Flexible Arbeitszeiten zu fördern,
- Powernaps zur richtigen Zeit zu empfehlen,
- Lichttherapie gezielt einzusetzen sowie
- Rituale und Routinen an die individuelle Uhr anzupassen.

Das Ziel ist, biologische Rhythmen mit dem Lebensstil zu synchronisieren, nicht sie zu unterdrücken – denn genau in dieser Synchronisierung liegt der epigenetische Hebel für Regeneration, Stabilität und langfristige Gesundheit.

Werkzeuge für epigenetische Balance

Neben Licht sind auch Bewegung, Ernährung, soziale Interaktion und Temperaturreize wichtige sogenannte »Zeitgeber«, die die innere Uhr kalibrieren. Das bedeutet: Wir können den Rhythmus bewusst beeinflussen und damit auch gezielt epigenetisch stabilisierend arbeiten. Besonders effektiv:

- Tageslicht am Morgen (auch bei bedecktem Himmel) – fördert den Cortisolanstieg und synchronisiert die innere Uhr.
- Abendliche Dunkelheit (Blaulichtreduktion!) – begünstigt Melatoninproduktion.
- Bewegung zur richtigen Zeit – unterstützt die zirkadiane Ausbalancierung.
- Rhythmische Nahrungsaufnahme – unterstützt periphere Uhren, z. B. in Leber und Bauchspeicheldrüse.

All das sind nichtinvasive Interventionen, die deine Klientinnen und Klienten sofort umsetzen können.

Chronotypen verstehen: Eulen & Lerchen

Nicht jeder Mensch ist dafür gemacht, um 6 Uhr aufzustehen, produktiv zu sein und um 22 Uhr müde ins Bett zu sinken. Unsere Gesellschaft bevorzugt das »frühe Aufstehen«, doch biologisch betrachtet, ist das eine kulturelle Konvention, keine naturgegebene Wahrheit. In Wahrheit gibt es interindividuelle Unterschiede im zirkadianen Rhythmus, die genetisch mitbestimmt sind und sich epigenetisch unterschiedlich ausprägen können.
Diese Unterschiede bezeichnen wir als Chronotypen, grob unterteilt in:

Lerchen (Frühtypen)
wachen früh auf, sind vormittags am leistungsfähigsten und werden abends schnell müde.

Eulen (Spättypen)
kommen morgens schlecht in Gang, laufen aber abends zu Hochform auf und schlafen meist später.

Etwa 40 % der Menschen sind biologisch Lerchen, rund 30 % Eulen, der Rest liegt irgendwo dazwischen. Diese Neigungen sind nicht nur genetisch, sondern auch epigenetisch geprägt – beeinflusst durch Lichtverhältnisse, Hormone, Stress und Lebensstil.

Für dich als Coach bedeutet das:
Viele Klientinnen und Klienten haben sich jahrelang in ein System gezwängt, das nicht zu ihrem biologischen Rhythmus passt – mit weitreichenden Folgen: Schlafstörungen, chronische Erschöpfung, Hormonverschiebungen, Stimmungstiefs, Gewichtszunahme.

Ein klassisches Beispiel:
Eine Eule, die jeden Tag um 6 Uhr aufstehen muss, lebt dauerhaft gegen ihre innere Uhr. Die Folge: Ein dauerhaft verschobener oder erhöhter Cortisolspiegel am Morgen, eingeschränkte Regeneration, und epigenetische Stressmuster, die sich tief ins System einschreiben.

Deshalb achte im Coaching auf den individuellen Chronotyp. Nicht jeder, der morgens »nicht in die Gänge kommt«, hat eine Disziplin-Schwäche – vielleicht lebt er einfach gegen seinen inneren Takt. Und genau hier kann dein Coaching helfen: durch Aufklärung, Empathie und machbare Veränderungen im Alltag.

Schlafarchitektur

Schauen wir uns einmal an, was Schlaf eigentlich ist – und woran du erkennen kannst, dass du tatsächlich geschlafen hast.

Auch wenn Augen, Ohren, Nase oder Haut während des Schlafs weiterhin Reize aufnehmen, erreichen diese das bewusste Erleben nicht mehr. Die bewusste Wahrnehmung ist ausgesetzt. Warum? Weil das Gehirn eine Art Schutzschild aktiviert – eine Sperre, die dafür sorgt, dass wir nicht durch jeden Reiz geweckt und so in unserer Regeneration gestört werden. Diese Sperre sitzt im Thalamus, einem zentralen Bereich des Gehirns, der entscheidet, welche Signale durchgelassen werden und welche nicht. Nur besonders starke oder ungewöhnliche Reize (zum Beispiel ein lauter Knall) dringen durch. Das ergibt biologisch auch Sinn: Der Körper bleibt geschützt, aber wird bei Gefahr trotzdem geweckt.

Ein zweites deutliches Merkmal von Schlaf ist das veränderte Zeitempfinden. Während wir schlafen, verlieren wir das Gefühl für Zeit. Wenn wir aufwachen, wissen wir meist nicht, wie lange wir geschlafen haben – eine halbe Stunde, drei Stunden oder acht? Das liegt daran, dass das Gehirn während des Schlafs nicht mehr dieselbe innere »Uhr« verwendet wie im Wachzustand. Es arbeitet auf anderen Frequenzen, in einem anderen Modus – und das ist wichtig, um Körper und Geist zu regenerieren.

Während unser Bewusstsein ruht, arbeitet der Körper auf Hochtouren: Entgiftung, Zellreparatur, Gedächtniskonsolidierung, emotionale Verarbeitung, all das geschieht in exakt getakteten Phasen, die sich in Zyklen wiederholen. Dieses fein abgestimmte System wird als Schlafarchitektur bezeichnet – und hat direkte Auswirkungen auf unsere epigenetische Stabilität.

Non-REM und REM: zwei Welten im Wechselspiel

Ein gesunder Schlaf gliedert sich in zwei Hauptphasen, die sich im ca. 90-minütigen Wechsel ablösen: den sogenannten Non-REM-Schlaf (Non-Rapid Eye Movement) und den REM-Schlaf (Rapid Eye Movement).

Der Non-REM-Schlaf: Reinigung, Reparatur und Sortierung

Der Non-REM-Schlaf beginnt kurz nach dem Einschlafen und gliedert sich in drei Phasen: N1, N2 und N3. Die ersten beiden Phasen (N1 und N2) werden als Leichtschlaf bezeichnet, die dritte Phase (N3) als Tiefschlaf oder Slow-Wave-Schlaf. Beide Phasen gehören zum regenerativen Teil der Nacht, erfüllen jedoch unterschiedliche Aufgaben.

Im Leichtschlaf beruhigt sich das Nervensystem langsam, die Muskeln entspannen sich, die Körpertemperatur sinkt. Es ist der Übergang vom Wachzustand in die Nacht.

Im Tiefschlaf wird das Gehirn dann richtig ruhig: Die Nervenzellen feuern langsamer, rhythmischer und arbeiten im sogenannten Deltawellenbereich. Diese langsamen, gleichmäßigen Wellen zeigen, dass das Gehirn in einen hochstrukturierten Ruhezustand übergeht – genau dann beginnt die eigentliche »Nachtarbeit«.

In dieser Phase passiert viel:

- Das Gehirn räumt auf: Unnötige Informationen und Verbindungen, überflüssige oder belastende Eindrücke des Tages werden gelöscht, um Platz zu schaffen.
- Das Immunsystem läuft auf Hochtouren.
- Der Körper repariert beschädigtes Gewebe, produziert Wachstumshormone und baut freie Radikale ab.

Der Tiefschlaf ist wie ein nächtlicher Gärtner. Er schneidet das Überflüssige zurück, damit am nächsten Tag neue Klarheit und

Die Schlafphasen wiederholen sich in regelmäßigen Abständen.

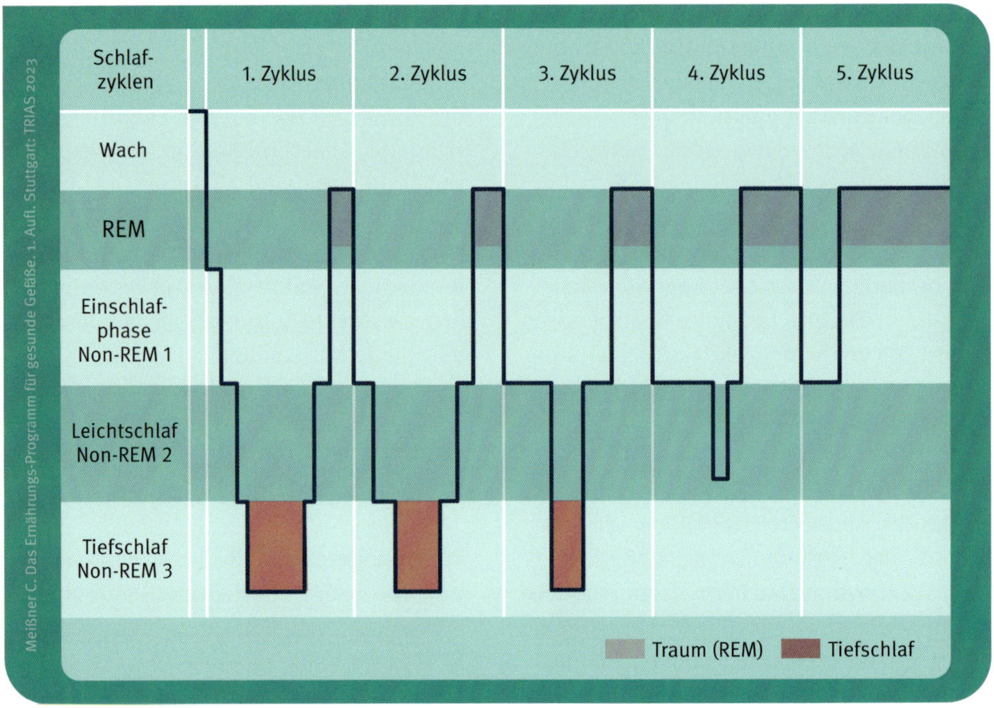

Leistung wachsen können. Die Tiefe des Non-REM-Schlafs entscheidet mit darüber, wie klar, leistungsfähig und regeneriert wir uns am nächsten Tag fühlen.

Der REM-Schlaf: Träume, Emotionen und kreative Verknüpfungen

Nach etwa 60–90 Minuten wechselt der Körper vom Non-REM- in den REM-Schlaf und die Dynamik ändert sich grundlegend. Während der Körper bewegungslos bleibt (Muskelatonie!), wird das Gehirn plötzlich hochaktiv. Die Muskulatur ist gelähmt, damit wir die Inhalte unserer Träume nicht körperlich ausleben. Die schnellen Augenbewegungen, die dem REM-Schlaf seinen Namen geben (»Rapid Eye Movement«), deuten darauf hin, dass jetzt besonders viel visuelle Aktivität im Gehirn stattfindet.

Was hier passiert, ist faszinierend:

- Wir träumen – oft intensiv und emotional.
- Das Gehirn verarbeitet emotionale Erlebnisse: Es »beruhigt« schwierige Gefühle, ordnet sie neu ein.
- Neue Informationen und Erinnerungen werden miteinander verknüpft.
- Wir entwickeln abstrakte Ideen, erkennen Muster, finden kreative Lösungen.

Viele Coaches und Psychologen sprechen deshalb vom REM-Schlaf als einer Art nächtlicher Psychotherapie: Belastendes wird entschärft, kreative Verbindungen entstehen, das Gehirn lernt, sich selbst besser zu verstehen. Zugleich wird das Stresshormon Noradrenalin stark herunterreguliert, wodurch emotionale Reize an Schärfe verlieren.

Auch auf epigenetischer Ebene hinterlässt der REM-Schlaf deutliche Spuren. Studien zeigen, dass in dieser Phase bestimmte Gene aktiver oder inaktiver geschaltet werden[9], insbesondere solche, die mit emotionaler Reizverarbeitung, Stressreaktionen und Angstregulation verknüpft sind. Insofern ist der REM-Schlaf nicht nur ein psychologischer, sondern auch ein molekularer Schutzfaktor. Er wirkt langfristig stabilisierend, sowohl auf das seelische Gleichgewicht als auch auf die epigenetische Programmierung von Resilienzmechanismen.

Hinzu kommen seine körperlichen Effekte: Der REM-Schlaf beeinflusst zentrale Hormonsysteme, unterstützt die emotionale Selbstregulation und entfaltet positive Wirkungen auf das Herz-Kreislauf-System. All das macht ihn zu einem entscheidenden Bestandteil jeder Regenerations- und Gesundheitsstrategie, nicht zuletzt auch im Kontext des Epigenetik-Coachings.

Non-REM und REM wechseln sich etwa alle 90 Minuten ab. Solche Schlafzyklen durchlaufen wir 4–6-mal pro Nacht. Dabei verschiebt sich das Verhältnis im Verlauf der Nacht:

- In den ersten Zyklen dominiert der Tiefschlaf.
- In den späteren Zyklen nimmt der REM-Anteil deutlich zu.

Deshalb ist es nicht egal, wann wir schlafen oder ob wir »nur fünf Stunden« statt acht bekommen. Wer sehr früh aufsteht, verliert einen Teil der Zyklen der zweiten Nachthälfte – und damit besonders viel REM-Schlaf. Umgekehrt verpassen wir bei zu spätem Einschlafen zum Teil den tiefen Non-REM-Schlaf der ersten Zyklen – genau jenen Abschnitt, der für körperliche Reparaturprozesse essenziell ist.

Für dich als Coach ist das ein entscheidender Hebel: Es geht nicht nur darum, wie viel geschlafen wird, sondern darum, ob die Schlafzyklen vollständig und ungestört durchlaufen werden. Schon eine einzige Nacht mit fragmentierter oder verschobener Schlafarchitektur kann zentrale epigenetische Programme stören, etwa solche, die Entzündungen eindämmen, Zellreparaturen koordinieren oder emotionale Reize verarbeiten. Chronisch betrachtet ist das weit mehr als ein Detail: Schlafqualität und -struktur sind fundamentale Gesundheitsfaktoren – mit epigenetischer Tragweite.

Coaching-Praxis: Hypnogramm verstehen – Schlafqualität erkennen

Ein hilfreiches Werkzeug, um die Qualität des Schlafs besser zu erfassen, ist das sogenannte Hypnogramm – eine grafische Darstellung der verschiedenen Schlafphasen im Verlauf der Nacht. Auch wenn du als Coach keine EEG-Daten analysierst, kannst du durch gezielte Fragen wertvolle Hinweise auf die Schlafarchitektur deiner Klientinnen und Klienten erhalten. Denn oft genügt schon eine differenzierte Anamnese, um Muster zu erkennen, die auf fragmentierten oder verschobenen Schlaf hindeuten:

- Wie oft kommt es zu nächtlichem Erwachen – bewusst oder unbewusst?
- Wann genau beginnt die Schlafenszeit und wann endet sie in der Regel?
- Gibt es wiederkehrende Schlafunterbrechungen, etwa in den frühen Morgenstunden zwischen 2 und 4 Uhr?
- Träumt die Person regelmäßig – und kann sie sich an die Träume erinnern? (Ein Hinweis auf aktive REM-Phasen.)
- Fühlt sich die Klientin oder der Klient trotz ausreichender Schlafdauer chronisch erschöpft oder unausgeruht?

Solche Fragen helfen, die subjektive Schlaferfahrung mit der wahrscheinlichen Verteilung von REM- und Non-REM-Phasen in Verbindung zu bringen. Denn nicht nur die Dauer, sondern auch die innere Struktur des Schlafs entscheidet darüber, ob epigenetische Regenerationsprozesse vollständig greifen können.
Gerade in der Zusammenarbeit mit Menschen, die unter Stress, Stimmungsschwankungen oder chronischer Erschöpfung leiden, lohnt sich dieser Blick auf den Schlaf als biologischen Resonanzraum – und als potenziellen Schlüssel für nachhaltige Veränderung.

Die Gehirnwellen fallen je nach Schlafphase unterschiedlich aus.

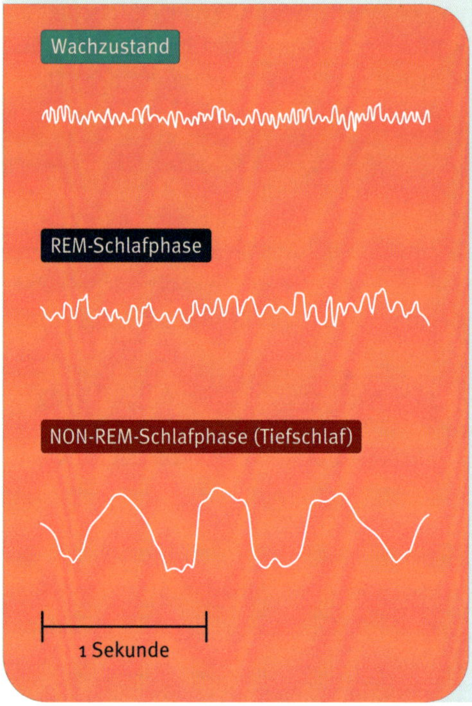

Melatonin, Adenosin & Cortisol

Drei Taktgeber, ein Ziel: Melatonin, Adenosin und Cortisol steuern Schlaf, Regeneration und epigenetisches Gleichgewicht.

Dass wir abends müde werden und morgens wieder wach, ist kein Zufall, sondern das Ergebnis eines feinen biochemischen Zusammenspiels. Hinter diesem Wechselspiel steht ein fein abgestimmter biochemischer Takt, der maßgeblich von drei zentralen Botenstoffen orchestriert wird: Melatonin, Adenosin und Cortisol. Jedes dieser Moleküle erfüllt eine eigene Funktion, doch erst im Zusammenspiel bilden sie den inneren Rhythmus, der Schlaf und Wachheit koordiniert.

Melatonin – das Hormon der Dunkelheit

Melatonin ist das bekannteste »Schlafhormon«. Produziert wird es in der Zirbeldrüse, einem kleinen, lichtsensiblen Areal tief im Zentrum des Gehirns. Sobald die Helligkeit abnimmt – insbesondere der Blaulichtanteil –, registriert das Auge diesen Impuls und leitet ihn über den Sehnerv an den suprachiasmatischen Nukleus (SCN) weiter, die Schaltzentrale der inneren Uhr. Von dort geht das Signal an die Zirbeldrüse, die daraufhin beginnt, Melatonin auszuschütten. Dieses Hormon sendet dann an den ganzen Körper die Botschaft: Zeit, zur Ruhe zu kommen. Es senkt die Körpertemperatur leicht ab, reduziert den Blutdruck, verlangsamt den Puls und bereitet den Organismus systemisch auf Schlaf vor. Fehlt Melatonin – etwa durch zu viel Licht am Abend (v. a. Blaulicht von Bildschirmen), bleibt dieses Signal aus. Wir fühlen uns wach, obwohl der Körper eigentlich Schlaf braucht.

Ausgangspunkt für die Melatoninherstellung ist die essenzielle Aminosäure L-Tryptophan. Da der Körper sie nicht selbst herstellen kann, muss sie über die Nahrung zugeführt werden. Besonders tryptophanreich sind eiweißhaltige Lebensmittel wie Hülsenfrüchte, Nüsse, Eier, fermentierte Milchprodukte, Fisch und Fleisch. L-Tryptophan wird im Körper zunächst in 5-Hydroxytryptophan (5-HTP) umgewandelt – einen direkten Vorläufer des Neurotransmitters Serotonin, das nicht um-

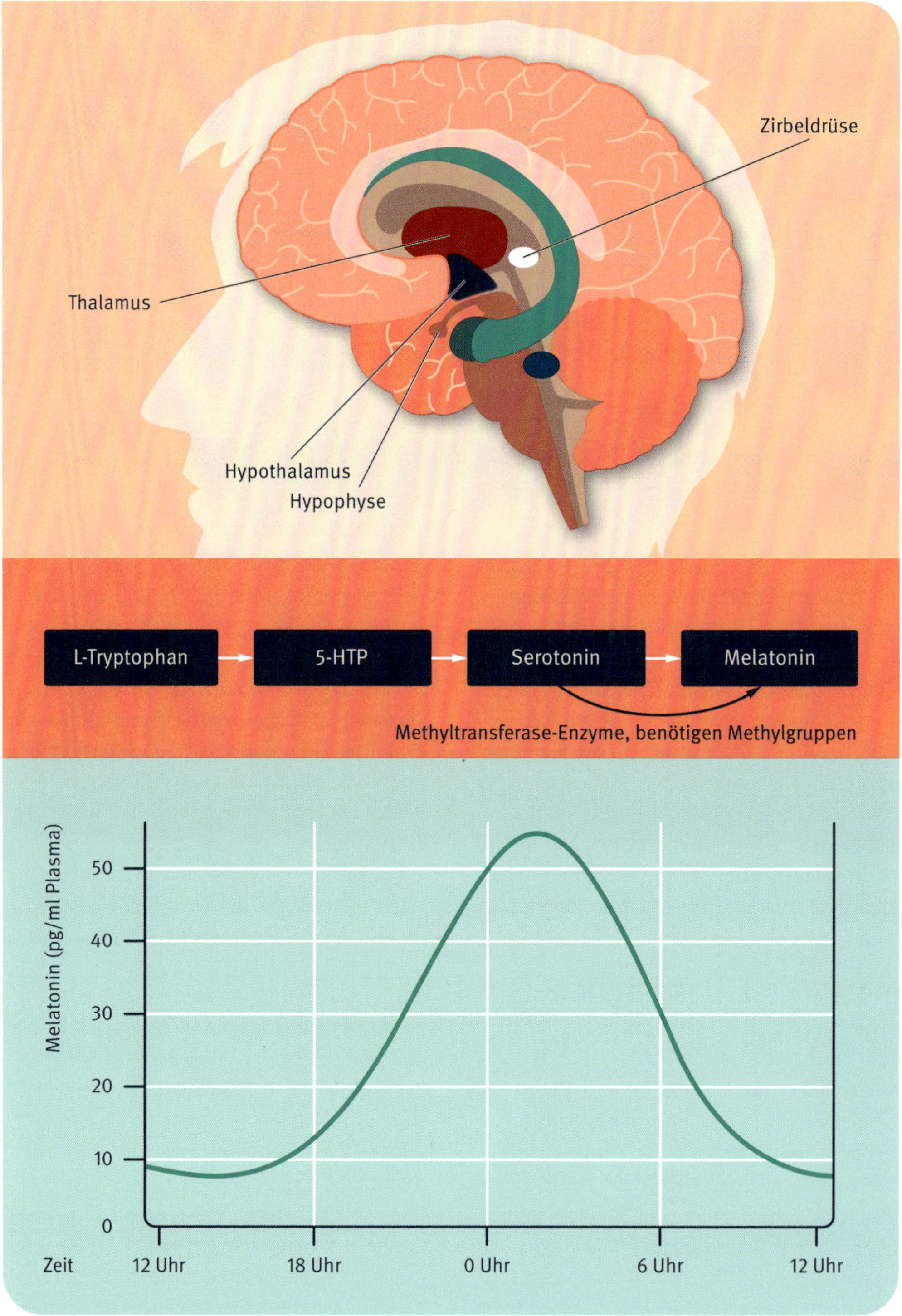
Zirbeldrüse
Thalamus
Hypothalamus
Hypophyse
L-Tryptophan
5-HTP
Serotonin
Melatonin
Methyltransferase-Enzyme, benötigen Methylgruppen
Melatonin (pg/ml Plasma)
50
40
30
20
10
0
Zeit
12 Uhr
18 Uhr
0 Uhr
6 Uhr
12 Uhr

Melatonin, Blaulicht und die Wirkung von Rotlicht

Melatonin ist extrem lichtempfindlich – genauer gesagt: wellenlängenempfindlich. Unsere Augen enthalten Fotorezeptoren, die besonders stark auf kurzwelliges blaues Licht (450–480 nm) reagieren. Dieses Lichtsignal wirkt wie ein Weckruf für das Gehirn: Es hemmt die Melatoninproduktion und signalisiert »Tag«. Genau dieser Effekt ist tagsüber erwünscht, abends jedoch ein Problem – denn es gibt in unserem Alltag eine Menge Blaulichtquellen: Smartphone-, Tablet- und Laptopbildschirme, LED- und Neonlampen, Fernseher und E-Reader mit Hintergrundbeleuchtung, sie alle strahlen Blaulicht aus. Und besonders abends haben wir sie in Betrieb!
Wird der Körper abends regelmäßig mit Blaulicht bestrahlt, bleibt der Melatoninspiegel künstlich niedrig. Wir fühlen uns länger wach, schlafen später ein und der natürliche Rhythmus verschiebt sich. Studien zeigen, dass schon 30 Minuten Bildschirmnutzung vor dem Schlafengehen die Melatoninproduktion deutlich senken können.

Was hilft?

- Blaufilter am Bildschirm oder spezielle Blaulichtblocker-Brillen ab 19 Uhr tragen.
- Abends auf warmes, gedimmtes Licht umstellen (z. B. klassische Glühbirnen oder Rotlicht).
- Kerzenlicht oder spezielle Schlaflampen mit hoher Rot- und Infrarot-Komponente nutzen.

Warum Rotlicht?

Rotes Licht hat eine lange Wellenlänge (über 620 nm) und wirkt neutral bis förderlich auf die Melatoninproduktion. Es aktiviert die Netzhaut kaum – das Gehirn interpretiert es nicht als »Tageslicht«. Deshalb ist rotes Licht ideal für abendliche Routinen: beim Lesen, Zähneputzen, Entspannen.
Eine Rotlichtlampe im Schlafzimmer kann eine simple, aber effektive Intervention sein, besonders bei Klienten mit Einschlafproblemen oder einem verschobenen Tag-Nacht-Rhythmus.

sonst als »Wohlfühlhormon« gilt. Serotonin wirkt stimmungsaufhellend, stabilisiert den inneren Rhythmus – und dient als Ausgangsstoff für die nächtliche Bildung von Melatonin.

Für diesen letzten Schritt, also die Umwandlung von Serotonin in Melatonin, braucht der Körper ein Enzym namens Hydroxyindol-O-Methyltransferase (HIOMT). Dieses Enzym wiederum ist auf ausreichend Methylgruppen angewiesen, also auf funktionierende Methylierungsprozesse. Fehlen Methylgruppen, kann die Melatoninbildung ins Stocken geraten – mit möglichen Folgen für Einschlafzeit, Schlafqualität und nächtliche Regeneration. Ein funktionierender Methylkreislauf ist also sehr wichtig für guten Schlaf!

« oben: In der Zirbeldrüse wird Melatonin produziert. Mitte: Melatonin entsteht in einem mehrschrittigen Verfahren. unten: Verlauf des Melatoninspiegels über 24 Stunden.

Die Abbildung (Seite 126) zeigt den Melatoninspiegel mit dem typischen Höhepunkt zur Nachtzeit. Der Spiegel steigt abends rasch an und sinkt gegen Morgen wieder, da das zunehmende Licht die Enzyme, die aus Serotonin Melatonin erzeugen, hemmt.

Melatonin ist nicht nur ein Taktgeber für unseren Schlaf-wach-Rhythmus, es ist zugleich ein hochpotentes körpereigenes Antioxidans. Während wir schlafen, entfaltet es seine volle Wirkung auf zellulärer Ebene: Es schützt Mitochondrien vor oxidativen Schäden, stabilisiert die DNA-Struktur und wirkt entzündungsmodulierend. Anders als viele externe Antioxidanzien kann Melatonin Zellkerne und sogar die Mitochondrienmembran passieren – eine Eigenschaft, die es besonders wirksam macht.

Diese Funktionen machen Melatonin zu einem echten Multitalent in der molekularen Gesundheitsregulation.

Für dich als Coach bedeutet das: Ein gestörter Melatonin-Rhythmus ist weit mehr als ein Einschlafproblem. Er kann auf eine tiefer liegende biologische Dysbalance hindeuten – mit Auswirkungen auf Immunregulation, Zellreparatur, Stressresilienz und die epigenetische Programmierung selbst.

Deshalb lohnt es sich, im Coaching nicht nur nach Schlafdauer oder Einschlafzeit zu fragen, sondern gezielt den Tag-Nacht-Rhythmus, Lichtverhalten am Abend, Stressmuster und mögliche Methylierungsstörungen zu beleuchten. Denn wer dauerhaft »gegen das Licht lebt«, bringt nicht nur seinen Schlaf aus dem Takt, sondern riskiert auch stille molekulare Entgleisungen – schleichend, aber bedeutsam.

Adenosin – der Schlafdruck aus den Zellen

Adenosin ist weniger bekannt, aber genauso entscheidend. Es ist ein körpereigener Botenstoff, der sich über den Tag hinweg im Gehirn anreichert. Immer wenn wir wach und aktiv sind, verbrauchen unsere Zellen Energie. Dabei entsteht Adenosin als Nebenprodukt.

Je länger du wach bist, desto mehr Adenosin sammelt sich also an und erzeugt einen wachsenden »Schlafdruck«. Dieser Druck macht sich durch Müdigkeit, Konzentrationsabfall oder bleierne Schwere bemerkbar. Sobald wir schlafen, wird Adenosin wieder abgebaut und der Schlafdruck sinkt. Um das tagsüber angesammelte Adenosin abzubauen, benötigt eine erwachsene Person ca. 8 Stunden gesunden Schlaf. Es ist also höchst ungesund, irgendwelchen Erfolgs-Coaches oder Managern nachzueifern, die damit prahlen, nur 4 Stunden Schlaf die Nacht zu benötigen!

Adenosin erklärt, warum Schlaf nicht nur von der Uhrzeit abhängt, sondern auch davon, wie lange wir wach waren. Wer z. B. am Vortag wenig aktiv war oder ständig Koffein konsumiert (Koffein blockiert übrigens gezielt die Adenosin-Rezeptoren), wird abends möglicherweise keinen ausreichenden Schlafdruck empfinden und schlecht einschlafen.

Für deine Coaching-Praxis solltest du dir also immer bewusst sein: Schlafstörungen sind nicht immer psychisch – manchmal fehlt schlicht die nötige »biochemische Müdigkeit«, etwa durch Bewegungsmangel oder unnatürliche Aktivitätsmuster.

» Das Adenosin weckt das Schlafbedürfnis.

Koffein & Adenosin – das unsichtbare Duell im Gehirn

Koffein ist für viele Menschen fester Bestandteil des Alltags, ob als Morgenritual, Konzentrationshilfe oder »Gegenmittel« gegen das Nachmittagstief. Doch was viele unterschätzen: Koffein greift tief in den Schlaf-wach-Rhythmus ein und kann die epigenetisch wichtigen Regenerationsprozesse erheblich stören.
Koffein macht wach, indem es sich an die Adenosin-Rezeptoren im Gehirn bindet – jene Rezeptoren, die eigentlich die zunehmende Müdigkeit signalisieren. Doch im Gegensatz zu Adenosin aktiviert Koffein diese Rezeptoren nicht, sondern blockiert sie schlichtweg. Das Signal »Ich bin müde« erreicht das Nervensystem nicht mehr. Wir fühlen uns wach, obwohl unser Körper längst Erschöpfung meldet.

Wichtig zu wissen

- Die Halbwertszeit von Koffein liegt bei etwa 5–7 Stunden: Ein Kaffee am Nachmittag kann also abends immer noch wirken.
- Spätestens nach 14–15 Uhr sollte Koffein vermieden werden, wenn der Schlaf nicht beeinträchtigt werden soll.
- Koffein verschiebt den natürlichen Schlafdruck und kann REM-Phasen reduzieren, auch wenn man trotzdem einschläft.

Viele Klientinnen und Klienten glauben, Koffein wirke sich bei ihnen nicht negativ auf den Schlaf aus. In Wirklichkeit kann die Schlafqualität (v. a. der Tiefschlaf) deutlich leiden – oft unbemerkt. Gerade bei unklaren Schlafstörungen oder chronischer Erschöpfung lohnt es sich, das Thema Koffein gezielt anzusprechen.

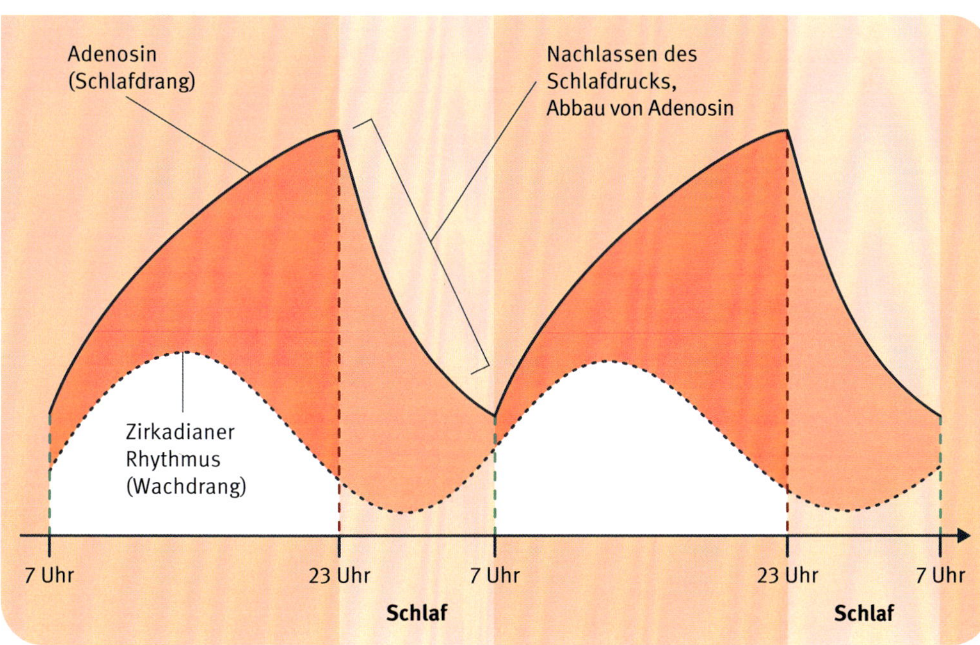

Cortisol – der natürliche Gegenspieler

Cortisol ist das sogenannte »Stresshormon« – aber in seiner gesunden Form ist es vor allem unser Wachmacher. Morgens steigt der Cortisolspiegel natürlich an (etwa 30 Minuten nach dem Aufwachen) und gibt dem Körper Energie. Über den Tag fällt er dann langsam ab, idealerweise mit einem deutlichen Tiefpunkt in den späten Abendstunden. Denn nur wenn Cortisol nachlässt, kann Melatonin in ausreichender Menge gebildet werden. Erst das klare Zusammenspiel beider Hormonachsen – Anspannung am Morgen, Entspannung am Abend – ermöglicht einen natürlichen Schlafrhythmus.

Doch dieses Muster kann aus dem Gleichgewicht geraten: chronischer Stress, späte Mahlzeiten, abendlicher Sport oder Bildschirmlicht führen dazu, dass der Cortisolspiegel abends zu hoch bleibt und Melatonin nicht ansteigen kann. Die Folge: Einschlafprobleme, unruhiger Schlaf, nächtliches Aufwachen.

Melatonin & Cortisol – eine hormonelle Achse

Melatonin und Cortisol verhalten sich gegenläufig wie eine Wippe. Wenn das eine steigt, sinkt das andere. Dieses Wechselspiel ist essenziell für den natürlichen Tag-Nacht-Rhythmus. Gerät die Balance aus dem Takt, etwa durch Schichtarbeit, Jetlag oder Dauerstress, sind oft beide Systeme betroffen – mit spürbaren Folgen für Schlaf, Energie, Immunsystem und Stimmung.

Das ansteigende Cortisol am Morgen macht uns wach und gibt Energie.

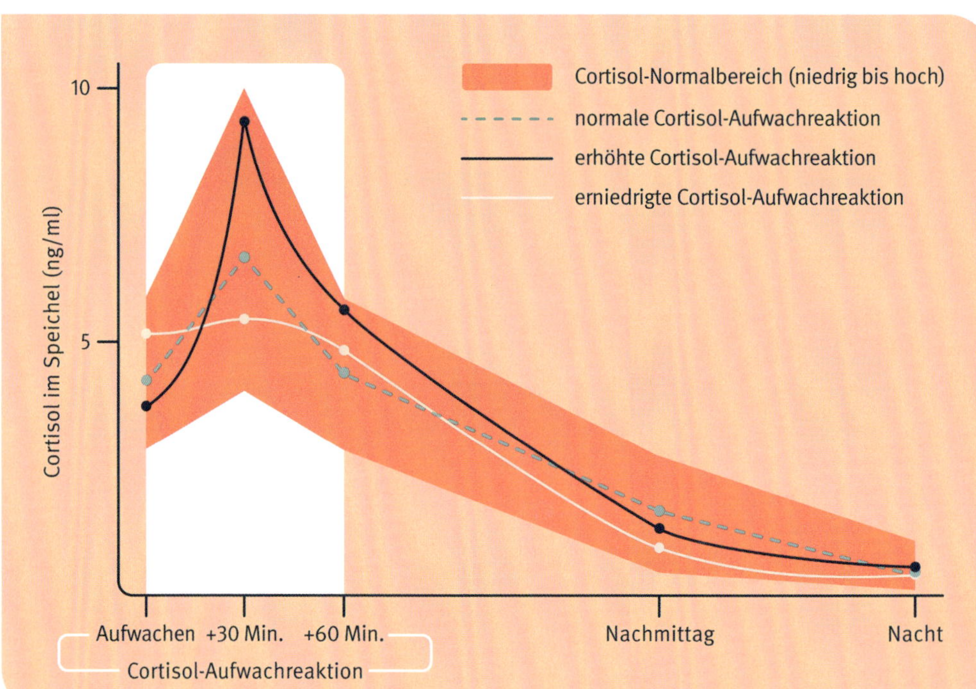

Coaching-Praxis: Tricks für guten Schlaf

Die gute Nachricht: Melatonin, Adenosin und Cortisol reagieren stark auf äußere Reize, besonders auf Licht, Bewegung, Nahrung und soziale Interaktion. Genau hier liegt der Ansatz im Coaching, denn manches lässt sich durch ein paar einfache Tricks beeinflussen:

- Morgens Tageslicht tanken – für Cortisol-Aktivierung.
- Abends Licht dämpfen – für Melatonin-Produktion.
- Tagsüber körperlich aktiv sein – um Adenosin anzureichern.
- Regelmäßige Zeiten einhalten – um alle drei in Einklang zu bringen.

Bewegung kann ein besonders hilfreiches Element beim Schlafmanagement sein – und obendrein hat sie noch zahlreiche andere positive Auswirkungen auf den Körper. Bewegung ist mehr als Energieverbrauch, sie ist ein biologisches Signal. Besonders am Morgen und frühen Nachmittag wirkt körperliche Aktivität wie ein »Reset« für die innere Uhr. Durch Aktivierung des Kreislaufs, die Ausschüttung von Cortisol und eine Erhöhung der Körpertemperatur signalisiert Bewegung dem Körper: *Es ist Tag – du darfst wach sein.*

Achte im Coaching darauf:

- Intensive Sportarten spät am Abend (nach 20 Uhr) können wach machend wirken und den Schlaf stören.
- Moderate Bewegung (Spaziergang, Yoga, leichtes Krafttraining) kann abends entspannend wirken.
- Bewegung bei Tageslicht kombiniert zwei Zeitgeber: Licht + Aktivität.

Was passiert bei Schlafmangel?

Schlafmangel hinterlässt Spuren im Epigenom: Gene entgleisen, Schutzmechanismen brechen ein – und der Körper gerät aus dem Takt.

Die Fähigkeit, mit wenig Schlaf auszukommen, wird, wie schon gesagt, gesellschaftlich oft als Stärke gefeiert. In Wahrheit handelt es sich um eine systemische Überforderung unseres Körpers, die auf molekularer Ebene sichtbare Spuren hinterlässt. Schlafmangel – egal ob akut oder chronisch – verändert die Aktivität unserer Gene und schwächt damit langfristig zentrale biologische Systeme.

Genexpression im Ausnahmezustand

Bereits eine einzige Nacht mit stark reduziertem oder fragmentiertem Schlaf genügt, um messbare Veränderungen in der Genaktivität hervorzurufen. Besonders betroffen sind dabei Gene, die für zentrale biologische Funktionen wie Immunantwort, Entzündungsregulation, Zellreparatur, Stressverarbeitung und Stoffwechsel zuständig sind. Es ist, als würde der Körper kurzfristig in einen Alarmzustand wechseln – der aber bei chronischem Schlafdefizit dauerhaft eingeschaltet bleibt.

Was im Schlaf passiert:

- Bestimmte Gene werden gezielt reguliert, abhängig von Tageszeit, Hormonspiegel und zirkadianem Rhythmus.
- Enzyme wie DNMTs (DNA-Methyltransferasen) sorgen für die korrekte Methylierung, also dafür, dass die »Schaltpläne« der Zellen erhalten bleiben.
- Gleichzeitig werden DNA-Schäden repariert, die tagsüber durch Oxidation, Stress oder Umweltgifte entstanden sind.
- Auch die Verpackung der DNA (Histonmodifikation) wird nachts neu strukturiert – ein wichtiger Schritt für eine stabile Zellfunktion.

Was passiert bei Schlafmangel?

- Die Regulation der Methylierung gerät aus dem Takt. Gene, die eigentlich ruhig sein sollten (z. B. entzündungsfördernde), werden aktiv.
- Gleichzeitig können wichtige Schutzgene (z. B. Tumorsuppressoren) stillgelegt oder beschädigt werden, was auf Dauer das Risiko für zahlreiche Erkrankungen erhöhen kann.

- Die Aktivität der körpereigenen DNA-Reparatursysteme nimmt ab, wodurch kleine Fehler übersehen und weitervererbt werden.
- Auch die Telomere – die Schutzkappen der Chromosomen – verkürzen sich schneller, was als biologisches Zeichen von Zellalterung gilt.

Fazit: Schlaf ist kein Luxus, sondern eine Voraussetzung dafür, dass die epigenetischen Schutzmechanismen der Zelle funktionieren. Wer dauerhaft zu wenig schläft, riskiert langfristig eine Destabilisierung des genetischen Gleichgewichts.

Wenn Schlafmangel über Wochen oder Monate anhält, zeigen sich weitreichende Folgen:
- Das Immunsystem wird anfälliger für Infekte und Entzündungen.
- Der Stoffwechsel wird instabil, mit erhöhtem Risiko für Übergewicht, Diabetes oder Herz-Kreislauf-Erkrankungen.
- Darm und Mikrobiom werden geschädigt.
- Die Fruchtbarkeit kann beeinträchtigt werden.
- Die Gehirnleistung nimmt ab, vor allem in den Bereichen Konzentration, Impulskontrolle und emotionale Regulation.
- Die Telomere – Schutzkappen an den Enden der Chromosomen – verkürzen sich schneller. Das gilt als Marker für beschleunigte Zellalterung.

Viele Klientinnen und Klienten klagen über Erschöpfung, Stimmungstiefs, hormonelle Beschwerden oder Verdauungsprobleme, ohne ihren Schlaf als möglichen Ausgangspunkt in Betracht zu ziehen. In der Coaching-Arbeit lohnt es sich deshalb, gezielt nach Schlafqualität und -quantität zu fragen – nicht nur in Bezug auf die Dauer, sondern auch auf Regelmäßigkeit, Einschlafverhalten und nächtliche Wachphasen.

Wer die Nacht nicht schützt, sabotiert viele tagsüber gut gemeinte Gesundheitsstrategien. Denn ohne Schlaf keine Regeneration – und ohne Regeneration keine stabile Genregulation.

Schlafmangel ist nicht gleich Schlafmangel

Nicht jeder, der wenig schläft, leidet unter Schlafmangel im biologischen Sinn. Entscheidend ist nicht nur die Dauer, sondern auch:
- die Qualität der Schlafzyklen
- die Regelmäßigkeit (stark wechselnde Zeiten destabilisieren den zirkadianen Rhythmus)
- die Schlafunterbrechungen (z. B. durch Lärm, Licht, Sorgen, Blutzuckerschwankungen)
- und ganz zentral: die Schlafumgebung und -hygiene

Besonders häufig ist das Phänomen des »unerholten Schlafs«: Die Person schläft, was die Stundenzahl angeht, zwar eigentlich genug, fühlt sich aber morgens »wie gerädert« – zerschlagen und schlapp. Hier lohnt sich der Blick auf hormonelle Muster (z. B. Cortisol zu hoch am Abend oder zu niedrig am Morgen), auf nächtliche Unterbrechungen, auf unzureichende REM-Phasen oder mangelhaften Tiefschlaf.

Schlafmangel & Übergewicht – ein unterschätzter Zusammenhang

Schlafmangel beeinflusst nicht nur Konzentration und Stimmung, sondern auch das Gewicht. Menschen, die regelmäßig zu wenig oder schlecht schlafen, haben ein deutlich erhöhtes Risiko für Übergewicht, Heißhungerattacken und Insulinresistenz. Warum?

- Zu wenig Schlaf erhöht den Ghrelin-Spiegel. Ghrelin ist das »Hungerhormon«, das den Appetit steigert.
- Gleichzeitig sinkt Leptin, das Hormon, das dem Gehirn normalerweise Sättigung signalisiert.
- Der Körper schaltet auf Energiesparmodus: Der Grundumsatz sinkt, obwohl der Appetit steigt.
- Müdigkeit reduziert die Bewegungsbereitschaft und steigert das Verlangen nach schnellen Kohlenhydraten.
- Die Insulinsensitivität sinkt. Das erhöht die Einlagerung von Fett, besonders im Bauchbereich.

Auch epigenetisch hat dieser Prozess tiefgreifende Auswirkungen. Schlafmangel verändert die Genexpression in Stoffwechselwegen, insbesondere in Leber, Muskel- und Fettgewebe. Dabei kommt es zu einer verschlechterten Glukoseverwertung, einer erhöhten Lipidspeicherung und einer Aktivierung entzündungsfördernder Signalwege. Die Fähigkeit zur Fettverbrennung wird gehemmt, während gleichzeitig die Entzündungsneigung des Körpers steigt.

Für das Coaching bedeutet das: Wer an Gewicht, Energie oder Stoffwechselgesundheit arbeiten möchte, sollte nicht nur Ernährung und Bewegung, sondern immer auch den Schlaf in den Blick nehmen.

Wer gut schläft, isst oft intuitiver, bewegt sich mehr und reguliert seinen Stoffwechsel ganz nebenbei.

Schlafmangel & Krebs – wenn die nächtliche Zellpflege ausfällt

Schlaf ist die Phase, in der der Körper Reparaturprozesse auf Zellebene durchführt, darunter auch die Korrektur kleiner DNA-Schäden, die täglich durch Stoffwechsel, Stress oder Umweltbelastungen entstehen. Wenn diese Reparaturzyklen regelmäßig unterbrochen werden, steigt das Risiko, dass fehlerhafte Zellen übersehen und weitervermehrt werden – ein möglicher Weg in Richtung Krebsentwicklung. Zudem führt fehlender Schlaf zu Veränderungen in der Methylierung von Tumorsuppressor-Genen, also eben den Genen, die normalerweise das Wachstum entarteter Zellen stoppen. Sind diese Gene herunterreguliert, steigt das Risiko unkontrollierter Zellteilung.

Was die Forschung zeigt:

Chronischer Schlafmangel und Schichtarbeit (v. a. mit Nachtarbeit) stehen im Zusammenhang mit einem erhöhten Krebrisiko.[10]
Schlafmangel schwächt das Immunsystem, insbesondere die Aktivität von natürlichen Killerzellen, die für das Erkennen und Eliminieren entarteter Zellen zuständig sind.[11]
Gleichzeitig werden entzündungsfördernde Gene verstärkt aktiviert – ein zusätzlicher Risikofaktor für Tumorentstehung.[12]

Coaching-Praxis: aufklären, aber nicht dramatisieren

Wichtig ist in der Begleitung: Kein Angstnarrativ aufbauen. Das bringt die betroffene Person mit hoher Wahrscheinlichkeit nicht weiter, denn das Gefühl »Ich muss dringend schlafen« sorgt häufig dafür, dass stressbedingt der Schlaf noch schlechter wird. Grund zur Panik gibt es zudem auch keinen: Schlaf ist ein biologisches System mit erstaunlicher Fähigkeit zur Selbstregulation – vorausgesetzt, wir schaffen die Bedingungen dafür.

Hilfreiche Ansätze im Coaching sind:

- Die Bedeutung des Schlafs biologisch plausibel erklären, ohne moralischen Zeigefinger.
- Klientinnen und Klienten ermutigen, ihr Schlafverhalten zu beobachten und erste Hypothesen zu entwickeln.
- Kleine Veränderungen etablieren (z. B. feste Aufstehzeiten, Licht am Morgen, Bildschirmpausen am Abend).
- Bei Bedarf an Fachpersonen weiterverweisen (z. B. bei Verdacht auf Schlafapnoe oder Depression).

Schlaf ist kein »Verhalten«, das man einfach ändern kann – sondern ein komplexes System, das ausbalanciert werden will. Genau darin liegt die Stärke des epigenetischen Coachings: Prozesse erkennen, Einflussfaktoren aufdecken und Rahmenbedingungen schaffen, in denen der Körper sich selbst regulieren kann.

Schlafstörungen verstehen

Schlafstörungen sind heute fast schon ein Massenphänomen – und doch werden sie im Gesundheits-Coaching häufig nur oberflächlich angeschnitten.

Viele Menschen klagen über Einschlafprobleme, nächtliches Aufwachen oder einen nicht erholsamen Schlaf, greifen aber zu schnellen Lösungen wie pharmakologische Schlaftabletten, ohne der eigentlichen Ursache auf den Grund zu gehen. Genau hier beginnt die Tiefe des Epigenetik-Coachings: Symptome nicht glätten, sondern verstehen. Doch was bedeutet eigentlich »Schlafstörung«?

Nicht jeder, der einmal schlecht schläft, hat bereits ein Problem. Von einer echten Schlafstörung sprechen wir erst, wenn Ein- oder Durchschlafprobleme regelmäßig auftreten, länger als einen Monat bestehen und den Alltag oder die Leistungsfähigkeit spürbar beeinträchtigen. Es geht dabei nicht nur um die Anzahl der geschlafenen Stunden, sondern vor allem um die Qualität, Tiefe, Struktur und Erholungsfähigkeit des Schlafs.

Was das Thema so komplex und zugleich so spannend macht: Die Ursachen für gestörten Schlaf sind selten eindeutig. In der Praxis begegnen einem Klientinnen und Klienten mit sehr unterschiedlichen Hintergründen, doch gewisse Muster zeigen sich immer wieder. Häufig ist es eine Mischung aus biologischen, psychischen und sozialen Faktoren, die sich gegenseitig verstärken.

Da ist zum Beispiel die klassische Stressspirale: Ein hoher innerer Druck, ständiges Gedankenkreisen am Abend, das Gefühl, nie wirklich abschalten zu können. In unserer heutigen Leistungsgesellschaft gilt Stress oft als Auszeichnung. Wer viel zu tun hat, ständig unter Strom steht, spät arbeitet und früh wieder aufspringt, wird bewundert – als fleißig, engagiert, ehrgeizig. Doch biologisch betrachtet ist chronischer Stress nichts anderes als eine Daueraktivierung der Notfallprogramme. Der Körper bleibt im Alarmzustand, auch wenn keine akute Gefahr besteht. Was gesellschaftlich als »leistungsbereit« gilt, ist auf Zellebene oft bereits ein Zeichen von Überforderung – mit Folgen für Schlaf, Regeneration, Hormonbalance und epigenetische Stabilität. In solchen Fällen ist oft die Stressachse – die sogenannte HPA-Achse – dauerhaft aktiviert. Der Cortisolspiegel bleibt abends zu hoch, das Einschlafsignal (Melatonin) wird blockiert. Der Körper kommt nicht zur Ruhe, obwohl er erschöpft ist.

Die HPA-Achse – wie Stress den Schlaf unterwandert

Die sogenannte HPA-Achse (Hypothalamus-Hypophysen-Nebennierenrinden-Achse) ist das zentrale Steuerungssystem unserer biologischen Stressantwort. Sie bildet die direkte Verbindung zwischen Gehirn und Hormonsystem und sorgt dafür, dass wir auf Belastungen flexibel reagieren können. Kurzfristig ist das lebenswichtig. Doch wenn dieses System dauerhaft aktiv bleibt, gerät das innere Gleichgewicht aus der Bahn – mit tiefgreifenden Folgen für Schlaf, Regeneration und epigenetische Stabilität.

So funktioniert die HPA-Achse:

- Der Hypothalamus im Gehirn registriert eine Bedrohung (körperlich oder psychisch) und schickt ein Alarmsignal.
- Die Hypophyse (Hirnanhangdrüse) reagiert darauf mit der Ausschüttung von ACTH, einem Botenstoff für die Nebennieren.
- Die Nebennierenrinde schüttet daraufhin Cortisol aus, das wichtigste Stresshormon.

Cortisol steigert den Blutzuckerspiegel, hemmt temporär weniger überlebenswichtige Systeme, wie die Verdauung oder die Immunabwehr, und erhöht die Wachsam-

Die HPA-Achse steuert unsere Stressantwort.

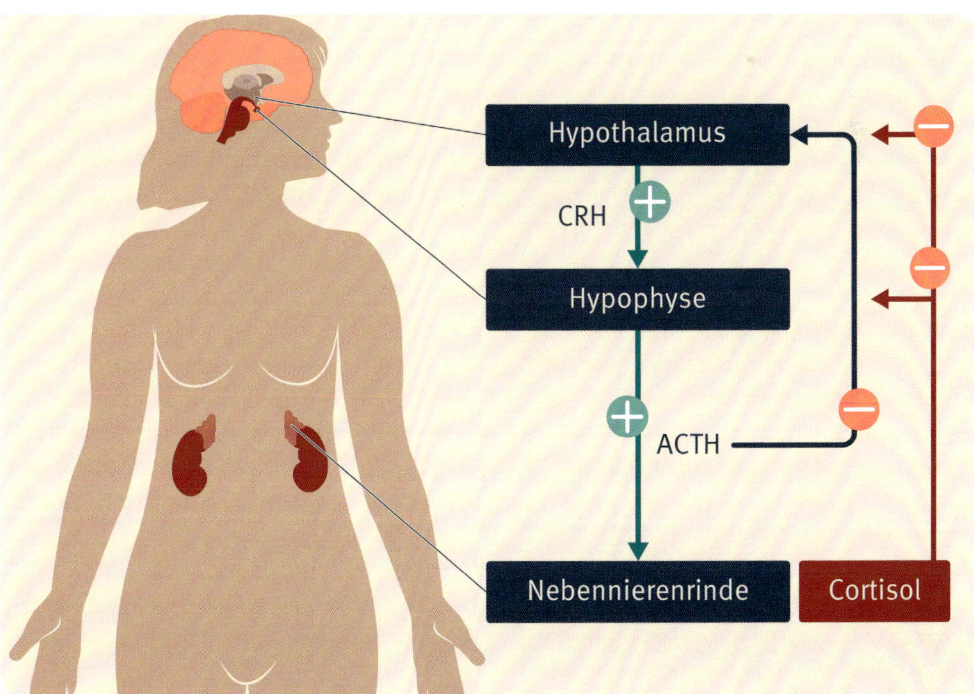

keit. Wenn die Gefahr vorbei ist, sinkt der Cortisolspiegel wieder – idealerweise.

Was passiert bei chronischer Aktivierung?

Wenn Stress dauerhaft präsent ist – sei er real, gedanklich oder emotional – bleibt die HPA-Achse ständig aktiviert. Der Cortisolspiegel ist dann abends oft noch zu hoch, obwohl der Körper Ruhe bräuchte. Gleichzeitig wird die Melatoninproduktion gehemmt. Das Ergebnis: Ein- und Durchschlafprobleme, inneres Getrieben-Sein, nächtliches Aufwachen. Auf epigenetischer Ebene verändert sich in diesem Zustand das Genaktivitätsmuster: Entzündungsfördernde Gene werden aktiver, Regenerationsprogramme ausgebremst. So entsteht ein biologisches Profil, das den Körper auf Alarmbereitschaft hält.

Typische Anzeichen für eine überaktive HPA-Achse:

- Einschlafen fällt schwer, die Gedanken »rasen«.
- Erwachen zwischen 2–4 Uhr mit Herzklopfen
- Gefühl, »nie richtig abschalten« zu können.
- Energiemangel am Morgen trotz ausreichender Schlafdauer
- starke Reaktion auf Koffein oder Reizüberflutung

»Wenn dein Körper glaubt, in Gefahr zu sein, wird er dich nicht schlafen lassen – egal, wie ruhig dein Schlafzimmer ist.«

Diese Erkenntnis verändert die Perspektive: Schlafprobleme sind oft keine Frage von Disziplin oder Willenskraft, sondern ein Schutzmechanismus des Körpers. Der Schlaf wird unterbrochen, nicht, weil er unwichtig wäre, sondern, weil der Organismus sich nicht sicher genug fühlt, um sich ihm hinzugeben.

Was hilft?

- Strukturierte Tagesrhythmen, die Sicherheit und Vorhersehbarkeit schaffen.
- Tageslicht am Morgen, um die Cortisolausschüttung natürlich zu kalibrieren.
- Reizreduktion am Abend: analog statt digital, Stille statt Input
- Regulationstechniken, wie bewusste Atmung, Körperarbeit, Achtsamkeitsübungen
- Stabilisierung durch Ernährung (z. B. komplexe Kohlenhydrate am Abend), Mikronährstoffe (z. B. Magnesium, B-Vitamine) und rhythmusfördernde Rituale

Auch die Ernährung spielt eine entscheidende Rolle für die Schlafqualität – allerdings weniger durch einzelne »schlaffördernde« Lebensmittel, sondern über ihren Einfluss auf Blutzucker, Neurotransmitter und Hormone. Schwere, fett- oder zuckerreiche Mahlzeiten am späten Abend können den Stoffwechsel überfordern, besonders in Kombination mit Alkohol. Der Körper ist dann mit Verdauung und Entgiftung beschäftigt, anstatt in den Ruhemodus zu wechseln. Insbesondere stark schwankende Blutzuckerwerte sind kritisch: Nach einem Anstieg folgt häufig ein rascher Abfall, was nachts zu innerer Unruhe, Erwachen oder sogar Heißhunger führen kann.

Umgekehrt braucht der Körper für die Produktion von Serotonin und Melatonin bestimmte Aminosäuren (z. B. Tryptophan), B-Vitamine und Mineralstoffe. Fehlt diese Grundlage, gerät auch der Schlafrhythmus ins Wanken. Im Coaching lohnt sich daher ein genauer Blick auf das Essverhalten am Abend: Wann, was und wie gegessen wird, kann den Unterschied machen zwischen innerer Ruhe und nächtlicher Alarmbereitschaft.

Aber auch ganz einfache Dinge spielen eine Rolle und bleiben oft unbeachtet. Unregelmäßige Schlafenszeiten etwa, ständiges Licht bis spät in die Nacht und »Daddeln« auf dem Handy vor dem Einschlafen können biologische Systeme aus dem Takt bringen. Nicht selten führt auch ein instabiler Blutzuckerspiegel zu nächtlichem Aufwachen – meist zwischen zwei und vier Uhr morgens. Der Körper reagiert auf einen leichten Glukoseabfall mit einer Gegenregulation durch Adrenalin oder Cortisol und weckt uns.

Auch der zirkadiane Rhythmus selbst kann gestört sein. Menschen, die gegen ihren natürlichen Chronotyp leben – etwa Spättypen, die früh raus müssen –, leiden häufig unter dauerhaftem »sozialem Jetlag«. Ebenso kann ein Mangel an natürlichem Tageslicht, wie er bei Büroarbeit oder in den Wintermonaten vorkommt, dazu führen, dass die innere Uhr sich nicht mehr richtig synchronisiert. Das System weiß dann schlicht nicht mehr, wann Tag und wann Nacht ist.

Ein oft übersehener Faktor sind Umweltgifte: Schadstoffe, die wir über Luft, Wasser, Nahrung oder Kosmetika aufnehmen. Substanzen wie Pestizide, Schwermetalle (z. B. Quecksilber, Blei), Weichmacher (BPA), Flammschutzmittel oder Lösungsmittel können den Stoffwechsel epigenetisch beeinflussen, die Leber überfordern und sich auf Hormonachsen auswirken. Besonders relevant ist ihre Wirkung auf das Nervensystem und die Melatoninproduktion. Häufig zeigen sich Schlafprobleme in solchen Fällen nicht isoliert, sondern zusammen mit Erschöpfung, Reizbarkeit, Hautproblemen oder Zyklusstörungen.

Nicht zuletzt sollten auch hormonelle Umstellungen bedacht werden: Viele Frauen berichten im Coaching über zunehmende Schlafprobleme in den Wechseljahren. Ein Mangel an Progesteron oder ein Ungleichgewicht zwischen Östrogen und Cortisol kann den Schlaf ebenso beeinträchtigen wie eine überlastete Nebennierenfunktion oder eine unterschwellige Schilddrüsenunterfunktion.

Über den Wolken

Auch Jetlag – also die zeitversetzte Belastung des zirkadianen Systems durch Flugreisen über mehrere Zeitzonen – ist ein häufiger, aber oft unterschätzter Störfaktor für gesunden Schlaf. Menschen, die viel fliegen, erleben regelmäßig, dass ihr biologischer Rhythmus dem Terminkalender hinterherhinkt. Die innere Uhr braucht mehrere Tage, um sich an eine neue Zeitzone anzupassen. In dieser Zeit ist der Schlaf oft gestört, die Melatoninproduktion verschoben, die Cortisol-Ausschüttung dysreguliert.
Wer permanent zwischen Zeitzonen pendelt oder auch nur regelmäßig zu untypischen Zeiten arbeitet (z. B. in Online-Meetings mit Asien oder den USA), gerät in einen Zustand des »sozialen Jetlags«. Die Folgen reichen von Schlafproblemen über Stimmungsschwankungen bis hin zu hormonellen und metabolischen Dysbalancen.
Solche Muster werden selten spontan thematisiert, weil sie den Betroffenen so normal scheinen. Umso wichtiger ist es, gezielt danach zu fragen und mögliche Kompensationsstrategien (z. B. Lichtmanagement, Rhythmusanpassung, gezielte Erholung nach Flügen) gemeinsam zu entwickeln.

Methylgruppenmangel

Ein oft übersehener Faktor ist ein Mangel an Methylgruppen, also an biologisch aktiven Molekülen, die für zentrale Stoffwechselvorgänge im Körper essenziell sind. Fehlen sie, können zahlreiche Funktionen entgleisen – darunter auch die, die für guten Schlaf nötig sind.

Ein Mangel an Methylgruppen – oder eine gestörte Fähigkeit, sie bereitzustellen – kann verschiedene Ursachen haben: genetische Varianten wie MTHFR, Nährstoffdefizite (z. B. Vitamine B_{12} oder B_6, Folat, Zink, Magnesium) oder eine chronische Belastung mit Umweltgiften. Die Folge: Obwohl Schlafhygiene, Lichtimpulse und Tagesrhythmus stimmen, bleibt der erholsame Schlaf aus. Denn:

- Melatonin kann nicht ausreichend gebildet werden – die Voraussetzung für den natürlichen Tag-Nacht-Wechsel fehlt.
- Aktivierende Neurotransmitter wie Adrenalin oder Dopamin werden nicht abgebaut; innere Unruhe, Einschlafprobleme oder nächtliches Aufwachen sind die Folge.
- Entzündungsprozesse bleiben unreguliert – was sich negativ auf die Schlafarchitektur und die nächtliche Zellreparatur auswirkt.

Ein Methylgruppenmangel zeigt sich häufig nicht isoliert, sondern geht mit anderen Symptomen einher: Stimmungsschwankungen, Reizbarkeit, Hormonstörungen, Histaminintoleranz, Probleme mit Entgiftung oder Migräne sind typische Begleiter.

Schlafprobleme durch Methylierungsstörungen

Methylierungsstörungen können in der Praxis eine stille, aber wirksame Ursache für hartnäckige Schlafprobleme sein, vor allem, wenn sich klassische Schlafhygiene-Maßnahmen als wenig wirksam erweisen.

Typische Hinweise im Gespräch oder in der Anamnese:

- Einschlafprobleme trotz Müdigkeit am Abend
- nächtliches Aufwachen mit Herzklopfen oder innerer Unruhe
- paradoxe Reaktion auf Melatonin (z. B. Unruhe statt Müdigkeit)
- hohe Reizempfindlichkeit (Licht, Geräusche, Gerüche)
- Stimmungsschwankungen, Reizbarkeit oder »nervöse Erschöpfung«
- Migräne, PMS, Histaminintoleranz, Verdauungsprobleme
- Erschöpfung trotz scheinbar ausreichendem Schlaf

Typische Verstärker eines Methylgruppenmangels:

- chronischer Stress oder Überlastung
- Nährstoffmängel (v. a. B_{12}, B_6, Folat, Zink, Magnesium)
- Alkohol, Nikotin, Umweltgifte, Schwermetallbelastung
- einseitige oder stark verarbeitete Ernährung
- genetische Varianten (SNPs) wie MTHFR, COMT, CBS (nur im Kontext relevant!)

Was kannst du als Coach tun?

Biologische Grundlagen thematisieren: Weise im Gespräch behutsam auf die Rolle der Methylierung hin, ohne zu diagnostizieren oder zu pathologisieren. Oft reicht schon der Impuls, dass »etwas im Stoffwechsel aus dem Takt geraten sein könnte«.

Ernährung gezielt unterstützen:
Empfiehl Lebensmittel, die die Methylierung fördern, zum Beispiel grünes Blattgemüse, Eier, Leber, hochwertige Proteinquellen, Nüsse und Samen.

B-Vitamine erklären:
B-Vitamine wie B_6, B_{12} und Folat sind essenzielle Cofaktoren im Methylkreislauf. Hier kann Aufklärung viel bewirken – vor allem bei anhaltenden Schlafproblemen.

Fachliche Abklärung anregen:
Bei ausgeprägter Symptomlage oder familiärer Häufung von Migräne, Histaminproblemen oder hormonellen Dysbalancen kann eine Empfehlung zur funktionellen Diagnostik (z. B. Homocystein, Methylmalonsäure, Vitaminstatus) sinnvoll sein.

Coaching-Praxis: Bei Schlafstörungen gezielt unterstützen

Es geht nicht darum, Diagnosen zu stellen oder medizinische Ursachen auszuschließen. Vielmehr besteht deine Aufgabe darin, den Blick zu weiten – weg von der Symptombekämpfung, hin zum Verständnis des Gesamtsystems. Ein Schlafproblem ist in der Regel nicht das eigentliche Problem, sondern Ausdruck eines Ungleichgewichts im System.

Statt Fragebögen abzuarbeiten, kann es deshalb viel wirkungsvoller sein, im Gespräch auf Spurensuche zu gehen. Oft genügt eine scheinbar einfache Frage wie: »Wie fühlt sich Schlaf für dich an – als Rückzugsort oder als täglicher Kampf?« Oder: »Was passiert in dir, wenn du nachts wach wirst?« Der Tonfall, das Zögern, die Gedanken, die sich sofort melden – all das liefert Hinweise.

Wenn eine Klientin, ein Klient trotz idealer Bedingungen nicht in den Schlaf findet, oder wenn der Schlaf plötzlich kippt (z. B. in Phasen erhöhter Belastung), lohnt sich der Blick auf die biochemische Grundlage der Regeneration, besonders bei:

- lang anhaltendem Stress
- unausgewogener Ernährung
- veganer oder sehr restriktiver Kost
- familiärer Häufung von Schlafstörungen, Angst, Depression, chronischer Erschöpfung

Solche Zusammenhänge lassen sich durch gezielte funktionelle Labordiagnostik aufdecken, z. B. über Methylierungsprofile, Aminosäurenanalysen oder HPU-/KPU-Tests. Auch genetische Varianten (SNPs) können Hinweise liefern, sollten aber immer im Kontext betrachtet werden, denn nicht das Gen allein ist entscheidend, sondern seine epigenetische Ausprägung.

Trotz allem ist es wichtig, den Schlaf nicht zu pathologisieren. Viele Menschen fühlen sich unter Druck, endlich »perfekt zu schlafen«. Gerade Gesundheitsbewusste entwickeln fast zwanghafte Rituale – und sind dennoch erschöpft. Hier kann eine Neubewertung helfen: Schlaf ist kein Leistungsthema. Er ist ein Spiegel dessen, was wir tagsüber erleben – biologisch, emotional und sozial. Und er ist formbar.

Ein wirksamer Coaching-Impuls könnte daher lauten:

»Dein Schlaf zeigt, was dein System gerade braucht – nicht, was mit dir nicht stimmt.«

Koffein, Alkohol und Schlafmittel

Koffein, Alkohol & Co. stören mehr als den Schlaf – sie beeinflussen Gene, Hormone und Regeneration bis auf Zellebene.

Viele Klientinnen und Klienten sehen ihren Schlaf als etwas, das »nicht funktioniert«, obwohl sie eigentlich alles »richtig« machen: Sie gehen pünktlich ins Bett, versuchen zu entspannen, nehmen vielleicht sogar Melatonin. Was dabei oft übersehen wird: Bestimmte Substanzen wirken wie unsichtbare Störsender auf das Schlafsystem.

Koffein – der unbewusste Wachhalter

Koffein blockiert gezielt die Adenosinrezeptoren im Gehirn, also jene Strukturen, die für das wachsende Müdigkeitssignal im Laufe des Tages verantwortlich sind. Solange Koffein im System ist, kommt das Müdigkeitssignal nicht durch, auch wenn der Körper längst Ruhe bräuchte.

Was viele nicht wissen: Koffein hat eine lange Halbwertszeit, bei den meisten Menschen zwischen fünf und sieben Stunden. Das bedeutet: Wer um 15 Uhr den letzten Kaffee trinkt, hat um 21 Uhr oft noch die Hälfte der Wirkdosis im Körper. Und bei »langsamen Koffeinmetabolisierern« kann der Effekt noch deutlich länger anhalten.

Selbst wenn man »trotzdem gut einschläft«, kann Koffein den Schlaf stören, besonders den Tiefschlaf. Das führt zu schlechterer Regeneration, weniger Immunkompetenz und langfristig zu einer erhöhten Stressanfälligkeit. Gene, die mit Entzündungsregulation, Hormonstoffwechsel und neuronaler Plastizität zusammenhängen, reagieren empfindlich auf diese Störung des Schlafprofils.

Alkohol – Schlaf ja, Erholung nein

Ein Glas Wein oder ein »Absacker« am Abend mag das Einschlafen erleichtern, denn Alkohol wirkt dämpfend auf das zentrale Nervensystem. Doch diese Wirkung ist trügerisch: Alkohol fragmentiert den Schlaf, stört besonders die zweite Nachthälfte und unterdrückt den REM-Schlaf. Das bedeutet: Der Schlaf wird oberflächlicher, weniger erholsam, weniger emotional regenerierend.

Alkohol führt zudem zu einem Blutzuckeranstieg und anschließendem Abfall, was in der zweiten Nachthälfte zu unruhigem Schlaf oder nächtlichem Aufwachen führen kann. Auch nächtliches Schwitzen, Harndrang und Herzklopfen sind typische Folgen. Besonders kritisch ist: Regelmäßiger Konsum – selbst in geringen Mengen – kann epigenetische Veränderungen in Leber, Nervensystem und Hormonachsen bewirken.

Im Coaching ist das oft ein sensibler Punkt. Es geht nicht darum, zu moralisieren, sondern Bewusstsein zu schaffen, welche scheinbar harmlosen Gewohnheiten langfristig biologisch gegen den Körper arbeiten.

Schlafmittel – chemische Ruhe

Schlafmittel, ob verschreibungspflichtig oder pflanzlich, haben ihre Berechtigung, besonders in akuten Phasen. In akuten Belastungsphasen, bei Jetlag, nach traumatischen Erlebnissen oder bei massiver Schlaflosigkeit können sie kurzfristig helfen, den Teufelskreis aus Erschöpfung und Anspannung zu durchbrechen. Doch was oft übersehen wird: Schlafmittel ersetzen keinen echten Schlaf, sie modifizieren ihn.

Doch ihre Wirkung ist selten so regenerativ, wie es scheint. Klassische Benzodiazepine oder Z-Substanzen (z. B. Zolpidem) verkürzen zwar die Einschlafzeit und unterdrücken nächtliches Erwachen, verändern aber massiv die Schlafarchitektur. REM- und Tiefschlaf werden unterdrückt, die natürlichen Zyklen verzerrt. Die Folge ist ein Schlaf, der eher betäubt als erholsam wirkt. Das Gehirn »pausiert«, aber regeneriert nicht wirklich.

Auch pflanzliche Mittel (z. B. Baldrian, Hopfen, Passionsblume) sind nicht grundsätzlich harmlos, vor allem dann, wenn sie dauerhaft eingesetzt werden, ohne die Ursache zu adressieren. Sie greifen zwar weniger invasiv in die Neurochemie ein, wirken aber ebenfalls sedierend, und können bei dauerhaftem Gebrauch Signale überdecken, die eigentlich als Einladung zur Ursachenklärung verstanden werden sollten. Besonders dann, wenn der Griff zur Teemischung oder Tropfenflasche zur täglichen Routine wird, kann der Coachingprozess ins Stocken geraten: Die Symptome sind ruhiggestellt, aber nicht gelöst.

Langfristig können viele Schlafmittel den natürlichen Melatonin- und Cortisolrhythmus stören, zu Abhängigkeit führen oder die epigenetische Regulation von Rezeptoren im Nervensystem verändern. Das ist insbesondere relevant bei Klienten mit bereits instabiler Hormonlage, Nebennierenerschöpfung oder chronischen Entzündungsprozessen.

Coaching-Praxis: Aufklärung mit Fingerspitzengefühl

In der Arbeit mit Klientinnen und Klienten gehört die Thematisierung von Koffein, Alkohol oder Schlafmitteln zu den sensibleren Momenten. Nicht, weil die Fakten unklar wären, sondern weil es um Gewohnheiten geht, die oft tief im Alltag verankert sind. Ein Glas Wein zum Abschalten, der Espresso als tägliches Ritual, das vermeintlich harmlose Schlafspray – all das sind für viele Menschen vertraute Werkzeuge, um mit Stress, Erschöpfung oder innerer Unruhe umzugehen. Wird daran gerüttelt, reagieren viele defensiv: »Ich brauche das.« oder »Ohne kann ich nicht einschlafen.«

Als Coach geht es nicht darum, zu bewerten oder zu belehren. Es geht darum, Verständnis für biochemische Zusammenhänge zu wecken, ohne Schuld oder Druck aufzubauen. Der zentrale Perspektivwechsel lautet: Nicht »du machst etwas falsch« – sondern »dein Körper reagiert auf das, was du ihm gibst«. Ein erster Schritt kann sein, gemeinsam Beobachtungen zu sammeln:

- Was passiert, wenn du drei Tage keinen Kaffee trinkst?
- Wie schläfst du nach einem alkoholfreien Abend?
- Wie wach fühlst du dich morgens nach einer Nacht mit und ohne Schlafmittel?

Durch solche Selbsterfahrungen entsteht ein Gefühl für die Zusammenhänge – und damit Raum für Veränderung, ohne Druck. Wenn die Bereitschaft zur Veränderung wächst, geht es im nächsten Schritt darum, realistische Alternativen zu entwickeln. Was kann den abendlichen Wein ersetzen? Wie lässt sich der Schlafdruck ohne Koffein regulieren? Welche Strategien helfen, auch ohne Mittel zur Ruhe zu finden?

Empathie, Information und ergebnisoffene Begleitung sind dabei entscheidender als jede Theorie. Denn der beste Weg zur Verhaltensänderung ist nicht das Verbot, sondern das wachsende Bewusstsein für das, was guttut.

Strategien für besseren Schlaf

Schlaf lässt sich nicht »erzwingen«, aber er lässt sich ermöglichen. Im Epigenetik-Coaching geht es genau darum.

Als Coach ist es deine Aufgabe, die Bedingungen zu erkennen, die regenerativen Schlaf stören, und dann gezielt neue Impulse zu setzen, die das System wieder in seine Balance bringen. Der Schlüssel liegt nicht in starren Routinen, sondern in einer Haltung, die dem Körper erlaubt, seinen eigenen Rhythmus wiederzufinden. Schlaf ist kein mechanischer Vorgang, den man erzwingen kann, sondern ein feines Zusammenspiel aus physiologischer Sicherheit, emotionaler Entspannung und innerer Erlaubnis. Wenn diese Ebenen in Resonanz kommen, stellt sich Erholung oft ganz von selbst ein.

Bewusstsein statt Protokoll

Viele Menschen kommen ins Coaching mit einer langen Liste an Tipps, Apps, Einschlafritualen und Nahrungsergänzungsmitteln. Und dennoch schlafen sie schlecht. Warum? Weil der Fokus zu oft auf »Tun« liegt, und zu wenig auf Verstehen. Der erste Schritt ist daher fast immer ein Perspektivwechsel: Schlaf ist kein weiteres To-do, sondern ein Ergebnis innerer Bedingungen.

Eine der wirksamsten Fragen im Gespräch lautet:

»Was hindert deinen Körper gerade daran, sich sicher zu fühlen und loszulassen?«

Manchmal ist es der Stress. Manchmal der Bildschirm. Manchmal eine unbewusste Angst, die nachts lauter wird als tagsüber. Das Ziel ist nicht, alle Antworten sofort zu finden, sondern den Blick auf die Zusammenhänge zu öffnen.

Der Rhythmus zählt – mehr als die Dauer

Viele Leute glauben, dass sie »einfach zu wenig schlafen«. In Wirklichkeit liegt das Problem oft im zirkadianen Rhythmus, also der inneren Taktung von Hormonen, Körpertemperatur, Gehirnwellen und Genaktivität. Ein unregelmäßiger Schlaf-wach-Rhythmus – z. B. durch wechselnde Schlafenszeiten oder zu langes Ausschlafen am Wochenende – bringt dieses System aus dem Gleichgewicht.

Was hilft:

- feste Aufstehzeiten, auch am Wochenende
- morgens möglichst viel Tageslicht (oder notfalls Tageslichtlampen)
- abends regelmäßige »Abschaltzeiten« ohne Blaulicht
- kleine, tägliche Rituale zur inneren Verlangsamung (z. B. Atemübungen, Journaling, Stretching)

All diese Maßnahmen dienen einem Ziel: Dem Körper ein verlässliches Zeitgefühl zurückzugeben, damit er weiß, wann er entspannen darf – und wann nicht.

Schlaf als Basis epigenetischer Resilienz

Schlaf ist kein bloßer Pausenzustand. Er ist ein zentraler Regulator unseres inneren Gleichgewichts – biologisch, emotional und epigenetisch. Im Schlaf geschieht das, was wir im Epigenetik-Coaching anstreben: Regeneration durch gezielte Reorganisation.

Doch das gelingt nur, wenn die Bedingungen stimmen. Ein verschobener Tag-Nacht-Rhythmus, dauerhafte Stresssignale, fehlende Nährstoffe oder chronische Reizüberflutung, all das kann die epigenetischen Reparaturprozesse der Nacht blockieren oder sogar ins Gegenteil verkehren. Es ist daher kein Zufall, dass Schlafmangel mit nahezu allen chronischen Erkrankungen korreliert, von Depression über Insulinresistenz bis hin zu Krebs.

Für Epigenetik-Coaches ergibt sich daraus ein klarer Auftrag: Schlaf muss nicht »optimiert«, sondern verstanden werden. Es geht darum, Muster zu erkennen, Ursachen freizulegen und Menschen wieder in einen Kontakt mit ihrem natürlichen Rhythmus zu bringen. Coaching kann hier viel bewirken – nicht durch Diagnosen, sondern durch Aufklärung, Struktur und Vertrauen.

Coaching-Praxis: kleine Schritte mit großer Wirkung

Im Coaching ist es hilfreich, sich auf verhaltensnahe Interventionen zu konzentrieren – also auf Veränderungen, die Klientinnen und Klienten selbstständig beobachten und anpassen können. Einige Beispiele:

Das 90-Minuten-Prinzip:
Schlafzyklen dauern etwa 90 Minuten. Wer seine Schlafenszeit so plant, dass er nach einem Vielfachen davon aufwacht (z. B. nach 6 oder 7,5 Stunden), fühlt sich oft erholter als nach 8.

Schlafprotokoll führen:
Kein komplexes Tracking, nur einfache Beobachtungen: Einschlafzeit, Aufwachzeit, Unterbrechungen, subjektives Gefühl morgens. So entsteht ein realistisches Bild statt reiner Einschätzung.

Kognitive Entlastung am Abend:
Gedanken »auslagern«, z. B. durch ein kurzes Notizritual. Was war heute? Was beschäftigt mich? Was darf bis morgen warten?

Reizreduktion im Schlafzimmer: Lichtquellen eliminieren, WLAN nachts deaktivieren, Raumtemperatur senken, ggf. Rotlicht einsetzen.

Je nach Kontext können auch pflanzenbasierte Unterstützungen (z. B. Lavendel, Hopfen, Melisse, Magnesium) eine Rolle spielen – immer mit dem Ziel, das System zu begleiten, nicht zu übersteuern.

Am wirksamsten ist Coaching dort, wo es Menschen hilft, die Kontrolle loszulassen, ohne sich ausgeliefert zu fühlen. Schlaf ist ein natürlicher Zustand, kein Leistungskriterium. Wer ihn erzwingen will, wird ihn oft gerade dadurch verlieren. Deshalb ist der vielleicht wichtigste Beitrag des Coachings: Sicherheit vermitteln. Vertrauen in den eigenen Rhythmus stärken. Den Körper wieder als Partner erleben lassen. Oder wie es ein Klient einmal formulierte: »Ich dachte, ich muss lernen, besser zu schlafen. In Wahrheit musste ich lernen, weniger zu kämpfen.«

12 Tipps für gute Schlafhygiene

1. **Feste Schlafenszeiten einhalten:** Möglichst zur gleichen Zeit ins Bett gehen, auch am Wochenende. Der Körper liebt Rhythmus.
2. **Morgens direkt Tageslicht tanken:** Fünfzehn Minuten natürliches Licht helfen, die innere Uhr zu synchronisieren.
3. **Bildschirme am Abend reduzieren:** Mindestens 60 Minuten vor dem Schlafengehen kein Smartphone, Laptop oder Fernseher mehr. Alternativ: Blaulichtfilter aktivieren oder ab 19 Uhr oder 20 Uhr abends Blaulichtbrille tragen.
4. **Abends nur leichte Mahlzeiten:** Der Körper soll nachts regenerieren, nicht verdauen.
5. **Alkohol und Koffein vermeiden:** Kein Koffein nach 14–15 Uhr. Kein Alkohol vor dem Schlafengehen.
6. **Entspannendes Einschlafritual etablieren:** Z. B. Licht dimmen, warme Dusche, Kräutertee, ruhige Musik, Tagebuch schreiben, das signalisiert dem Körper: Jetzt wird's ruhig.
7. **Stressreduktion bewusst integrieren:** Unverarbeiteter Stress aktiviert die HPA-Achse. Achtsamkeitsübungen, atmen, dehnen, schreiben oder bewusst »aussteigen« helfen, das Nervensystem in den Ruhemodus zu bringen.
8. **Schlafzimmer optimieren:** Kühl (16–18 °C), dunkel (evtl. Schlafmaske, Verdunkelung), ruhig. Keine grellen Lichter oder Geräte mit LED-Anzeigen.
9. **Nur zum Schlafen ins Bett:** Kein Arbeiten, Essen, Grübeln im Bett – das Gehirn soll das Bett mit Ruhe verbinden.
10. **Gedankenkreisen stoppen:** Statt grübeln: Gedanken aufschreiben, Atemübungen oder progressive Muskelentspannung anwenden.
11. **Bewegung – aber richtig getimt:** Regelmäßige Bewegung verbessert den Schlaf, aber intensiver Sport sollte nicht zu spät am Abend stattfinden.
12. **Wecker entmachten:** Wecker außer Sichtweite stellen. Ständiges Kontrollieren stört die Entspannung.

Die Umwelt als Faktor

Wenn wir über Gesundheit sprechen, denken viele zunächst an Ernährung oder Bewegung – aber eher selten an die Umwelt als aktive Kraft, die tief in unsere biologischen Abläufe eingreift.

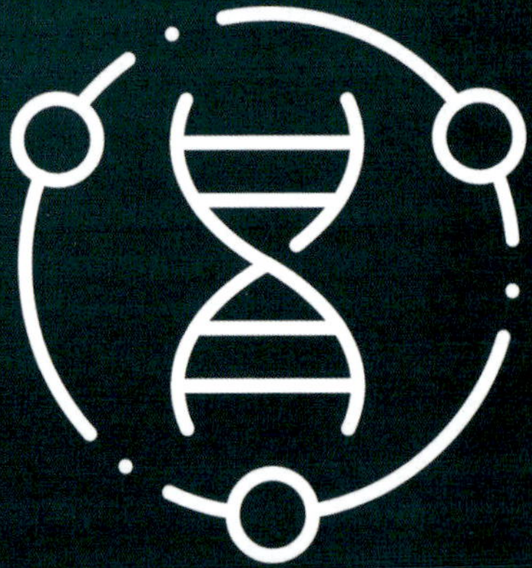

Umweltgifte und ihre epigenetischen Wirkungen

Unsere Umwelt beeinflusst nicht nur, wie wir leben, sondern auch, wie unsere Gene arbeiten – Grund genug, genauer hinzuschauen.

Früher wurde die Umwelt in der Medizin eher als Hintergrundfaktor betrachtet. Heute ist klar: Luftqualität, Wasser, Schadstoffe, Lärm, elektromagnetische Felder oder auch Chemikalien aus Kosmetik, Kleidung oder Nahrung, all das hat direkten Einfluss auf zelluläre Prozesse.

Der Begriff Umwelt ist in diesem Zusammenhang weit gefasst. Er meint nicht nur klassische Umweltgifte, sondern auch soziale, psychische und kulturelle Einflüsse. Stress, Isolation, mangelnde Erholung oder belastende Lebensumstände gehören ebenso dazu wie Pestizide oder Schwermetalle. Laut WHO sind ca. ¼ aller Krankheiten und Todesfälle auf die körperliche Belastung mit Umweltschadstoffen zurückzuführen.[13]

Doch du weißt bereits: Epigenetische Veränderungen sind oft reversibel. Wenn toxische Einflüsse wegfallen, wenn Schlafrhythmus, Nährstoffversorgung, emotionale Stabilität und körperliche Aktivität sich verbessern, können epigenetische Schäden rückgebildet werden – manche schneller, andere langsamer. Genau hier liegt die Chance für Prävention und Coaching. Wer versteht, wie die Umwelt auf zellulärer Ebene wirkt, kann gezielt gegensteuern.

Schadstoffe begleiten unseren Alltag – oft unbemerkt. Sie stecken in der Atemluft, im Trinkwasser, in Verpackungen, Möbeln, Kosmetikprodukten oder in der Nahrung. Auch wer sich gesund ernährt und bewusst lebt, entkommt ihnen kaum vollständig. Die Frage ist also nicht, ob jemand belastet ist, sondern in welchem Ausmaß.

Wie Umweltgifte epigenetisch wirken

Giftstoffe müssen die DNA nicht beschädigen, um Schaden anzurichten. Es reicht, wenn sie in die molekularen Mechanismen eingreifen, die Gene regulieren. Besonders relevant sind hier die DNA-Methylierung und die Modifikation der Histone, also jener

Proteine, um die die DNA gewickelt ist. Verändert sich die chemische Struktur dieser Bestandteile, kann das darüber entscheiden, ob ein Gen aktiv ist oder abgeschaltet bleibt.

Viele Umweltgifte wirken genau auf dieser Ebene – wie biochemische Störsender. Sie blockieren Enzyme, die für das Anbringen oder Entfernen von Methylgruppen zuständig sind, oder beeinflussen die Verpackung der DNA. Auf diese Weise können wichtige Schutzgene unterdrückt oder stille Risikogene aktiviert werden. Die Folge ist kein plötzlicher Schaden, sondern ein schleichender Verlust an biologischer Steuerung, oft über viele Jahre hinweg. Es braucht keine hohe Dosis, sondern Wiederholung.

Typische Schadstoffe und ihre Wirkprofile

Besonders gut erforscht sind Schwermetalle wie Quecksilber, Cadmium oder Blei. Sie greifen tief in zelluläre Schutzmechanismen ein, indem sie antioxidative Systeme schwächen, Entzündungsprozesse fördern und zentrale Entgiftungsenzyme blockieren. Auch Weichmacher wie Bisphenol A oder Phthalate haben eine epigenetische Wirkung, unter anderem durch hormonelle Effekte. Sie können beispielsweise die Methylierung bestimmter Gene in der Leber, im Gehirn oder im Fortpflanzungssystem verändern.

Ein weiteres Beispiel ist Glyphosat, ein weltweit verbreitetes Herbizid, das über Lebensmittelrückstände in den Körper gelangen kann. Es steht im Verdacht, die mitochondriale Aktivität zu beeinträchtigen, entzündungsfördernde Gene hochzuregulieren und damit das epigenetische Gleichgewicht nachhaltig zu destabilisieren.

Mitochondrien als Hauptangriffsziel vieler Umweltgifte

Ein Punkt, der in der Diskussion um Umweltbelastung oft untergeht, ist die stille, aber tiefgreifende Wirkung vieler Schadstoffe auf unsere Zellkraftwerke, die Mitochondrien. Diese winzigen Organellen produzieren nicht nur das lebensnotwendige ATP, sondern steuern weit mehr: Zellschutz, Entgiftung, programmierten Zelltod (Apoptose) und sogar epigenetische Prozesse. Ihre Leistung hängt dabei empfindlich vom Zustand ihrer Membranen, ihrer DNA (der mtDNA) und der Effizienz der Atmungskette ab.

Zahlreiche Umweltgifte – von Schwermetallen über Pestizide bis hin zu bestimmten Medikamenten – richten ihren Schaden direkt an den Mitochondrien an. Man spricht hier von mitotoxischen Effekten. Die Folgen? Eine gestörte Energiegewinnung, und mehr noch: eine Kettenreaktion aus Funktionsverlust und oxidativem Stress. Studien zeigen, dass diese Gifte die innere Mitochondrienmembran durchlässiger machen, die Elektronentransportkette stören – und damit die ATP-Produktion zum Erliegen bringen. Gleichzeitig steigt die Bildung reaktiver Sauerstoffspezies (ROS), die wiederum die mtDNA angreifen. Ein echter Teufelskreis: Energieverlust, Zellstress und epigenetische Entgleisung.

Besonders heikel: Die mitochondriale DNA ist kaum durch Reparatursysteme geschützt. Wird sie beschädigt, kann das zu bleibenden Ausfällen führen, insbesondere in energiehungrigen Geweben wie Herz, Leber, Gehirn oder Immunsystem.

Und epigenetisch? Auch hier bleibt der Schaden nicht folgenlos. Ohne ausreichend ATP fehlen Methylgruppen – die feinen

Werkzeuge der epigenetischen Steuerung. Gleichzeitig verändert sich unter Stress die Kommunikation zwischen Mitochondrien und Zellkern. Die Gene reagieren, aber nicht mehr in Balance.

Was heißt das fürs Coaching? Mitochondriale Schwächen zeigen sich oft diffus: chronische Müdigkeit, Konzentrationsprobleme, Reizempfindlichkeit oder das Gefühl, »nie wirklich in die Gänge zu kommen«. Viele dieser Symptome bleiben unentdeckt, weil die eigentliche Ursache, nämlich die mitochondriale Belastung durch Umweltgifte, übersehen wird. Deshalb gilt: Wer ganzheitlich coacht, nimmt auch die Mitochondrien mit ins Blickfeld. Ihre Funktion gehört zur erweiterten Umweltanamnese und ist ein Schlüssel zur tiefgreifenden Regeneration.

Kumulative Belastung und Kombinationseffekte

Einzeln betrachtet wirken viele Umweltstoffe harmlos. Ein bisschen Pestizid hier, ein Rest Lösungsmittel da – kaum messbar, kaum spürbar. Doch die Realität sieht anders aus: Unser Körper ist kein steriles Labor. Wir leben in einem Cocktail aus Belastungen, die sich schleichend und oft unbemerkt aufsummieren.

Und genau darin liegt der eigentliche Knackpunkt. Es geht nicht nur um einzelne Substanzen. Es geht um ihre Wechselwirkungen. Was die Forschung inzwischen deutlich zeigt: Manche Stoffe verstärken sich gegenseitig – sie wirken synergistisch. Besonders brisant wird es, wenn Pestizide auf Schwermetalle treffen[14] oder industrielle Abbauprodukte auf pharmazeutische Rückstände. In Kombination können diese Stoffe biologische Prozesse aus dem Gleichgewicht bringen – mit einem Effekt, der weit über die bloße Summe hinausgeht.

Auch auf epigenetischer Ebene zeigen sich solche Synergien: veränderte microRNA-Profile, gestörte Reparaturmechanismen, chronisch aktivierte Stressachsen. Der Körper registriert all das und reagiert mit Alarm auf molekularer Ebene. Oft lange bevor spürbare Symptome auftreten. Und genau das macht die Sache so tückisch: Was nicht auffällt, bleibt unbeachtet und entfaltet über Jahre hinweg seine Wirkung.

Coaching-Praxis

Für das Epigenetik-Coaching bedeutet das: Wer Ursachen verstehen will, muss auch die Umwelt als Einflussgröße mitdenken. Es geht nicht darum, Menschen Angst zu machen oder dogmatisch auf »reine Lebensweise« zu pochen. Es geht darum, Bewusstsein zu schaffen für die täglichen Entscheidungen, die sich auf molekularer Ebene niederschlagen. Schon kleine Veränderungen im Alltag können helfen, Belastungen zu reduzieren und epigenetische Prozesse zu stabilisieren.

Giftstoffe meiden – 10 alltagstaugliche Strategien

Viele Schadstoffe gelangen nicht durch außergewöhnliche Ereignisse in den Körper, sondern durch ganz alltägliche Dinge: Luft, Wasser, Nahrung, Kleidung, Pflegeprodukte. Wer versteht, wo sie vorkommen und wie sie sich reduzieren lassen, kann seine tägliche Belastung deutlich senken. Hier zehn praxiserprobte Ansätze:

1. **Lebensmittel so naturbelassen wie möglich**
   Pestizide, Konservierungsstoffe und Verpackungsrückstände belasten den Körper oft über Jahre. Wer auf unverarbeitete Lebensmittel setzt – möglichst in Bioqualität, senkt die Aufnahme solcher Stoffe deutlich. Besonders wichtig bei Obst, Gemüse, Getreide und tierischen Produkten, da sich Gifte in Fett und Gewebe anreichern.
2. **Wasserqualität sichern**
   Leitungswasser ist oft rückstandsfrei, aber nicht überall. Medikamentenrückstände, Schwermetalle oder Mikroplastik sind in vielen Regionen nachweisbar. Hochwertige Wasserfilter (z. B. Aktivkohle, Osmose) können helfen. Plastikflaschen sollten möglichst gemieden werden, da sie Weichmacher freisetzen, besonders bei Wärme. Allerdings: Neue Tests zeigen, dass vermehrt Mikroplastik auch in Wasser aus Glasflaschen zu finden ist.
3. **Raumluft verbessern**
   Innenräume enthalten oft mehr Schadstoffe als die Außenluft: durch Ausdünstungen aus Möbeln, Lacken, Teppichen oder Reinigungsmitteln. Regelmäßiges Stoßlüften, Luftreiniger, Zimmerpflanzen und möglichst emissionsarme Materialien beim Kauf neuer Einrichtungsgegenstände helfen, die Belastung zu senken.
4. **Kosmetik und Pflegeprodukte bewusst wählen**
   Viele konventionelle Produkte enthalten hormonaktive Substanzen, Mikroplastik oder Konservierungsmittel, die über die Haut aufgenommen werden. Zertifizierte Naturkosmetik ist eine gute Alternative. Weniger ist oft mehr: einfache Öle, feste Seifen und minimalistische Pflegekonzepte entlasten Körper und Umwelt.
5. **Haushaltsreiniger natürlich ersetzen**
   Statt aggressiver, meist chlorhaltiger Reinigungsmittel eignen sich Essig, Natron, Zitronensäure oder Alkohol für die meisten Anwendungen. Diese Hausmittel sind wirksam, günstig, gut verträglich und hinterlassen keine schwer abbaubaren Rückstände in der Raumluft.
6. **Textilien bewusst kaufen und nutzen**
   Kleidung und Bettwäsche können Rückstände von Pestiziden, Farbstoffen oder Flammschutzmitteln enthalten. Wer auf Naturfasern achtet (z. B. Baumwolle, Leinen, Wolle) senkt das Risiko. Neue Kleidung immer waschen – auch Bio.
7. **Plastikkontakt mit Lebensmitteln vermeiden**
   Viele Kunststoffe geben bei Hitze oder Lagerung hormonähnliche Stoffe wie BPA oder Phthalate ab. Deshalb Lebensmittel nicht in Plastik erhitzen, Aufbewahrungsdosen aus Glas oder Edelstahl verwenden und beim Einkaufen möglichst auf unverpackte Produkte setzen.

8. **Elektrosmog bewusst reduzieren**
   Auch wenn elektromagnetische Felder nicht direkt als Giftstoff wirken, können sie das Nervensystem belasten. WLAN nachts ausschalten, Handys nicht in Körpernähe aufbewahren und Geräte im Standby-Modus abschalten kann helfen, die Gesamtbelastung zu verringern, vor allem bei empfindlichen Menschen.
9. **Barfußgehen und Erdung integrieren**
   Der direkte Kontakt mit der Erde – z. B. barfuß Gehen im Gras oder auf Sand – kann helfen, freie Elektronen aufzunehmen, die entzündungsfördernde Prozesse im Körper ausgleichen. Wissenschaftliche Beobachtungen deuten darauf hin, dass Erdung die Regulation des autonomen Nervensystems und die Schlafqualität verbessern kann.
10. **Stress entgiften lernen**
    Auch psychischer Dauerstress wirkt toxisch: Er schwächt das Immunsystem, erhöht die Radikalenbelastung und beeinträchtigt die Verdauung. Regelmäßige Erholung, Pausen, Atemübungen, kreative Tätigkeiten oder bewusste Bildschirmpausen sind wichtige Mittel, um Stress abzubauen und damit den Körper zu entlasten.

Wie Umweltfaktoren Gene steuern

Umweltfaktoren wie Stress, Gifte oder Ernährung beeinflussen, welche Gene aktiviert werden – und welche stumm bleiben.

Die Erbinformation selbst – also die Abfolge der DNA-Basen – bleibt bei den allermeisten Umweltbelastungen unverändert. Und doch geschieht etwas Entscheidendes: Die Art, wie dieser Bauplan genutzt wird, verändert sich massiv. DNA-Methylierung, Histonmodifikation und die Steuerung über nicht codierende RNA-Moleküle wie microRNAs können allesamt durch Umweltfaktoren beeinflusst werden, teils schnell, teils dauerhaft, vermutlich sogar über Generationen hinweg.

DNA-Methylierung: ein molekularer Kippschalter

Die bekannteste epigenetische Modifikation ist die DNA-Methylierung. Kleine chemische Gruppen – sogenannte Methylgruppen – werden an bestimmte Stellen der DNA angehängt. Diese Markierungen wirken wie ein Kippschalter: Ist ein Gen stark methyliert, wird es in der Regel nicht mehr abgelesen. Diese Mechanismen formen genetische Aktivität.

Umweltfaktoren wie Schwermetalle, Pestizide oder Lösungsmittel können direkt in diesen Vorgang eingreifen. Sie beeinflussen die Aktivität der Enzyme, die Methylgruppen setzen oder wieder entfernen. Das kann dazu führen, dass wichtige Schutzgene – etwa solche, die für Zellreparatur oder Immunabwehr zuständig sind – abgeschaltet werden, obwohl der Körper sie dringend bräuchte. Gleichzeitig können Gene, die besser »ruhig bleiben« sollten, enthemmt werden, zum Beispiel entzündungsfördernde oder zellteilungsfördernde Gene.

Die Verpackung bestimmt den Zugriff

Die DNA liegt, wie bereits erklärt, in der Zelle nicht frei vor, sondern ist um Proteine – die Histone – gewickelt. Ob ein Gen zugänglich ist oder nicht, hängt stark davon ab, wie diese Histone chemisch verändert sind. Wird ein Histon beispielsweise acetyliert, lockert sich die DNA-Struktur: Das Gen

Coaching-Praxis

Wer Menschen dabei begleiten will, gesundheitsfördernde Entscheidungen zu treffen, sollte die biologischen Grundlagen dieser Prozesse kennen. Denn wenn ein Mensch auf einen bestimmten Reiz empfindlicher reagiert als andere, dann hat das oft nichts mit »Einbildung« zu tun – sondern mit epigenetischer Realität.

wird »freigelegt«, kann gelesen und aktiviert werden. Umgekehrt führen Deacetylierung oder Methylierung dazu, dass das Gen blockiert wird, wie ein Buch, das man nicht aufschlagen kann.

Auch hier greifen Umweltfaktoren mit ein. Zahlreiche Industriechemikalien, Schwermetalle oder bestimmte Medikamente können die Enzyme beeinflussen, die für diese Umbauarbeiten an den Histonen verantwortlich sind. Und die Folgen? Mitunter gravierend. Wenn diese Enzyme fehlgeleitet werden, kann es passieren, dass ganze Genregionen dauerhaft abgeschaltet oder überaktiviert werden. Das betrifft zentrale Prozesse wie Zellteilung, Entzündungsreaktionen oder die Energieversorgung der Zelle. Die Verpackung – einst fein reguliert – wird zur starren Rüstung oder zum offenen Schleusentor.

microRNAs: feine Abstimmung der Genaktivität

microRNAs sind die Dirigenten im molekularen Orchester. Sie binden an bestimmte mRNA-Moleküle und verhindern, dass diese in Proteine übersetzt werden. So können sie gezielt einzelne Prozesse in der Zelle hemmen oder regulieren. Sie geben nicht den Ton an, aber sie entscheiden, was gespielt wird und was nicht. Auch diese kleinen Regulatoren sind empfänglich für äußere Reize. Studien zeigen, dass Luftverschmutzung, Schwermetalle oder chronischer Stress das microRNA-Profil im Körper verändern können.[15] Diese Veränderungen wirken sich direkt auf zentrale Zellprozesse aus: auf Entzündungssteuerung, das Auslösen von Zelltod oder sogar auf den Aufbau und die Funktion von Mitochondrien. Und das alles, ohne ein einziges Gen umzuschreiben.

Transgenerationale Effekte: Umweltvererbung

Dass Umweltfaktoren den Organismus beeinflussen können, ist gut belegt. Doch was, wenn diese Effekte nicht bei der betroffenen Person enden? Wenn sie weitergegeben werden – an Kinder, Enkel, Urenkel?

Genau das ist eine der faszinierendsten Erkenntnisse der modernen Epigenetik: Erfahrungen, Belastungen und Umweltreize können biologische Spuren hinterlassen, die über Generationen hinweg wirksam bleiben.

Diese Form der »Vererbung« ist keine klassische genetische Vererbung im Sinne von DNA-Mutationen. Die DNA-Basenfolge bleibt unverändert. Was sich weitervererbt, sind epigenetische Markierungen – zum Beispiel Methylgruppen auf der DNA oder Modifikationen an Histonen, die sich unter bestimmten Bedingungen stabil durch Zellteilungen schleusen lassen. So kann das biologische Echo eines Ereignisses über Jahrzehnte weiterklingen.

Die Schwangerschaft als epigenetisches Fenster der Prägung

Die Schwangerschaft ist eine Phase außergewöhnlicher biologischer Offenheit. Der Fötus reagiert hochsensibel – auf Schadstoffe, Stresshormone, Medikamente. In dieser Zeit entstehen viele epigenetische Prägungen, die lebenslang nachwirken können. Die Plazenta spielt dabei keine Schutzschild-Rolle, wie lange angenommen. Sie ist eher ein Filter – durchlässig, selektiv, und in manchen Fällen: durchlässiger als uns lieb ist. Wir wissen inzwischen, dass Gifte wie Quecksilber, Blei oder bestimmte Pestizide die Plazentaschranke überwinden und bereits beim ungeborenen Kind epigenetische Veränderungen auslösen können.

Besonders eindrücklich:

Eine Untersuchung der Environmental Working Group (EWG) aus dem Jahr 2005 wies in Nabelschnurblut von Neugeborenen im Schnitt über 200 industrielle Chemikalien nach, darunter Schwermetalle, Flammschutzmittel, Pestizide und hormonaktive Substanzen.[16]

Wenn Erfahrungen und Belastungen vererbt werden

Transgenerationale Epigenetik geht noch weiter: Wenn eine schwangere Frau Umweltgiften ausgesetzt ist, betrifft das nicht nur sie selbst (F0) und ihr ungeborenes Kind (F1), sondern auch die Keimzellen des Fötus, also die potenziellen Enkel (F2). Was heute geschieht, kann morgen zur epigenetischen Signatur werden. In Tierversuchen konnten Wissenschaftler zeigen, dass bestimmte toxische Substanzen wie das Fungizid Vinclozolin oder das Insektizid DDT epigenetische Veränderungen hervorrufen, die bis in die vierte Generation (F4) weitergegeben werden.[17]

Auch beim Menschen häufen sich Hinweise auf transgenerationale Einflüsse. Dabei geht es nicht nur um toxische Substanzen, sondern auch um emotionale und soziale Belastungen. Auch chronischer Stress, Vernachlässigung in der frühen Kindheit oder anhaltende Unsicherheit können Spuren hinterlassen, die in der nächsten Generation weitergetragen werden. Mehr dazu im Kapitel »Transgenerationale Epigenetik«. (Seite 225)

Die Rolle von Detoxifikation und Entgiftung

Entgiftung ist Zellarbeit, kein Trend: Der Körper neutralisiert Gifte epigenetisch gesteuert und braucht dafür Energie, Rhythmus & Balance.

Kaum ein Begriff ist so populär – und gleichzeitig so missverstanden – wie »Entgiftung«. In Lifestyle-Magazinen wird sie oft mit Saftkuren, Basenpulver oder Fastentagen gleichgesetzt. Doch im epigenetischen Kontext meint Detoxifikation etwas ganz anderes – etwas Tieferes, Fundamentaleres. Es geht um die ureigene Fähigkeit des Körpers, mit Schadstoffen umzugehen. Genauer gesagt: sie zu erkennen, biochemisch zu entschärfen, umzuwandeln und schließlich auszuscheiden. Ein fein orchestrierter Prozess, der rund um die Uhr in Leber, Darm, Nieren und Zellen abläuft – oft unbemerkt, aber lebenswichtig für unsere Gesundheit.

Was viele nicht wissen: Auch diese Entgiftungsprozesse sind epigenetisch reguliert.

Die drei Phasen der Entgiftung

Der körpereigene Entgiftungsprozess lässt sich in drei funktionelle Phasen unterteilen:

Phase 1: In der ersten Phase nimmt der Körper fettlösliche Schadstoffe ins Visier, also solche, die sich gerne in Zellmembranen oder Fettgewebe verstecken. Mithilfe einer Enzymfamilie namens Cytochrom P450 werden diese Gifte in reaktive Zwischenprodukte umgewandelt. Diese sind zwar wasserlöslicher und damit grundsätzlich ausscheidbar, können aber kurzfristig sogar toxischer sein als die Ausgangsstoffe. Phase 1 ist also ein Drahtseilakt: Die Stoffe müssen verändert werden, damit sie weiterverarbeitet werden können – aber das birgt auch Risiken.

Phase 2: In dieser Phase koppelt der Körper die gefährlichen Zwischenprodukte an körpereigene Schutzstoffe – darunter Glutathion, Sulfat, Glycin oder Methylgruppen. Dieser Vorgang nennt sich Konjugation. Er macht die Substanzen endgültig wasserlöslich und damit bereit für den Ausstieg. Man kann sich das vorstellen wie eine molekulare »Entwaffnung«: Der gefährliche Stoff wird verpackt, gesichert und so markiert, dass er die Zelle verlassen darf.

Phase 3: Nun erfolgt der eigentliche Abtransport aus der Zelle und dem Organismus – über Galle, Urin, Stuhl, Schweiß oder Atemluft. Was oft unterschätzt wird: Wenn diese Phase nicht reibungslos funktioniert, etwa bei Verstopfung, Flüssigkeitsmangel oder mangelndem Schwitzen, kann es zur Rückvergiftung kommen. Die verarbeiteten Gifte bleiben im Umlauf oder werden sogar wieder aufgenommen. Deshalb ist regelmäßiger Stuhlgang, ausreichendes Trinken und aktives Schwitzen keine Wellnessidee, sondern biochemisch notwendig.

Die Enzyme und Transportproteine, die in diesem Prozess mitwirken, werden durch epigenetische Mechanismen reguliert, zum Beispiel durch Methylierung oder Histonmodifikationen.

Die drei Phasen der Entgiftung.

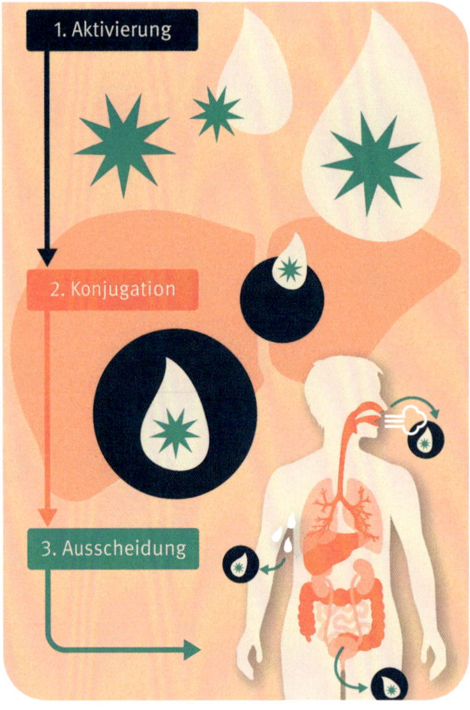

Bei anhaltender Umweltbelastung kann diese Regulation aus dem Gleichgewicht geraten.

Und noch etwas wird häufig übersehen: Ohne Energie läuft nichts. Die Entgiftung ist ein ATP-intensiver Prozess und ATP stammt aus den Mitochondrien. Wenn diese kleinen Kraftwerke durch Schwermetalle, Lösungsmittel oder Pestizide beschädigt sind, leidet die Energieversorgung der Zellen. Vor allem die innere Mitochondrienmembran ist empfindlich: Sie wird schnell angegriffen durch reaktive Sauerstoffspezies (ROS) oder sogenannte mitotoxische Substanzen.

Ist die Mitochondrienfunktion gestört, fehlt der Treibstoff für die zelluläre Reinigung und der Körper bleibt auf seinem »Müll« sitzen.

Genetische Varianten und Entgiftungsleistung

Warum entgiften manche Menschen mühelos, während andere schon bei kleinster Belastung mit Müdigkeit, Hautreaktionen oder »Nebel im Kopf« reagieren? Die Antwort liegt nicht nur im Lebensstil, sondern oft auch im genetischen Code. Genauer gesagt: in kleinen, individuellen Varianten bestimmter Entgiftungsgene, den sogenannten SNPs (Single Nucleotide Polymorphisms).

- CYP1A1, CYP2D6, CYP3A4 (Phase 1)
- GSTP1, GSTM1, GSTT1, GPX1 (Phase 2)
- ABCB1, MRP2 (Phase 3)

Diese SNPs verändern nicht den Bauplan komplett, aber sie können beeinflussen, wie gut oder schlecht ein bestimmtes Entgiftungsenzym funktioniert, also wie effizient ein Körper mit Schadstoffen umgeht.

Entgiftung unterstützen

Entgiftung erfordert spezifische Nährstoffe und funktionelle Unterstützung.

Phase 1 – Biotransformation starten

In dieser Phase werden Giftstoffe aktiviert. Dabei entstehen teils hochreaktive Zwischenprodukte. Damit diese schnell weiterverarbeitet werden können, braucht der Körper:

- **B-Vitamine:** B_1, B_2, B_3, B_6, B_9 (Folat), B_{12}: enthalten z. B. in grünem Blattgemüse, Vollkorn, Eiern, Hülsenfrüchten, Fisch
- **Mineralstoffe:** Eisen, Magnesium, Zink, Kupfer, Molybdän, Biotin: enthalten z. B. in Kürbiskernen, Nüssen, Linsen, Hafer, Spinat, Roter Bete, Quinoa
- **Antioxidanzien:** Vitamin C, reduziertes Glutathion. Enthalten z. B. in Paprika, Sanddorn, Zitrusfrüchten, Brokkoli (Vitamin C), in Knoblauch, Zwiebeln, Spargel, rohem Spinat (Glutathion-Vorstufen)

Phase 2 – Toxine binden und neutralisieren

Jetzt werden die Zwischenprodukte der Phase 1 durch Konjugation wasserlöslich gemacht. Dafür sind notwendig:

- **Schwefelhaltige Aminosäuren:** Methionin, Glycin, Taurin, Glutamin, Ornithin. Enthalten z. B. in Fleisch, Fisch, Eiern, Hülsenfrüchten, Nüssen, Knochenbrühe
- **Methylgruppenspender:** Methylfolat, Methyl-B_{12}, SAMe, Cholin, Betain. Enthalten z. B. in Eiern, Roter Bete, Leber, Brokkoli, Linsen, Weizenkeimen
- **Mineralien & Vitamine:** Magnesium (Kakao, Kürbiskerne), Zink (Hafer, Paranüsse), Eisen (Rindfleisch, Hirse), Selen (Paranüsse), Kupfer (Leber, Sesam), Molybdän (Hülsenfrüchte), Vitamin C und alle B-Vitamine (s. o.)
- **Glutathion:** Kann durch Nahrung nur begrenzt aufgenommen werden – besser: Vorstufen zuführen wie N-Acetylcystein, Glycin, Selen. Unterstützend: Brokkoli, Kohl, roher Knoblauch, Kurkuma.

Ohne ausreichend Glutathion kommt es zu Rückvergiftung: Toxische Stoffe gelangen wieder in den Kreislauf.

Phase 3 – ausleiten und binden

Diese Phase sichert die eigentliche Ausscheidung über Galle, Darm, Niere, Haut. Sie ist essenziell, um Rückvergiftungen zu verhindern. Damit die wasserlöslichen Toxine auch wirklich ausgeschieden werden, braucht der Körper:

- **Bindemittel:** Chlorella (Alge, erhältlich als Pulver oder Presslinge. Achte auf Reinheit und geprüfte Herkunft), Zeolith (nur medizinisch zugelassene Qualität verwenden, Apotheke oder geprüfter Fachhandel), Flohsamenschalen (aus dem Reformhaus oder der Drogerie – als Quellstoff ideal zur Toxinbindung im Darm)
- **Ballaststoffe & Bitterstoffe:** Flohsamen, Leinsamen, Artischocke, Chicorée, Rucola, Löwenzahn, Grapefruit
- **Schwitzen & Bewegung:** Sport, Sauna und Infrarotlicht fördern die Entlastung von Leber und Niere.

Wichtig beim Fasten

Beim Fasten werden Gifte aus dem Fettgewebe freigesetzt. Ohne ausreichende Versorgung mit Vitaminen, Mineralien und Bindemitteln können diese nicht effektiv ausgeleitet werden. Daher gilt: Fasten ist wertvoll – aber nur mit guter Mikronährstoffversorgung.

Varianten in diesen Genen können die Enzymaktivität herabsetzen oder überaktivieren. Besonders ungünstig ist die Kombination eines überaktiven Phase-1-Systems mit einer trägen Phase 2. Dann entstehen viele reaktive Zwischenprodukte – aber der Körper schafft es nicht, sie schnell genug zu neutralisieren. Die Folge: zellschädigende, entzündungsfördernde Substanzen reichern sich an.

Einzelne Genvarianten, wie etwa der sogenannte GSTM1-Nulltyp – bei dem ein bestimmtes Entgiftungsenzym nicht gebildet wird, sind in der Bevölkerung weit verbreitet. Einige Studien deuten darauf hin, dass Menschen mit dieser genetischen Ausstattung bei gleichzeitiger hoher Umweltbelastung anfälliger für oxidative Schäden sein könnten. Ob und wie stark sich das auf die Gesundheit auswirkt, hängt jedoch von vielen Faktoren ab, etwa von Ernährung, Mikronährstoffstatus, Stressbelastung und weiteren Genvarianten.

Epigenetische Beeinflussung der Entgiftungsleistung

Neben genetischen Varianten spielt die epigenetische Regulation eine Schlüsselrolle. Substanzen wie Arsen oder Cadmium sind dafür bekannt, epigenetische Muster in Detox-assoziierten Genen zu verschieben, etwa durch veränderte Methylierung in jenen Genen, die für Glutathion-Synthese und -Verwertung zuständig sind. Die Folge: Die Aktivität wichtiger Entgiftungsenzyme wird heruntergeregelt.

Diese Veränderungen sind theoretisch reversibel, doch ist der Körper solchen Substanzen dauerhaft ausgesetzt, kann sich ein langfristiges Defizit entwickeln. Der Körper bleibt in einem Zustand gedämpfter Entgiftungsbereitschaft, während die Belastung weiter zunimmt.

Ein besonderer Risikofaktor liegt auf mitochondrialer Ebene. Die mitochondriale DNA (mtDNA) ist evolutionär älter, kleiner und nahezu ungeschützt. Sie liegt frei in der Mitochondrienmatrix und ist dadurch besonders anfällig für oxidative Schäden. Umweltgifte wie Glyphosat oder Organophosphate greifen die mtDNA direkt an. Sie stören aber auch die Funktion der Atmungskette, also jener Enzymkomplexe, die in den Mitochondrien für die ATP-Produktion zuständig sind. Die Folge ist eine reduzierte ATP-Produktion, ein Anstieg reaktiver Sauerstoffspezies und eine gestörte Regulation von Reparatur- und Entgiftungsmechanismen.

Ein bereits geschwächtes antioxidatives System, zum Beispiel durch niedrige Glutathionspiegel, wirkt wie ein Verstärker dieser Effekte. Besonders gefährdet sind Personen mit:

- chronischem Stress (Cortisolbelastung = mitochondriale Dysregulation),
- stillen Entzündungen (z. B. durch unentdeckte Nahrungsreaktionen),
- und einem unausgeglichenen Mikronährstoffhaushalt (insbesondere B-Vitamine, Selen, Zink).

Hier zeigen sich die Wechselwirkungen zwischen Lebensstil, Umwelt und Biochemie besonders deutlich und ebenso die zentrale Rolle der epigenetischen Flexibilität: Wer hier gezielt unterstützt, kann trotz genetischer und toxischer Vorbelastung Resilienz auf molekularer Ebene aufbauen.

Coaching-Praxis: Entgiftung ist individuell

Im Coaching bedeutet »Entgiftung« nicht, pauschale Detoxprogramme zu empfehlen, sondern individuelle Entlastungsfähigkeit zu erkennen und gezielt zu fördern. Denn die Fähigkeit zu entgiften ist kein fixer Zustand, sondern ein dynamischer Prozess – geprägt durch Genetik, Epigenetik, Lebensstil und aktuelle Belastung.
Manche Klientinnen und Klienten vertragen Fastenphasen, Saunagänge oder Detox-Kuren problemlos. Andere reagieren bereits auf milde Reize mit Kopfschmerzen, Reizbarkeit, Müdigkeit oder Schlafstörungen. Solche Reaktionen sind keine Schwäche, sondern ein Signal, dass das System (noch) nicht regulationsfähig ist. **Achtsamkeit statt Dogmatik – das ist hier der Schlüssel.**

Coaching-Fragen, die Orientierung geben:

- Gibt es Hinweise auf genetische Entgiftungsschwächen (z. B. GSTM1-Nulltyp, CYP-Polymorphismen)?
- Wie gut funktionieren die klassischen Ausleitungsorgane (Darm, Leber, Niere – auch praktisch beobachtbar: Verdauung, Hautbild, Harnverhalten)?
- Welche Umweltfaktoren wirken aktuell oder langfristig (z. B. Wohnort, Beruf, Ernährung, Kosmetika, Stresslevel)?
- Wie steht es um den Mikronährstoffstatus, insbesondere: Methylgruppen, Glutathion, schwefelhaltige Aminosäuren, Antioxidanzien?

Gerade bei unspezifischen Symptomen, die nicht zu greifen sind – chronische Erschöpfung, »brain fog«, Hautprobleme, diffuse Entzündungszeichen, lohnt sich ein Blick auf die Mitochondrien. Sie sind nicht nur Energiequelle, sondern auch Co-Treiber der Entgiftung. Ohne ausreichendes ATP wird selbst der beste Detoxplan zellulär ausgebremst.
Mitochondrien reagieren besonders sensibel auf:

- Umweltgifte: Schwermetalle, Lösungsmittel, Pestizide (mitotoxisch)
- oxidativen Stress: z. B. durch Glutathionmangel, Silent Inflammation
- Nährstoffdefizite: Magnesium, B_2, Coenzym Q10, L-Carnitin, Alpha-Liponsäure
- Chronischen Stress: Cortisolüberschuss stört die mitochondriale Biogenese.
- Störungen des zirkadianen Rhythmus: z. B. Schichtarbeit, Schlafmangel

Als Coach kannst du gezielt abfragen, ob einer oder mehrere dieser Stressoren über längere Zeit wirken. Oft ergibt sich ein klares Belastungsmuster.
Ein funktionierendes Entgiftungssystem braucht also mehr als ein paar Smoothies – es braucht biochemisches Verständnis, Coaching-Kompetenz und den Blick fürs Ganze.

Unterstützung der Entgiftung: Strategien

Entgiftung ist ein natürlicher, lebenslanger Prozess – kein großer Frühjahrsputz, sondern tägliche Zellhygiene.

Im Coaching geht es nicht um kurzfristige Detox-Kuren oder radikale Diäten, sondern um die nachhaltige Stärkung jener Systeme, die jeden Tag im Hintergrund für Ordnung sorgen: Leber, Niere, Darm, Haut, Mitochondrien – und das epigenetische Netzwerk, das sie reguliert.

Ziel ist es, Klientinnen und Klienten zu befähigen, die Grundlagen einer gesunden Entgiftung in ihren Alltag zu integrieren, anstatt sie nur punktuell »anzukurbeln«. Denn was nützt die beste Kur, wenn das System nicht aufnahmefähig ist?

Mikronährstoffe gezielt stärken

Viele enzymatische Entgiftungsschritte sind abhängig von bestimmten Mikronährstoffen. Besonders wichtig sind:

- **B-Vitamine** (v. a. B_2, B_3, B_6, B_{12}, Folsäure), z. B. enthalten in grünem Blattgemüse, Vollkornprodukten, Hülsenfrüchten und Eiern. Essenziell für Phasen 1 & 2, Methylierungsprozesse, mitochondriale Energiegewinnung.
- **Magnesium**, z. B. aus Kürbiskernen, Quinoa, Kakao oder grünem Gemüse. Zentral für hunderte Enzymreaktionen, darunter Konjugations- und Ausleitungsprozesse.
- **Zink, Selen, Mangan**, z. B. aus Nüssen, Paranüssen, Hafer, Fisch, Vollkorn. Wichtig für antioxidative Systeme (z. B. Glutathionperoxidase), Immunbalance und Leberfunktion.
- **Coenzym Q10, Carnitin, Alpha-Liponsäure**, u. a. in Fleisch, Spinat, Brokkoli, Avocados. Versorgen die Mitochondrien – ohne ATP keine zelluläre Entgiftung.
- **Glutathion** oder seine Vorstufen (z. B. N-Acetylcystein, Glycin, Cystein), z. B. aus Knoblauch, Zwiebeln, Brokkoli, Spargel. Schlüsselantioxidans und Entgiftungs-»Endstation« für viele Schadstoffe.

Ein gut laufender Methylierungszyklus ist entscheidend, nicht nur für Entgiftung, sondern auch für Stressregulation, Hormonbalance und epigenetische Steuerung. Cholin (in Eiern, Leber, Linsen), Methionin (in Lachs, Paranüssen) und Betain (in Roter Bete, Quinoa) liefern wertvolle Methylgruppen. Achtung: Bei genetischen Varianten wie dem PEMT-SNP kann der Cholinbedarf deutlich erhöht sein, ebenso der Bedarf an Phosphatidylcholin, einem Baustein für Zellmembranen und die Leberfunktion.

Antioxidativen Schutz aufbauen

Bei fast allen Entgiftungsprozessen entstehen freie Radikale: aggressive Sauerstoffverbindungen, die Zellstrukturen angreifen können. Das ist kein Fehler, sondern Teil der natürlichen Biochemie. Doch in einem Körper mit chronischer Belastung oder schwacher antioxidativer Kapazität geraten diese Prozesse aus dem Gleichgewicht.

Je mehr Toxine mobilisiert und umgewandelt werden, desto wichtiger wird der zelluläre Schutzschirm: die antioxidativen Systeme. Sie neutralisieren überschüssige Radikale, schützen Zellmembranen, Mitochondrien und DNA und halten das Entgiftungssystem stabil. Zentrale oxidative Unterstützer sind:

- **Vitamin C** (z. B. in Paprika, Sanddorn, Brokkoli, Beeren)
- **Vitamine E, A, D** (z. B. in Nüssen, Fisch, Eigelb, Karotten)
- **sekundäre Pflanzenstoffe** wie Quercetin, Curcumin, Polyphenole (z. B. in grünem Tee, Kurkuma, Beeren, Zwiebeln)
- **schwefelhaltige Lebensmittel** (fördern die Glutathionbildung), z. B. Brokkoli, Kohl, Knoblauch

Darmgesundheit fördern

Im Entgiftungskontext wird der Darm oft auf »Ausscheidung« reduziert, dabei ist er viel mehr: Filter, Kommunikationsorgan, Schutzbarriere und Immunzentrum in einem. Eine gereizte oder durchlässige Darmschleimhaut – bekannt als »Leaky Gut« – kann die Wiederaufnahme von Toxinen fördern und gleichzeitig die Aufnahme wichtiger Mikronährstoffe behindern. Ein stabiler, gut versorgter Darm ist daher eine Grundvoraussetzung für jede nachhaltige Entgiftung.

Was unterstützt die Darmfunktion?

- **ballaststoffreiche Ernährung:** Gemüsevielfalt, glutenfreie Vollkornprodukte, Samen und Hülsenfrüchte
- **probiotische Lebensmittel:** z. B. Sauerkraut, Joghurt, fermentiertes Gemüse
- **Schleimhautpflege:** z. B. durch Zink, Omega-3-Fettsäuren, L-Glutamin und entzündungshemmende Kräuter
- **Täglicher Stuhlgang:** entscheidend, um gebundene Toxine auszuscheiden; hier helfen Magnesium, Bitterstoffe, Bewegung und eine gute Flüssigkeitszufuhr.

Ohne funktionierende Ausscheidung bleibt selbst die beste Detox-Maßnahme wirkungslos oder wird sogar kontraproduktiv.

Die Entgiftungsorgane gezielt unterstützen

Entgiftung ist Teamarbeit. Der Körper nutzt verschiedene Organe, um Schadstoffe auf unterschiedlichen Wegen auszuleiten – über Galle, Urin, Atem, Schweiß und Lymphe. Jedes dieser Systeme hat eigene Bedürfnisse, eigene Belastungsgrenzen und eigene Möglichkeiten zur Unterstützung.

Im Coaching geht es darum, diese Organe nicht isoliert zu betrachten, sondern gezielt und ganzheitlich zu stärken – abgestimmt auf den jeweiligen Alltag, das Beschwerdebild und die individuelle Konstitution:

Die Leber ist das chemische Labor des Körpers. Hier werden fettlösliche Gifte in ausscheidbare Formen umgewandelt. Um ihre Funktion zu stärken, helfen:

- leberfreundliche Kräuter: Mariendistel, Löwenzahn, Kurkuma
- Bitterstoffe: Chicorée, Artischocke, Grapefruit – regen den Gallenfluss an.
- Wärme & Ruhe: Leberwickel, moderate Ernährung, Leben im Einklang mit dem zirkadianen Rhythmus

Die Nieren sind das Filterorgan für Wasserlösliches: Sie filtern täglich etwa 1800 Liter Blut, aber nur, wenn sie gut versorgt sind. Was ihnen hilft:

- gemüse- und obstreiche Ernährung – für ein günstiges Säure-Basen-Verhältnis
- kaliumreiche Lebensmittel: Bananen, Avocados, Spinat, Tomaten
- viel trinken – am besten stilles Wasser oder milde Kräutertees

Die Lunge: Das stille Ausleitungsorgan. Auch über die Atmung werden Stoffwechselprodukte ausgeschieden – vor allem CO_2. Die Lunge braucht:

- frische Luft & gutes Raumklima – regelmäßig lüften, rausgehen
- Atemübungen – z. B. verlängertes Ausatmen, Zwerchfellatmung
- Bewegung an der frischen Luft – aktiviert Lungenvolumen und CO_2-Abgabe

Die Haut ist mehr als Hülle: Sie ist Entgiftungs- und Kontaktorgan zugleich. Unterstützend wirken:

- aktives Schwitzen – durch Bewegung, Sauna, Infrarot
- Toxinfreie Pflegeprodukte – damit nicht mehr aufgenommen als abgegeben wird.
- ausreichende Flüssigkeitszufuhr

Das Lymphsystem ist das »Transportnetz« für überschüssige Zellbestandteile, aber es braucht Bewegung, da es keine eigene Pumpe hat:

- moderate Bewegung – besonders rhythmisch-dynamisch (Gehen, Tanzen, Yoga)
- Barfußlaufen – aktiviert Fußreflexzonen und Lymphbahnen
- Wechselduschen, Bürsten, Lymphdrainage – fördern den Fluss auf mechanischem Weg

Bewegung, Rhythmus und Erholung

Bewegung aktiviert nicht nur Lymphe und Durchblutung, sondern stimuliert auch die Entgiftung über Leber, Lymphe, Haut und Lunge. Besonders effektiv sind Bewegungsformen mit direktem Bodenkontakt wie Gehen, Yoga oder Barfußlaufen – sie wirken fast wie eine »natürliche Lymphdrainage«.

Gleichzeitig braucht der Körper Erholungsphasen, um entgiften zu können. Stress reduziert die Leberaktivität, blockiert den Parasympathikus und begünstigt entzündliche Stoffwechsellagen. Wichtig sind daher:

- regelmäßiger Schlaf
- Pausen im Tagesverlauf
- aktive Stressreduktion (z. B. durch Atemtechniken, Meditation, Spaziergänge)

Wer dauerhaft unter Strom steht, kann nicht entgiften. Coaching heißt hier: helfen, das Tempo zu regulieren – biologisch wie mental.

Coaching-Praxis: vom Wissen zur Orientierung

Umwelteinflüsse zu erkennen und achtsam zu begleiten ist eine der zentralen Aufgaben im epigenetisch orientierten Coaching. Es geht um das Aufspüren von Belastungslinien, die sich – oft subtil – auf die Regulation im Körper auswirken. Im Zentrum steht die Umweltanamnese. Sie ist kein Fragebogen zum Abhaken, sondern ein Gesprächsraum. Ein aufmerksamer, nicht wertender Dialog, der Raum lässt für Wahrnehmung und Verbindung.

Typische Fragen zur Orientierung:

- Welche beruflichen oder häuslichen Belastungen sind vorhanden (z. B. Chemikalien, Farben, Reinigungsmittel)?
- Wie sieht die Ernährung aus (Frische, Verpackung, Herkunft, Bio-Anteil)?
- Gibt es Wohnsituationen mit potenzieller Belastung (Schimmel, Altbau, neue Möbel, Baustellen)?
- Welche Kosmetika und Putzmittel werden verwendet?
- Wie wird mit Stress umgegangen – körperlich wie emotional?
- Welche Beschwerden oder Veränderungen traten wann auf (z. B. nach Umzug, Renovierung, Zahnsanierung etc.)?

Wichtig ist:
Diese Fragen werden nicht »verhörartig« gestellt. Sie dienen der Orientierung und oft reicht schon ein offenes, achtsames Gespräch, um erste Anhaltspunkte für mögliche Belastungsquellen zu identifizieren. Sei achtsam und bewerte oder pathologisiere nicht, sondern gib Raum für Beobachtungen. Ziel ist nicht Diagnose, sondern Bewusstsein. Und manchmal ergibt sich der wichtigste Hinweis aus einem Nebensatz wie: »Ich habe immer das Gefühl, dass ich schlechter schlafe, wenn die Fenster geschlossen sind.«

Frühsymptome epigenetischer Dysregulation erkennen

Epigenetische Prozesse laufen im Verborgenen, aber sie zeigen sich indirekt. Häufige Hinweise auf epigenetische Dysregulation oder Umweltüberlastung sind:

- chronische Müdigkeit, trotz Schlaf
- Reizüberempfindlichkeit (z. B. gegenüber Gerüchen, Licht, Geräuschen)
- Konzentrationsprobleme, Erschöpfung, Nebel im Kopf (»brain fog«)
- Infektanfälligkeit, hormonelle Dysbalancen, Hautprobleme
- »nicht greifbare« Symptome ohne klare Diagnose

Wichtig ist:
Diese Symptome sind unspezifisch – sie können viele Ursachen haben. Aber sie geben Hinweise darauf, dass Regulationssysteme überfordert oder fehlgesteuert sein könnten. Sie sind nicht Beweis, aber Anlass zur genaueren Betrachtung.

Empfehlungen im Rahmen des Coachings

Coaches dürfen keine Diagnosen stellen, aber sie können Bewusstsein schaffen, Ressourcen stärken und Alltagsempfehlungen geben, die epigenetisch sinnvoll sind. Dazu gehören:

- **Ernährungsempfehlungen**, die vitalstoffreich, möglichst unbelastet und entzündungsregulierend sind.

- **Impulse zur Reduktion unnötiger Umweltgifte,** z. B. durch Produktwahl, Filter, Verhalten
- **Routinen zur Unterstützung von Ausscheidung und Entgiftung** (Bewegung, Ballaststoffe, Schlaf, Schwitzen)
- **Stärkung der mitochondrialen Funktion** durch alltagstaugliche Maßnahmen (Barfußlaufen, Licht, Rhythmen, Erdung)
- **Förderung der epigenetischen Resilienz** durch Rhythmus, Ruhe, Regeneration und emotionale Begleitung

Coaching bedeutet dabei nicht: »Geh und iss Brokkoli«, sondern: Menschen befähigen, selbst zu verstehen, was ihr Körper braucht – und was nicht. Das Wissen über Umwelt- und Entgiftungsmechanismen liefert dafür den Boden.

Wo Coaching aufhört

Sobald es um akute Vergiftungen, komplexe Krankheitsbilder, labordiagnostische Abklärung oder medikamentöse Entgiftung geht, ist der Bereich der Heilkunde betroffen und liegt nicht im Aufgabenfeld eines Coaches. Eine gute Zusammenarbeit mit medizinischen oder naturheilkundlichen Fachpersonen kann hier sinnvoll sein.

Die Stärke des Coachings liegt in der Frühbegleitung, der Alltagsnähe und der Orientierung am Prozess. Es geht nicht um Intervention, sondern um Stabilisierung, Stärkung und Prävention.

Umweltbewusstsein ist Gesundheitskompetenz

Wer sich mit Epigenetik beschäftigt, kommt früher oder später an einen Punkt, an dem die klassische Trennung von »Körper« und »Umwelt« nicht mehr greift.

Unsere Umwelt ist nicht nur Kulisse. Sie ist Mitspieler. Und oft auch Gegenspieler. Sie ist das, worauf der Körper reagiert – täglich, still, konstant.

Das gilt für Luft und Wasser, für Lebensmittel und Lichtverhältnisse, für Chemikalien, Lärm, Bodenqualität, soziale Beziehungen – alles, was den Körper berührt, direkt oder indirekt, wirkt. Epigenetik zeigt uns: Gesundheit ist kein statischer Zustand, den man »hat« oder »verliert«. Sie ist ein dynamischer Aushandlungsprozess. Zwischen Zelle und Umgebung. Zwischen Reiz und Reaktion. Zwischen Belastung und Regeneration.

Und dieser Prozess ist beeinflussbar. Nicht beliebig – aber formbar. Nicht vollständig kontrollierbar, aber gestaltbar.

Gerade hier liegt das Potenzial eines epigenetisch orientierten Coachings. Es geht nicht darum, Diagnosen zu stellen oder Ursachen »objektiv« zu beweisen. Es geht darum, Zusammenhänge sichtbar zu machen. Darum, Menschen zu helfen, ihre eigene Umwelt mit neuen Augen zu sehen und den Körper als Resonanzraum ernst zu nehmen. Eine Sprache dafür zu finden, was viele längst spüren: Dass sie sich in manchen Räumen erholen und in anderen krank fühlen. Dass sie nach einem Waldspaziergang leichter atmen. Oder dass sie sich seit einer Renovierung irgendwie fremd im eigenen Körper fühlen.

Epigenetik heißt: Die Zelle merkt, was um sie herum geschieht – auch wenn kein Laborwert auffällig ist.

Coaching, das Umweltwissen integriert, muss nicht kompliziert sein. Es beginnt bei der Wahrnehmung, führt zur Selbstwirksamkeit und endet oft in kleinen, aber wirksamen Veränderungen: anderes Wasser, neue Routinen, weniger Plastik, mehr Schlaf, öfter barfuß, besseres Licht.

Das ist keine Ideologie. Das ist angewandte Biologie. Und für viele Menschen ein Wendepunkt.

Psychoepigenetik

Die Psychoepigenetik schlägt eine Brücke zwischen dem, was wir denken und fühlen, und dem, was auf molekularer Ebene in unserem Körper geschieht.

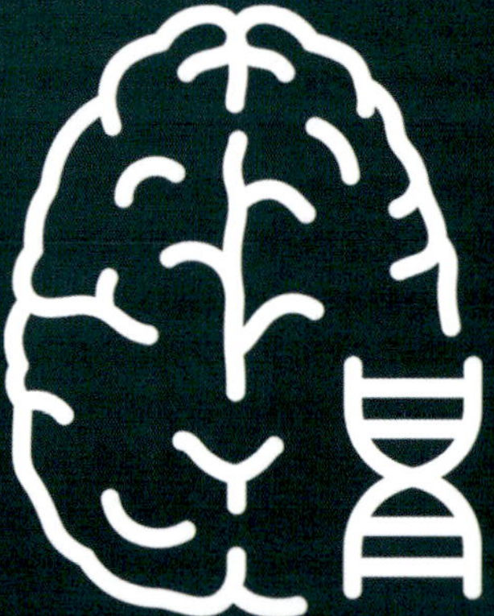

Wenn Glaubenssätze Gene steuern

Gedanken und Glaubenssätze sind mehr als mentale Phänomene. Sie sind Reize. Sie lösen Reaktionen aus – tief in der Biochemie, in der Hormonregulation, in der Genaktivität.

Lange Zeit galt der Geist als etwas, das außerhalb des Körpers existiert – schwer zu messen, kaum zu greifen. Heute wissen wir: Gedanken und Gefühle sind nicht nur flüchtige Phänomene. Sie hinterlassen Spuren. Im Gehirn. In der Biochemie. In der Genaktivität.

Jedes Mal, wenn wir denken, entsteht im Gehirn elektrische Aktivität. Diese Aktivität setzt Botenstoffe frei: Neurotransmitter, Hormone, Signalmoleküle. Sie reisen durch den Körper, erreichen Organe, docken an Rezeptoren an und beeinflussen zu einem gewissen Grad unsere Genaktivität. Das ist kein esoterisches Konzept. Es ist neurobiologisch nachvollziehbar und epigenetisch messbar.

Wir denken täglich zehntausende Gedanken. Viele davon wiederholen sich. Viele laufen unbewusst ab. Was dabei oft übersehen wird: Auch ein Gedanke ist ein Reiz. Und der Körper reagiert – so, wie er auf Kälte, Lärm oder Licht reagiert. Wer regelmäßig destruktive Gedanken denkt, hält das System in Alarmbereitschaft. Der Körper schaltet in den Überlebensmodus, die innere Balance geht verloren. Regeneration bleibt aus. Immunprozesse werden gedrosselt. Zellfunktionen geraten aus dem Takt.

Die Folge chronischer Stressgedanken ist messbar: mehr Entzündungsmarker, weniger zelluläre Reparatur, mehr Risiko für chronische Erkrankungen. Aber die Kehrseite ist ebenso wahr: Wer beginnt, seine inneren Muster zu erkennen und zu verändern, beeinflusst nicht nur seine Stimmung oder sein Verhalten, sondern auch seine Biologie.

Für Coaches bedeutet das: Die Arbeit mit Gedanken, Erfahrungen, Emotionen und inneren Überzeugungen ist ein direkter Hebel für Gesundheit und Resilienz. Sie ist nicht »Psycho-Kram«. Sie ist biochemisch relevant. Wer beginnt, neue Gedanken zu denken, neue Erfahrungen zu machen und alte emotionale Muster zu hinterfragen, beeinflusst damit nicht nur sein Verhalten, sondern auch seine Biologie.

Ganzheitlich denken heißt epigenetisch denken!

Die Psychoepigenetik fordert uns heraus, den Menschen nicht mehr zu zerlegen – hier Psyche, dort Körper. Sondern ihn als ein lebendiges System in ständiger Wechselwirkung zu sehen. Gedanken beeinflussen Gefühle. Gefühle beeinflussen Hormone. Hormone beeinflussen Genregulation. Und umgekehrt.

Deshalb lohnt es sich, tiefer zu fragen:

- Welche Überzeugungen prägen mein Erleben?
- Welche unbewussten Muster halten mich in alten Reaktionen?
- Und was könnte sich verändern, wenn neue Gedanken und Erfahrungen neue Signale senden?

Dieses Kapitel führt ein in die Grundlagen der Psychoepigenetik. Es zeigt, wie Emotionen Stressreaktionen auslösen oder verhindern. Wie Neurotransmitter unsere Stimmung und Gesundheit prägen. Und wie wir durch bewusste mentale Arbeit epigenetische Prozesse unterstützen können. Nicht durch Zwang oder Kontrolle, sondern durch Einsicht, Übung und innere Neuausrichtung.

Es geht nicht darum, »positiv zu denken«. Es geht darum, bewusst zu denken: Die eigenen inneren Prozesse zu verstehen und sie gezielt zu gestalten. Für mehr Gesundheit. Mehr Bewusstsein. Und ein tieferes Verständnis dafür, wie sehr Geist und Körper tatsächlich eins sind.

Stress und Epigenetik

Stress – fast jeder verwendet den Begriff. Doch kaum jemand versteht wirklich, was Stress biologisch bedeutet – und was er im Körper auslöst.

Stress gehört heute zu den meistgenannten Ursachen körperlicher und psychischer Beschwerden, wird mit Burnout ebenso verbunden wie mit Herz-Kreislauf-Erkrankungen, Depression oder Autoimmunprozessen. Chronischer Stress ist ein zentraler Risikofaktor, nicht nur für das subjektive Wohlbefinden, sondern auch für die biochemische Gesundheit und langfristige Krankheitsentwicklung.

Was oft unterschätzt wird: Stress verändert nicht nur, wie wir uns fühlen. Er verändert, wie unser Körper funktioniert. Genauer: Er beeinflusst, welche Gene aktiviert werden und welche verstummen. Dabei ist es egal, ob der Auslöser »real« ist oder »nur gedacht«: Das Nervensystem unterscheidet nicht zwischen einer echten Bedrohung und einer vorgestellten.

Wenn der Ausnahmezustand zur Gewohnheit wird, gerät das System aus der Balance. Der Körper kommt nicht mehr zur Ruhe, Regeneration wird unterdrückt. Stille Entzündungen breiten sich aus. Die epigenetischen Programme für Heilung, Zellreparatur und Immunkompetenz werden heruntergefahren. Und damit beginnt ein Teufelskreis:

Weniger Resilienz → mehr Reizbarkeit → mehr Stressreaktion → weitere epigenetische Fehlsteuerung.

Um zu verstehen, wie dieser Prozess funktioniert, lohnt es sich, zunächst zwischen zwei sehr unterschiedlichen Arten von Stress zu unterscheiden: dem akuten und dem chronischen.

Akuter vs. chronischer Stress

Stress ist nicht per se schlecht. Er war über Millionen Jahre hinweg ein Überlebensvorteil. Wenn Gefahr drohte – etwa durch ein Raubtier oder eine Verletzung –, reagierte der Körper blitzschnell: Herzfrequenz hoch, Muskeln unter Spannung, Verdauung pausiert. All das machte uns schneller, fokussierter, kampf- oder fluchtbereit. Dieses Notfallprogramm nennt sich Stressreaktion. Es ist alt, tief verankert und hochwirksam – solange es kurzzeitig aktiviert wird und anschließend wieder abschaltet.

Akuter Stress – der evolutionäre Schutzmechanismus

Akuter Stress meint genau diese kurze, intensive Alarmreaktion. Sie versetzt den Organismus in Höchstleistung, bringt alle Systeme auf »Bereitschaft«. Und wenn die Situation überstanden ist – das Tier verscheucht, der Konflikt gelöst, der Sprint vorbei –, kehrt das System zurück in die Regulation: Die Atmung beruhigt sich, das Herz schlägt wieder ruhiger, Verdauung und Immunsystem fahren wieder hoch. Diese Stressform ist nicht nur unproblematisch, sie ist sogar notwendig. Ohne sie hätten wir früher nicht überlebt, und auch heute mobilisiert sie unsere Fähigkeiten in kritischen Momenten.

Chronischer Stress – wenn das System nicht mehr abschaltet

Problematisch wird Stress, wenn er nicht mehr aufhört: Wenn das Gefühl der Bedrohung dauerhaft anhält, sei es durch Zeitdruck, ungelöste Konflikte, Existenzsorgen, emotionale Belastungen, Traumata oder schlicht die ständige Reizüberflutung des modernen Lebens. Der Körper bleibt dann im Alarmzustand, obwohl keine akute Gefahr besteht. Cortisol, Adrenalin und Noradrenalin sind dauerhaft erhöht, das sympathische Nervensystem dominiert. Die Systeme, die eigentlich nur kurzfristig Energie liefern sollten, laufen auf Dauerbetrieb – und das hinterlässt Spuren.

Was sich durch Stress im Körper verändert

Chronischer Stress verändert die Biologie. Zellen stellen auf »Überleben« um –alles, was nicht unmittelbar dem Schutz dient, wird heruntergeregelt: Wachstum, Regeneration, Immunabwehr. Die feine Balance der Hormonachsen – etwa zwischen Cortisol, Melatonin und Insulin – gerät aus dem Takt. Schlaf wird flach, unruhig oder bleibt ganz aus. Die Verdauung stockt. Das Herz schlägt schneller, öfter, härter. Blutdruck, Blutzucker, Entzündungsneigung steigen. Und auf epigenetischer Ebene?

Es werden genau jene Gene aktiviert, die proinflammatorische, immunbelastende Programme anstoßen, während Reparatur- und Schutzmechanismen unterdrückt werden.

Der Unterschied liegt nicht nur in der Dauer

Was akuten von chronischem Stress unterscheidet, ist nicht nur die Dauer, sondern die Art des Erlebens. Akuter Stress ist an eine reale Situation gekoppelt. Er hat einen klaren Anfang und ein klares Ende. Chronischer Stress hingegen entsteht oft im Kopf: Es sind Gedanken, Erinnerungen, traumatische Erfahrungen, unsere gesellschafltichen Systeme und Erwartungen, die das Gefühl von Anspannung permanent aufrechterhalten. Der Satz »Ich muss funktionieren« kann denselben biologischen Alarm auslösen wie ein Tiger vor der Höhle. Die Zelle unterscheidet nicht zwischen real und gedanklich.

Beides aktiviert das gleiche biologische Programm, beides verändert die Botenstoffe, die im Blut zirkulieren – und beides beein-

Chronischer Stress – eine stille epigenetische Gefahr

Wird eine Situation als bedrohlich bewertet – sei es real oder gedanklich –, aktiviert das limbische System die zentrale Stressachse des Körpers. Vor allem die Amygdala, unser emotionales Frühwarnsystem, feuert Alarm. Daraufhin startet eine biochemische Kaskade:

- Der Hypothalamus schüttet CRH aus (Corticotropin Releasing Hormon).
- Die Hypophyse antwortet mit ACTH (Adrenocorticotropes Hormon).
- Die Nebennieren setzen Cortisol frei.

Dieses System nennt sich HPA-Achse: Hypothalamus–Hypophyse–Nebenniere.

Warum Cortisol problematisch wird

Cortisol ist ein lebenswichtiges Hormon. Kurzfristig sorgt es für Wachheit, Energie, Handlungsbereitschaft. Doch chronisch erhöht wirkt es wie ein innerer Störsender: Es hemmt das Immunsystem, stört den Schlaf-wach-Rhythmus, greift in den Zuckerstoffwechsel ein und bringt die hormonelle Balance aus dem Gleichgewicht. Auf epigenetischer Ebene aktiviert ein chronisch erhöhter Cortisolspiegel entzündungsfördernde Gene und hemmt regenerative Prozesse.

Was die langfristigen Folgen sind

Chronischer Stress beschleunigt nachweislich die Zellalterung. Die Telomeraseaktivität, also die Fähigkeit der Zellen, ihre Chromosomen-Enden zu schützen und sich gesund zu teilen, nimmt ab. Gleichzeitig erhöht sich die Anfälligkeit für Entzündungen und degenerative Erkrankungen.

flusst damit, welche Gene gerade »an« oder »aus« sind. Genau hier setzt das epigenetische Coaching an: Nicht nur auf der Verhaltensebene, sondern dort, wo Überzeugungen und innere Erlebnisse zu körperlicher Realität werden.

Ein stiller, aber mächtiger Einfluss

Chronischer Stress ist subtil. Er kommt oft schleichend. Viele Menschen bemerken ihn erst, wenn Symptome auftreten: Erschöpfung, Schlafstörungen, hormonelle Dysbalancen, depressive Verstimmungen, Infektanfälligkeit. Und doch ist er einer der zentralen Faktoren für viele chronische Erkrankungen. Chronischer Stress ist einer der stillsten, aber einflussreichsten Faktoren bei der Entstehung vieler chronischer Erkrankungen. Und gleichzeitig: einer der am besten beeinflussbaren.

Die biologischen Abläufe zeigen: Stress ist kein rein psychisches Problem und seine Lösung liegt nicht allein im »ruhig bleiben«. Vielmehr geht es darum, die Mechanismen zu erkennen, durch die alltägliche Gedanken, Bewertungen und Emotionen den Körper in einen chronischen Alarmzustand versetzen.

Im Coaching bedeutet das zweierlei:

1. **Stressregulation beginnt mit Bewusstheit** – und endet mit Verbundenheit zu den eigenen Gefühlen und dem Körper. Wer schmerzhafte Erfahrungen verarbeitet, lernt, belastende Prägungen und Ge-

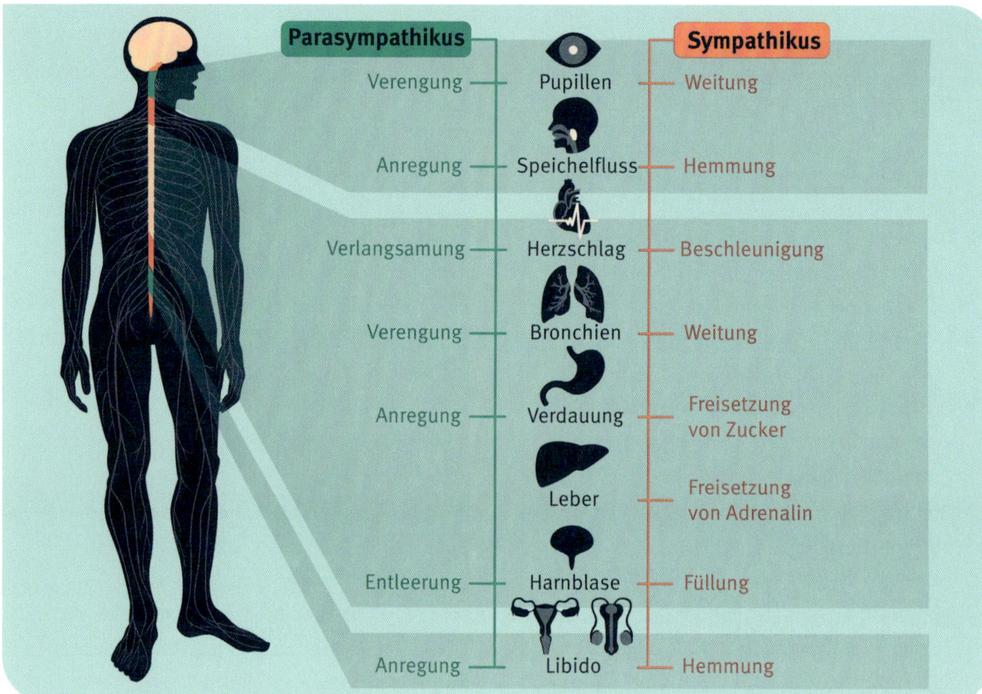

Sympathikus und Parasympathikus sind Gegenspieler.

dankenmuster zu erkennen und bewusst zu verändern, wirkt auf tieferer Ebene als durch klassische Entspannungsmethoden allein. Kognitive Muster oder Speicherungen im Nervensystem formen Botenstoffe. Neue Erfahrungen und Glaubenssätze schaffen neue biochemische Bedingungen.

2. **Veränderungen sind messbar.** Die epigenetische Wirkung neuer Denk- und Verhaltensmuster sowie ein neuer Umgang mit Emotionen und Gefühlen lässt sich anhand von Stressmarkern, Immunfaktoren und zellulärer Regenerationsfähigkeit nachverfolgen. Sie ist kein Placebo, sondern ein physiologischer Effekt.

Psychoepigenetisches Coaching schafft damit nicht nur Entlastung im Alltag, sondern unterstützt Klientinnen und Klienten dabei, ihre innere Biochemie langfristig neu auszurichten – hin zu mehr Resilienz, Stabilität und Gesundheit.

Sympathikus und Parasympathikus

Das autonome Nervensystem reguliert lebenswichtige Körperfunktionen wie Herzschlag, Atmung, Verdauung oder Hormonausschüttung – und zwar weitgehend unbewusst. Es arbeitet ununterbrochen im Hintergrund und besteht aus zwei Gegenspielern, die sich idealerweise die Waage halten:

Sympathikus – der Aktivierungsmodus

Der Sympathikus schaltet den Körper (typischerweise bei Leistungsdruck, Angst, Reizüberflutung) auf Leistung, Alarm und Anspannung und

- steigert Herzfrequenz, Blutdruck, Atemfrequenz,
- hemmt Verdauung und Fortpflanzungsfunktionen,
- erhöht die Ausschüttung von Adrenalin, Noradrenalin und Cortisol und
- bereitet den Körper auf »Kampf oder Flucht« vor.

Parasympathikus – der Regenerationsmodus

Der Parasympathikus bringt den Körper in einen Zustand von Erholung, Sicherheit und innerer Ruhe und

- senkt Herzfrequenz und Blutdruck,
- fördert Verdauung, Immunsystem und Zellregeneration und
- wirkt beruhigend, schlaffördernd und ausgleichend.

Der Vagusnerv – Dirigent der Entspannung

Der Vagusnerv ist der zentrale Nerv des Parasympathikus. Er verläuft vom Hirnstamm bis in den Bauchraum und verbindet Gehirn, Herz, Lunge, Magen-Darm-Trakt und viele weitere Organe. Er wirkt beruhigend auf Herzschlag, Atem und Verdauung und reguliert dabei nicht nur körperliche Prozesse, sondern auch emotionale Zustände wie Angst, Verbundenheit oder Vertrauen. Ein gut funktionierender Vagusnerv ist entscheidend für Resilienz, Stressverarbeitung und Regeneration. Er lässt sich gezielt stärken, zum Beispiel durch langsame Ausatmung, Summen, Singen, Meditation, Berührung oder gezielte Kältereize.

Warum das wichtig ist

Bei chronischem Stress kippt das Gleichgewicht: Der Sympathikus dominiert, der Vagus zieht sich zurück. Der Körper bleibt in Alarmbereitschaft auch ohne reale Bedrohung. Das hemmt Regeneration, blockiert Zellreparatur und begünstigt epigenetische Fehlsteuerungen. Coaching kann hier ansetzen: Indem es vagale Aktivierung fördert, unterstützt es die Rückkehr in Regulation – biologisch, emotional, epigenetisch.

Neurotransmitter

Neurotransmitter steuern Stimmung und Genaktivität zugleich – sie sind Brücken zwischen Emotion, Körper und epigenetischer Regulation.

Zwischen Gedanken und körperlicher Reaktion liegt kein leerer Raum. Dort wirken Neurotransmitter: biochemische Botenstoffe, die jede Information im Nervensystem weitergeben. Diese kleinen Moleküle sind die Mittler zwischen Gehirn und Körper. Sie übersetzen Wahrnehmung in Reaktion, Gedanken in physiologische Abläufe. Sie entscheiden mit darüber, ob wir klar oder zerstreut, ruhig oder gereizt, neugierig oder resigniert durch den Tag gehen. Ihr feines Gleichgewicht ist entscheidend: Schon kleinste Verschiebungen in der Neurotransmitterbalance können beeinflussen, wie wir die Welt wahrnehmen, Entscheidungen treffen oder mit Stress umgehen. Positive Erfahrungen, Bewegung, Ernährung und Schlaf wirken direkt auf diese Botenstoffe – und damit auf unser emotionales und kognitives Erleben.

Doch sie wirken nicht im luftleeren Raum. Sie interagieren – mit Hormonen, Immunzellen, Rezeptoren und: epigenetischen Schaltern. Denn auch die Ausschüttung, Verwertung und Wirkung dieser Botenstoffe wird durch epigenetische Mechanismen gesteuert – und ist zugleich selbst ein epigenetischer Stimulus.

Dopamin – Motivation, Belohnung und Zielgerichtetheit

Dopamin wird gern als »Glückshormon« bezeichnet – doch das greift zu kurz. Vielmehr ist es der Neurotransmitter der Zielorientierung. Es motiviert, treibt an, macht wach. Nicht das Erreichen eines Ziels, sondern der Weg dorthin aktiviert das dopaminerge System. Fortschritt – sei er klein oder groß – löst Dopamin aus. Auch neue Eindrücke, Herausforderungen und die Aussicht auf Belohnung regen seine Ausschüttung an.

Ist genügend Dopamin verfügbar, erleben wir uns als fokussiert, willensstark und entscheidungsfreudig. Fehlt es hingegen, sinkt der innere Antrieb. Das Leben fühlt sich dann oft wie ausgebremst an – leer, motivationslos, farblos. In solchen Phasen fehlt nicht nur die Energie, sondern auch die Richtung.

Dopamin kann aber auch zu viel werden, etwa durch chronische Reizüberflutung, Multitasking, permanente Zielorientierung oder durch stimulierende Substanzen. Dann kippt der Zustand: innere Unruhe, Gereiztheit, Schlafprobleme oder Suchtverhalten können Hinweise auf eine Überaktivierung sein.

Im Coaching lohnt sich daher nicht nur der Blick auf das Verhalten, sondern auch auf das Erleben von Fokus, Motivation und Reizverarbeitung. Die Frage ist nicht nur: »Funktioniert das System?«, sondern auch: »Wie viel Reiz verträgt es, und wie lange?«

Epigenetisch relevant: Die Dopaminverwertung hängt unter anderem von der Aktivität des COMT-Gens ab, ein häufig untersuchter Polymorphismus im Coaching.

Noradrenalin & Adrenalin – Fokus und Alarmbereitschaft

Noradrenalin und Adrenalin gehören zu den klassischen Stressbotenstoffen. Sie sorgen dafür, dass wir in entscheidenden Momenten blitzschnell reagieren: Sie steigern die Herzfrequenz, weiten die Pupillen, spannen die Muskulatur an und fokussieren die Aufmerksamkeit auf das Wesentliche. Dieser neurochemische Alarmzustand hat evolutionär unser Überleben gesichert, und tut das bis heute, wenn es um schnelle Entscheidungen oder akute Gefahr geht. Noradrenalin sorgt für innere Anspannung, Adrenalin für den akuten Energieschub.

Doch was kurzfristig hilfreich ist, wird bei Dauerstress zur Belastung. Vor allem Noradrenalin wirkt wie ein inneres Dauer-»Anschalten«: Menschen mit dauerhaft erhöhtem Spiegel beschreiben sich oft als getrieben, überreizt oder innerlich unter Hochspannung, auch ohne offensichtlichen äußeren Anlass. Adrenalin, das eher kurzfristig wirkt, wird dann zum ständigen Tropfen auf den heißen Stein.

Coachingrelevant: Wer ständig im »High-Alert«-Modus lebt, braucht nicht nur Entspannung, sondern vor allem Regulation – auf neuronaler und hormoneller Ebene.

Die Neurotransmitter geben Informationen im Nervensystem weiter.

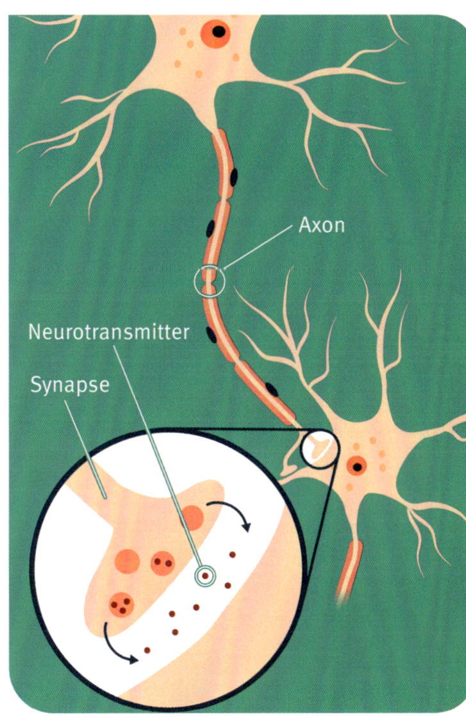

Serotonin – Stimmung, Sicherheit und innere Stabilität

Serotonin wird oft als »Wohlfühl-Botenstoff« bezeichnet. Im Gehirn trägt es zur Stabilisierung der Stimmung, innerer Ruhe, gutem Schlaf und Angstlinderung bei. Überraschend: Rund 90% des körpereigenen Serotonins entstehen nicht im Gehirn, sondern im Darm. Auch wenn dieses Darm-Serotonin die Blut-Hirn-Schranke nicht überwindet, zeigt sich zunehmend, dass unser Mikrobiom, unsere Verdauung und Ernährung über die sogenannte Darm-Hirn-Achse einen bedeutenden Einfluss auf unsere Stimmung haben können.

Epigenetisch interessant: Das sogenannte SLC6A4-Gen, das den Serotonintransporter codiert, zeigt bei gestressten oder traumatisierten Menschen oft veränderte Methylierungsmuster. Das kann die Aufnahme und Verfügbarkeit von Serotonin beeinflussen und so direkt auf die emotionale Resilienz wirken.

GABA – der natürliche Gegenspieler von Stress

GABA (Gamma-Aminobuttersäure) ist der wichtigste hemmende Neurotransmitter im Gehirn. Es wirkt beruhigend, angstlösend und schlaffördernd. Ein ausgeglichener GABA-Haushalt ist entscheidend für Erholung, Fokus und emotionale Stabilität.

Coaching-Perspektive: Bei vielen Menschen mit chronischer Anspannung ist GABA reduziert. Ursachen können unter anderem Stress, Schlafmangel, bestimmte Medikamente oder ein Mangel an GABA-Vorstufen in der Ernährung sein. Hier können gezielte Interventionen, etwa über Mikronährstoffe, Bewegung oder Atemübungen, einen deutlichen Unterschied machen.

Melatonin – Regeneration durch Dunkelheit

Melatonin wird aus Serotonin gebildet – vor allem in den dunklen Stunden des Tages. Es sorgt dafür, dass der Körper in den Modus der Regeneration schaltet: Schlaf vertieft sich, Zellreparatur läuft auf Hochtouren, Entzündungsprozesse werden reguliert. Wer also seine Schlafqualität verbessert, tut auch auf zellulärer Ebene viel für Regeneration und Langlebigkeit.

Epigenetischer interessant: Melatonin wirkt antioxidativ und beeinflusst die Expression von Genen, die mit Schlaf, Zellalterung und Immunregulation verknüpft sind.

Ein dynamisches Netzwerk – kein statisches Gleichgewicht

Neurotransmitter wirken nie isoliert. Sie bilden ein hochdynamisches Netzwerk, das fein auf äußere Reize, innere Zustände und Lebensgewohnheiten reagiert. Ernährung, Schlaf, Mikronährstoffe, Bewegung, Gedanken und Emotionen – all das beeinflusst ihr Gleichgewicht. Und über ihre Wirkung auf das Nervensystem und die Zellkommunikation beeinflussen sie wiederum die epigenetische Regulation.

Im Coaching bedeutet das: Wer versteht, wie sich Neurotransmitter verhalten, kann individuelle Muster besser erkennen und gezielte Wege zu innerer Balance und biologischer Regulation aufzeigen.

Genetische Varianten im Coaching – Was ist ein Polymorphismus?

Ein Polymorphismus ist eine genetische Variante, also eine kleine Veränderung im Erbgut, die bei einem Teil der Bevölkerung vorkommt, ohne krankhaft zu sein.
Sie betrifft zum Beispiel Enzyme, Rezeptoren oder Transportproteine – und damit Prozesse wie Entgiftung, Hormonregulation, Neurotransmitter-Stoffwechsel oder antioxidativen Schutz. Für das Coaching sind solche Informationen besonders wertvoll: Sie helfen zu verstehen, warum manche Klienten scheinbar »empfindlicher« sind als andere oder warum die gleichen Empfehlungen bei zwei Personen ganz unterschiedlich wirken.
Ein häufig untersuchtes Beispiel ist das COMT-Gen. Es beeinflusst, wie schnell Dopamin im Gehirn abgebaut wird – und damit auch, wie lange es motivierend oder antreibend wirkt. Menschen mit einer schnell arbeitenden COMT-Variante verarbeiten Dopamin rasch. Das kann zu erhöhter Reizbarkeit führen, aber auch zu einer gewissen Stressrobustheit, weil emotionale Spitzen schnell wieder abklingen. Andere wiederum haben eine langsamere COMT-Variante: Sie denken oft tiefer, reagieren feiner, sind aber anfälliger für Gedankenschleifen, innere Spannung oder Reizüberflutung.

Wichtig zu wissen:
Polymorphismen sind keine Diagnosen. Aber solche genetischen Muster lassen sich im Coaching nutzen, um gezielter und differenzierter zu arbeiten. Ihre Wirkung entfaltet sich nicht »automatisch«, sondern hängt stark vom Lebensstil und den epigenetischen Einflüssen ab. Sie sind also Hinweise, keine Festlegungen.

Neurotransmitter, Gene und der Methylkreislauf

Methylierung verknüpft Genregulation, Neurotransmitterstoffwechsel und Detox – genetische Varianten beeinflussen das Zusammenspiel.

Warum fühlen sich manche Menschen stabil, ausgeruht und gelassen, während andere bei kleinsten Reizen überreagieren, sich innerlich getrieben fühlen oder Mühe haben, wieder »herunterzukommen«? Ein Teil der Antwort liegt in der biochemischen Balance des Körpers – und hier spielt der Methylkreislauf eine zentrale Rolle.

Was ist noch mal der Methylkreislauf?

Der Methylkreislauf ist ein biochemisches System im Körper, das Methylgruppen bereitstellt. Diese kleinen Molekülgruppen werden unter anderem benötigt, um:

- Neurotransmitter zu aktivieren oder abzubauen
- DNA zu methylieren (und damit epigenetisch zu regulieren, also Gene ein- und auszuschalten)
- Entgiftungsprozesse zu steuern
- Zellmembranen zu stabilisieren
- den Energie- und Hormonstoffwechsel zu unterstützen

Ein zentraler Akteur in diesem Kreislauf ist der Stoff SAMe (S-Adenosylmethionin). Er wirkt wie ein Methyl-Spender im gesamten Organismus. Damit SAMe gebildet werden kann, braucht es unter anderem ausreichend Methylfolat (MTHF), Vitamin B_{12}, Vitamin B_6 sowie die Cofaktoren Zink, Magnesium und BH4 (Tetrahydrobiopterin).

Nicht jeder Methylkreislauf funktioniert gleich. Manche Menschen tragen genetische Varianten, sogenannte Polymorphismen, in bestimmten Schlüsselenzymen – und genau diese kleinen Unterschiede können eine große Wirkung entfalten. Die bekanntesten Beispiele:

- **MTHFR (Methylen-Tetrahydrofolat-Reduktase):** beeinflusst, wie gut Folsäure in die aktive Form Methylfolat umgewandelt wird. Bei einer reduzierten Aktivität kann es zu einem Mangel an Methylgruppen kommen, mit Folgen für Stimmung, Entgiftung und epigenetische Regulation.

- **COMT (Catechol-O-Methyltransferase):** reguliert den Abbau von Dopamin, Adrenalin und Noradrenalin. Eine langsame Variante kann dazu führen, dass Stresshormone länger im System bleiben, was innere Anspannung oder Grübelneigung begünstigen kann.
- **MAO (Monoaminoxidase):** baut unter anderem Serotonin und Noradrenalin ab. Hier beeinflusst die genetische Ausstattung, wie »schnell« oder »langsam« emotionale Reize im Nervensystem verarbeitet werden.

Diese genetischen Unterschiede führen nicht automatisch zu Problemen; sie können aber erklären, warum manche Menschen emotional reaktiver sind, sich langsamer von Stress erholen oder anders auf Nahrung, Medikamente oder Coaching-Methoden reagieren.

Funktionelle Diagnostik

Funktionelle Diagnostik erlaubt es, zentrale Stoffwechselwege wie den Methylkreislauf sichtbar zu machen – und damit auch die Grundlagen für Stimmung, Energie und epigenetische Regulation besser zu verstehen. Dazu gehören:

- Genanalysen (z. B. auf MTHFR, COMT, MAO oder andere SNPs)
- Laborparameter wie Homocystein, Methylmalonsäure, SAMe/SAH-Quotient
- Neurotransmitter-Profile in Urin oder Speichel (indirekt interpretierbar)

Für Coaches geht es dabei nicht darum, Diagnosen zu stellen. Vielmehr kann ein Grundverständnis dieser Parameter helfen, individuelle Reaktionen besser zu deuten, Zusammenhänge zu erkennen und Klientinnen und Klienten gezielter zu begleiten. In manchen Fällen ergibt sich daraus auch die Chance auf eine interdisziplinäre Zusammenarbeit mit Therapeutinnen und Therapeuten oder Ärztinnen und Ärzten – gerade, wenn Symptome diffus oder langfristig belastend sind.

Folgen von chronischem Stress

Chronischer Stress ist mehr als nur ein Gefühl der Überforderung – er verändert den Körper tiefgreifend. Und er tut dies schleichend.

Auf zellulärer Ebene entsteht durch chronischen Stress ein Zustand, den viele Forschende als Überlebensmodus bezeichnen: Der Organismus fährt die lebenswichtigen Prozesse wie Zellreparatur, Immunsystem oder Hormonregulation zurück, um akute Gefahren zu bewältigen – und bleibt dabei oft in einem chronischen Alarmzustand stecken.

Was ursprünglich als kurzfristige Überlebensreaktion gedacht war, wird zur biologischen Daueraufgabe. Die Zellteilung verlangsamt sich, Reparaturprozesse geraten ins Stocken. Mitochondrien funktionieren nicht mehr optimal, Telomere verkürzen sich schneller und Schutzsysteme – eigentlich zuständig für die DNA-Stabilität – bleiben dauerhaft inaktiv. Entzündungsprozesse nehmen zu, nicht selten auf epigenetischer Grundlage.

Die Folgen:

- Die Zellteilung verlangsamt sich, Reparaturmechanismen werden reduziert.
- Telomerverkürzung und mitochondriale Dysfunktion treten verstärkt auf.
- DNA-Schäden können sich häufen, da Schutz- und Kontrollsysteme abgeschaltet bleiben.
- Entzündungsprozesse nehmen zu, teilweise auf epigenetischer Grundlage.

Stress verändert die Genexpression

Unter chronischem Stress verändert sich das Muster der Genaktivität. Entzündungsfördernde Gene werden verstärkt aktiviert, während Gene, die für Zellschutz, Regeneration oder Neuroplastizität zuständig sind, eher unterdrückt werden. Diese Verschiebung lässt sich epigenetisch abbilden, etwa über Methylierungsmuster in Genen wie NR3C1 (Glukokortikoidrezeptor) oder IL6 (Interleukin-6). Die betroffenen Gene an sich bleiben intakt, doch ihre Steuerung verändert sich. Und mit ihr der biochemische Zustand des Körpers.

Der Austausch zwischen Psyche und Körper verläuft in zwei Richtungen: Top-down (von oben nach unten) und Bottom-up (von unten nach oben). Dieser doppelte Informationsfluss ist kein theoretisches Modell, sondern eine täglich erlebbare Realität.

Top-down – wenn Gedanken den Körper formen

Jeder Gedanke löst im Gehirn messbare Aktivität aus. Die Art, wie wir eine Situation bewerten – ob als Bedrohung oder als Herausforderung – , hängt von unseren gemachten Lebenserfahrungen ab und aktiviert unterschiedliche neuronale Netzwerke. Diese Signale erreichen das limbische System, insbesondere Amygdala, Hippocampus und präfrontalen Kortex, und stoßen dort neuroendokrine Reaktionen an.

Ein wiederkehrender Gedanke wie »Ich bin nicht gut genug« bleibt selten ohne Konsequenzen. Er aktiviert das Stresssystem, erhöht den Muskeltonus, verändert die Atmung und führt letztlich zur Ausschüttung von Cortisol. Dieses Hormon beeinflusst direkt die epigenetische Steuerung zahlreicher Gene, unter anderem solcher, die für Immunmodulation, Entzündung oder Neurotransmitter-Sensitivität zuständig sind.

Was hier passiert, ist eine klassische Top-down-Regulation: Ein innerer Impuls – ein Gedanke, eine Erinnerung, ein Urteil – wirkt über neurologische und hormonelle Kanäle bis in die Zellbiologie hinein.

Bottom-up – wenn der Körper den Geist prägt

Der Einfluss funktioniert aber auch in die andere Richtung. Unser innerer biochemischer Zustand, also etwa unser Neurotransmitterprofil, unser Blutzucker, unsere Darmflora oder unser Hormonhaushalt, hat Einfluss darauf, wie wir denken, fühlen und die Welt wahrnehmen.

Ein Mangel an Serotonin kann dazu führen, dass Situationen ängstlicher oder pessimistischer bewertet werden. Ein unausgeglichener Blutzuckerspiegel macht nicht nur müde oder reizbar, sondern stört auch die emotionale Stabilität. Selbst eine gestörte Darmflora kann über den Vagusnerv Signale ins Gehirn senden, die Stimmung, Antrieb und Reizverarbeitung beeinflussen. Auch Nährstoffmängel (z. B. Magnesium, B-Vitamine) oder eine Entzündungsneigung können das emotionale Erleben beeinflussen.

Auch hier wirken epigenetische Mechanismen mit: Wenn der Körper dauerhaft unterversorgt oder entzündet ist, verändert sich das epigenetische Profil, mit direkten Auswirkungen auf Denk- und Reaktionsmuster. Bottom-up meint also: Der Körper redet mit, und oft sehr viel lauter, als wir es wahrhaben wollen.

Coaching-Praxis: zurück ins Gleichgewicht

Im Epigenetik-Coaching geht es deshalb immer auch darum, die Balance zwischen beiden Richtungen wiederherzustellen. Psychohygiene allein reicht nicht, wenn der Körper im Ausnahmezustand ist, und umgekehrt bringt körperliche Stabilisierung wenig, wenn die Gedankenflut weiterhin Stress erzeugt. Nur wenn Top-down und Bottom-up wieder kooperieren, kann echte Regulation stattfinden.

Wege aus der Stress-Spirale

Viele Menschen befinden sich in einem Kreislauf, der sich selbst verstärkt und der sich desaströs auf ihre Gesundheit und ihr Befinden auswirkt.

Der Teufelskreis beginnt oft unauffällig – mit einem Gefühl von Überforderung, einer negativen Erfahrung, einem inneren Zweifel. Daraus entsteht ein Gedanke. Und dieser Gedanke wird nicht hinterfragt, sondern wiederholt. Aus einem inneren Kommentar wird ein inneres Programm.

Nehmen wir ein Beispiel:

»Ich muss alles perfekt machen, sonst bin ich nicht genug.«

Was zunächst wie ein einzelner Gedanke wirkt, entwickelt eine Kettenreaktion: Anspannung entsteht, ein Gefühl von Druck macht sich breit, die Stressachse (HPA-Achse) wird aktiviert, Cortisol steigt. Der Schlaf wird unruhiger, der Bauch reagiert, die Reizbarkeit nimmt zu. Serotonin sinkt, Noradrenalin steigt. Der Körper befindet sich nun in einem Zustand ständiger Wachsamkeit – bereit zu reagieren, aber unfähig, zur Ruhe zu kommen. So verfestigt sich das Muster Schritt für Schritt – mental, emotional und biologisch.

Der innere Kommentar wandelt sich: »Ich bin überfordert. Ich schaffe das nicht.«

Und ehe man sich versieht, wird aus einer Überzeugung ein hormoneller Dauerzustand. Der Kreislauf hat dabei viele Ebenen: kognitiv, emotional, neuronal, hormonell, immunologisch und eben auch epigenetisch. Die Genaktivität passt sich dem inneren Erleben an. Was nicht als Bedrohung im Außen existiert, wird zur biologischen Realität im Inneren.

Warum das so trügerisch ist

Nach außen wirkt dieser Zustand oft »funktional«. Die Person arbeitet, leistet, organisiert. Doch innerlich läuft ein Stresssystem auf Hochtouren. Diese Form des »stummen Stresses« ist schwer zu erkennen, weil er nicht laut wird. Genau an dieser Stelle wird Coaching wirkungsvoll: Wenn man es schafft, diesen Kreislauf sichtbar zu machen – nicht als Schuld oder Schwäche, sondern als Muster, das sich verändern lässt.

Wie man den Kreislauf unterbricht

Die Unterbrechung beginnt nicht mit großen Schritten, sondern mit kleinen Momenten des Innehaltens. Es braucht einen inneren Perspektivwechsel und neue Erfahrungen, die den Körper davon überzeugen, dass Sicherheit möglich ist.

Aus destruktiven Gedanken entsteht ein destruktiver Kreislauf, wenn nicht gegengesteuert wird.

Einige effektive Ansatzpunkte:

- **Bewusstwerdung:** Der erste Schritt ist, den eigenen Gedanken zuzuhören. Was denke ich? Und: Was macht dieser Gedanke mit mir?
- **Körperliche Interventionen:** Langsames Ausatmen, rhythmische Bewegung, nährstoffreiche Ernährung oder bewusste Erdung signalisieren dem Körper: Es ist sicher.
- **Emotionale Regulation:** Gefühle wie Dankbarkeit, Verbundenheit oder Mitgefühl aktivieren ganz andere biochemische Muster als Angst oder Schuld.

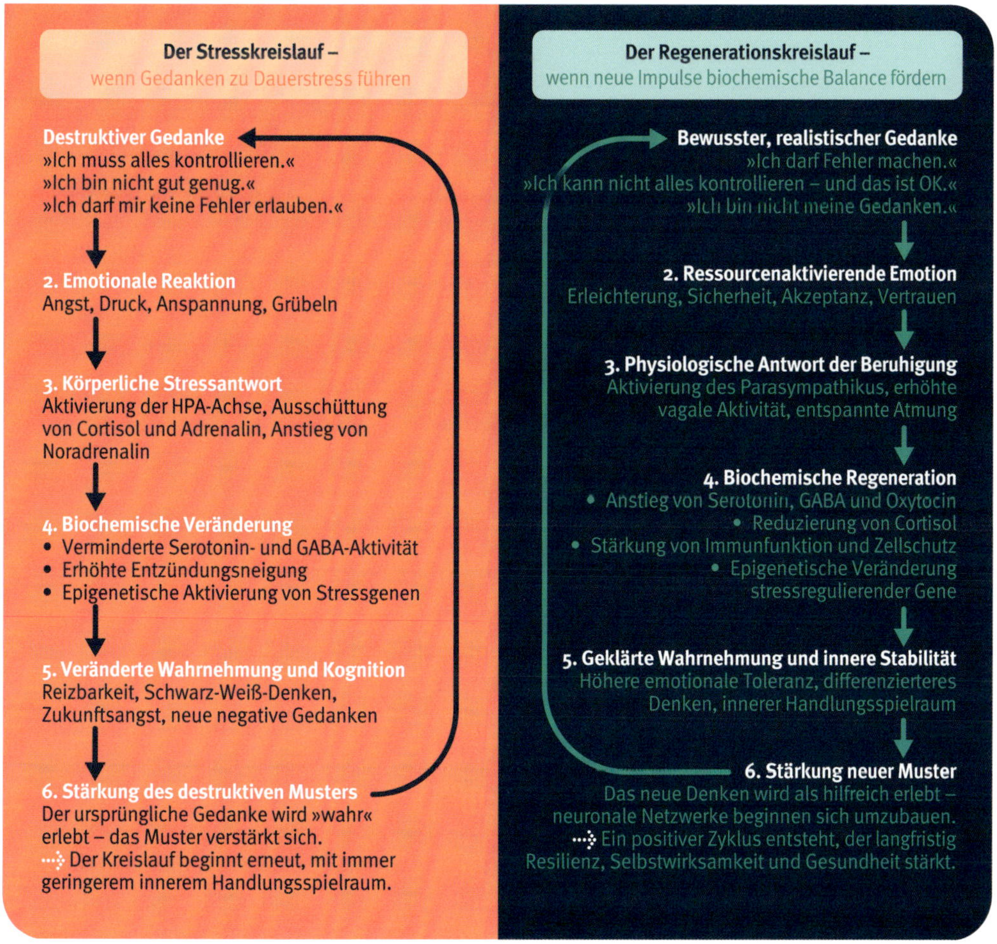

- **Neue Erfahrungen:** Der Körper braucht nicht nur neue Informationen, sondern auch neue Erlebnisse. Kleine Erfahrungen von Erfolg, Ruhe oder Verbindung wirken stärker als jede Theorie – weil sie den Körper »umtrainieren«.

Epigenetisch betrachtet bedeutet Veränderung, alte Reaktionsmuster durch neue Signale zu überschreiben. Und diese Signale entstehen immer im Zusammenspiel von Denken, Fühlen und Erleben.

Epigenetische Resilienz stärken

Chronischer Stress entsteht selten durch einzelne Ereignisse. Meist ist es die Art, wie wir auf die Welt blicken, die unser Nervensystem in Daueranspannung versetzt. Deshalb beginnt Stressregulation nicht nur auf der Verhaltensebene, sondern im Inneren: bei den Gedanken, Bewertungen und der Wahrnehmung.

Mentale Techniken, die genau dort ansetzen, können nachweislich nicht nur das subjektive Stresserleben verbessern, sondern auch messbare biologische Effekte auslösen. Ihre Wirkung reicht bis in den Zellkern, über Neurotransmitter, Hormonspiegel und epigenetische Mechanismen.

Achtsamkeit – die Kunst, präsent zu bleiben

Achtsamkeit gilt inzwischen nicht mehr nur als Meditationspraxis, sondern als neurobiologisch hochwirksames Werkzeug. Im Kern geht es darum, den gegenwärtigen Moment bewusst wahrzunehmen, ohne sofort in Bewertung oder Kontrolle zu verfallen. Das klingt schlicht. Und ist doch tiefgreifend.

Denn genau in dem Moment, in dem wir mit unserer Aufmerksamkeit ganz im Jetzt ankommen, passiert etwas Entscheidendes: Die Aktivität der Amygdala, dem »Gefahrenradar« im Gehirn, nimmt ab. Gleichzeitig wird der präfrontale Kortex gestärkt – jener Teil des Gehirns, der es uns ermöglicht, bewusst zu handeln, statt reflexhaft zu reagieren. Auch der Vagusnerv wird aktiver – ein zentrales Element des Parasympathikus, das für Entspannung, Verdauung und Regeneration zuständig ist.

Durch diesen Effekt wird das Stresssystem beruhigt: Der Cortisolspiegel sinkt, während die Parasympathikus-Aktivität ansteigt. Die Wirksamkeit ist in vielen Studien belegt.[18] Unter anderem erhöht Achtsamkeitsmeditation die Aktivität der Telomerase, also des »zellulären Reparaturenzyms«, und wirkt damit direkt auf die Zellalterung.[19] Auch auf epigenetischer Ebene kommt es zu Veränderungen: Gene, die mit Entzündungsprozessen in Verbindung stehen, werden weniger stark exprimiert.

EFT (Emotional Freedom Techniques)

EFT – häufig auch als »Klopfakupressur« bezeichnet – kombiniert gezielte Fokussierung auf belastende Emotionen mit sanftem Klopfen auf definierte Akupunkturpunkte. Die Methode wirkt auf mehreren Ebenen: Durch die körperliche Stimulation werden stressverstärkende neuronale Muster unterbrochen. Gleichzeitig ermöglicht das bewusste Benennen der Emotionen eine

Telomerase – das Enzym für zelluläre Jugend

An den Enden unserer Chromosomenpaare sitzen winzige Schutzkappen, sogenannte Telomere. Man kann sie sich wie die Plastikhüllen an den Enden von Schnürsenkeln vorstellen: Sie bewahren die DNA davor, bei jeder Zellteilung auszufransen oder Schaden zu nehmen.
Doch mit jeder Teilung schrumpfen diese Telomere ein Stück. Irgendwann sind sie so stark verkürzt, dass sich die Zelle nicht mehr teilen kann – sie altert, verliert an Funktion oder stirbt ab. Dieser Mechanismus ist einer der Hauptgründe für das, was wir als biologische Alterung wahrnehmen: nachlassende Regeneration, schwächere Immunabwehr, zunehmende Zellschäden. Genau hier kommt Telomerase ins Spiel – ein faszinierendes Enzym. Es repariert und verlängert die Telomere. Eine hohe Telomeraseaktivität bedeutet, dass die Zellen länger gesund, teilungsfähig und regenerativ bleiben. Aber auch ein »Zuviel« an Telomeraseaktivität ist nicht gut. Auch hier ist die Balance im Körper wichtig!

Warum ist das relevant?

Chronischer Stress senkt nachweislich die Aktivität der Telomerase. Je länger und intensiver wir psychisch belastet sind, desto schneller schrumpfen unsere Telomere. Der Organismus gerät in eine Art Überlebensmodus, in dem Reparatur- und Erhaltungsmechanismen heruntergefahren werden. Das betrifft nicht nur einzelne Zellen, sondern vor allem auch hochaktive Systeme wie das Immunsystem, das Nervensystem und die Mitochondrien.
Die gute Nachricht:
Dieser Prozess ist beeinflussbar. Die Telomeraseaktivität lässt sich durch gezielte Lebensstilveränderungen deutlich steigern, etwa durch Achtsamkeit, regelmäßige Meditation, körperliche Bewegung, soziale Nähe oder nährstoffreiche Ernährung. Schon nach wenigen Tagen solcher Interventionen lassen sich erste Veränderungen messen.
Für das Coaching bedeutet das:
Telomerase ist ein hochsensibler Marker für den inneren Zustand, für das Maß an Stress, Regeneration, Resilienz. Wer lernt, mit sich selbst achtsamer umzugehen, schützt nicht nur seine psychische Gesundheit, sondern stärkt ganz konkret das Erneuerungspotenzial seiner Zellen.

Die Telomere sitzen wie Kappen auf den Enden der Chromosomen.

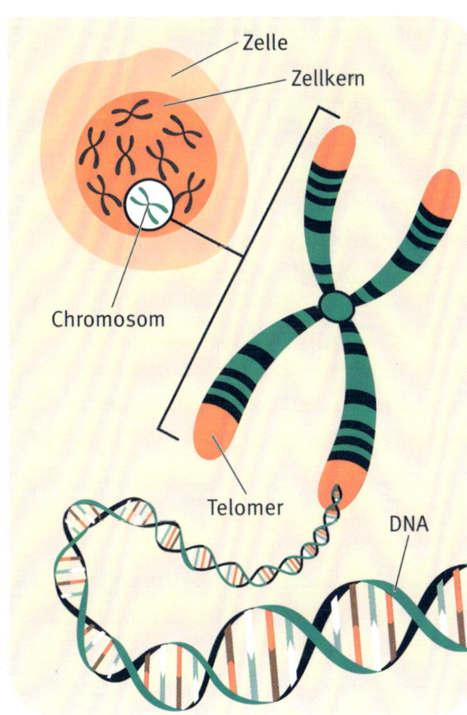

tiefere Verarbeitung und emotionale Integration.

Was zunächst ungewöhnlich klingt, ist gut untersucht: In einer randomisierten Studie sank der Cortisolwert von Teilnehmenden, die eine Stunde EFT erhielten, um durchschnittlich 24 % – verglichen mit 14 % bei Teilnehmenden, die eine Gesprächsgruppe besuchten oder einfach ruhten.[20] Eine andere Studie zeigte, dass nach sechswöchigem EFT-Training bei den Teilnehmenden 72 Gene signifikant verändert waren, darunter solche, die für Immunregulation, Entzündungsreaktionen, neurobiologische Prozesse und Stressregulation zuständig sind.[21]

Der Atem als Schlüssel

Die Atmung ist eines der wenigen vegetativen Systeme, das wir willentlich beeinflussen können, und damit ein direkter Hebel zur Selbstregulation. Besonders das verlängerte Ausatmen wirkt beruhigend auf den Vagusnerv, der als zentraler Vermittler des Parasympathikus gilt. Er beeinflusst nicht nur die Herzfrequenz und die Verdauung, sondern auch das Immunsystem und emotionale Verarbeitungsprozesse. So entsteht in Sekunden ein spürbarer Beruhigungseffekt.

Gezielte Atemübungen verbessern nachweislich die Herzratenvariabilität (HRV) – ein Marker für vagale Aktivität und Resilienz.[22] Gleichzeitig wird die Sauerstoffversorgung des Gehirns optimiert, was die Synthese von Neurotransmittern wie Serotonin, GABA und Dopamin unterstützt. Schon wenige Minuten bewusster Atmung können spürbare Veränderungen in der inneren Befindlichkeit auslösen, und messbare Effekte auf die epigenetische Regulation erzeugen.

Visualisierung – neue Wirklichkeit durch innere Bilder

Das Gehirn unterscheidet kaum zwischen tatsächlicher und vorgestellter Erfahrung. Mentale Bilder aktivieren dieselben Netzwerke wie reale Wahrnehmung. Wer regelmäßig Szenen von Sicherheit, Verbundenheit, Heilung oder Erfolg visualisiert, erzeugt biochemisch echte Reaktionen: Entspannung, Neurotransmitter-Aktivierung, hormonelle Regulation.

In einer Studie zur »Best-possible-Self«-Technik führte tägliche positive Visualisierung über zwei Wochen zu signifikant gesenktem Cortisol und verbesserter Stimmung.[23] Die Technik zeigt: Wer systematisch neue innere Bilder aufbaut, sendet neue epigenetische Signale – mit Auswirkungen auf das Immunsystem, die Zellteilung und neuronale Plastizität.

Meditation – innerer Zustand als biologische Intervention

Meditation ist kein Rückzug aus der Realität, sondern eine bewusste Praxis der inneren Zentrierung. Sie ist eine der am besten untersuchten mentalen Praktiken und ihre Wirkung reicht weit über die Entspannung hinaus.

Unabhängig von der gewählten Technik – ob Atembeobachtung, Metta-Meditation (Mitgefühl), Mantra-Rezitation oder Body Scan – verändern sich beim Meditieren messbar die Aktivitäten bestimmter Hirnregionen: Der präfrontale Kortex wird gestärkt, die Amygdala – unser »Gefahrenradar« – beruhigt sich. Der Vagusnerv wird aktiviert, die Herzratenvariabilität verbessert sich, der Cortisolspiegel sinkt. Der Körper schaltet vom Alarm- in den Regenerationsmodus.

Studien zeigen, dass erfahrene Meditierende eine signifikant höhere Telomeraseaktivität aufweisen und veränderte epigenetische Muster in Genen haben, die mit Entzündungsreaktionen, Zellalterung und DNA-Reparatur verknüpft sind.[24] Besonders bemerkenswert: Bereits 10–15 Minuten täglicher Praxis reichen aus, um diese Effekte auszulösen. Die Wirkung ist also nicht an stunden- oder tagelange Retreats gebunden, sondern an Regelmäßigkeit und Präsenz.

Für das epigenetische Coaching eröffnet sich hier ein machtvoller Zugang: Wer mentale Zustände kultiviert, die Sicherheit, Achtsamkeit, Verbundenheit oder Akzeptanz fördern, verändert damit nicht nur seine Gedanken – sondern seine Biochemie. Neurotransmitter wie Serotonin, Dopamin und GABA kommen wieder ins Gleichgewicht, Stresshormone wie Cortisol sinken, das Immunsystem wird reguliert. Der innere Zustand wird zur biologischen Intervention – leise, kraftvoll und nachweislich wirksam.

Epigenetisch wirksame Pflanzenstoffe – natürliche Helfer bei Stress

Bestimmte Pflanzenstoffe, sogenannte Phytoceuticals, können gezielt in die epigenetische Regulation von Stressreaktionen eingreifen. Sie reduzieren nicht direkt den Stress im Außen, aber sie helfen dem Körper, besser damit umzugehen.
Diese Stoffe beeinflussen die Aktivität von Genen, die an der Stressbewältigung beteiligt sind, und dämpfen gleichzeitig jene Genmuster, die mit den gesundheitlichen Spätfolgen chronischen Stresses in Verbindung stehen (z. B. Entzündung, Zellalterung, Immunstress).
Wie Pflanzenstoffe epigenetisch wirken können:

- Sie aktivieren Gene, die für antioxidativen Schutz, zelluläre Reparatur oder immunologische Balance zuständig sind.
- Gleichzeitig hemmen sie Signalwege, die mit chronischem Stress, Entzündung oder vorzeitiger Zellalterung in Verbindung stehen.
- Manche modulieren Enzyme oder Rezeptoren, die als Schaltstellen epigenetischer Regulation dienen, etwa Histon-Deacetylasen oder DNA-Methyltransferasen.
- Andere beeinflussen die Darmflora, deren Stoffwechselprodukte wiederum direkt in die epigenetische Steuerung eingreifen können.

Beispiele für epigenetisch aktive Pflanzenstoffe

- **Quercetin:** aus Zwiebel, Kapern, Liebstöckel, Schnittlauch – wirkt entzündungshemmend und antioxidativ
- **EGCG** (Epigallocatechingallat): aus grünem Tee – unterstützt neuronale Resilienz
- **Curcumin:** aus Kurkuma – hemmt epigenetisch aktivierte Entzündungswege
- **Resveratrol:** aus roten Trauben und Beeren – unterstützt zellulären Schutz
- **Sulforaphan:** aus Brokkoli und anderen Kreuzblütlern – fördert Entgiftung und Genregulation

- **Berberin:** aus Berberitze – wirkt immunmodulierend
- **Folat:** aus grünem Blattgemüse – ist ein Cofaktor für DNA-Methylierung
- **Omega-3-Fettsäuren:** aus fettem Fisch, Algen oder Nüssen – beeinflussen microRNA-Signaturen und Zellmembranintegrität

Diese Stoffe wirken nicht isoliert, sondern im Zusammenspiel mit Ernährung, mentaler Balance und Darmgesundheit. Sie können unterstützend eingesetzt werden, etwa bei erhöhter Stressbelastung, in Erholungsphasen oder als präventive Maßnahme.

Für Coaches gilt:
Eine gezielte Empfehlung sollte immer im Kontext erfolgen, abgestimmt auf die individuelle Situation, Belastung und Reaktionslage der betroffenen Person. Besonders hilfreich ist der Einsatz in Kombination mit stressregulierenden Maßnahmen wie Atemarbeit, Achtsamkeit oder Bewegungsritualen. Dabei ersetzen Phytoceuticals keine medizinische Therapie, sie erweitern jedoch das Spektrum sinnvoller Interventionen auf biologischer und epigenetischer Ebene.

Veränderung durch neue Erfahrungen

Veränderung beginnt nicht allein mit dem Entschluss, etwas anders machen zu wollen. Sie beginnt mit Erfahrung.

Erst durch neue, emotional bedeutungsvolle Erlebnisse verändern sich die neuronalen Netzwerke im Gehirn – und mit ihnen die biochemischen und epigenetischen Signale im Körper. Jeder Gedanke, jedes Gefühl, jede Entscheidung erzeugt eine Aktivitätswelle im Nervensystem. Und je häufiger ein bestimmtes Muster aktiviert wird, desto stärker wird es strukturell verankert. Das Gehirn – lange für starr und festgelegt gehalten – ist in Wahrheit ein lernendes Organ. Ein System in ständiger Bewegung. Jede bewusste Erfahrung hinterlässt eine Spur, formt die Architektur des Denkens und beeinflusst, wie wir künftige Situationen wahrnehmen und bewerten. Diese Fähigkeit nennen wir Neuroplastizität.

Neuroplastizität – das Gehirn als lernendes Organ

Neuroplastizität bedeutet, dass das Gehirn seine neuronalen Verbindungen laufend anpasst. Neue Synapsen entstehen, alte Pfade werden stillgelegt oder gestärkt, je nachdem, was ein Mensch regelmäßig denkt, fühlt und tut. Dabei gilt: Das, was häufig wiederholt wird, wird biologisch wahrscheinlicher. Und auch das Selbstbild – wie jemand sich selbst erlebt – ist keineswegs festgeschrieben, sondern gestaltbar.

Wer beginnt, regelmäßig neue innere Haltungen zu integrieren – etwa Dankbarkeit statt Misstrauen, Mitgefühl statt Selbstkritik –, verändert über die Zeit nicht nur das Denken, sondern auch die emotionale Grundhaltung und das Stressverhalten. Denn diese Haltungen sind nicht bloß mental, sie sind neurologisch verankert.

Zentral an diesem Umbauprozess beteiligt sind drei große Areale im Gehirn:

- **Das limbische System,** das emotionale Bewertung und Erinnerung miteinander verknüpft,
- **der präfrontale Kortex,** der bewusste Entscheidungen und innere Integration ermöglicht,
- **und der sensorische sowie motorische Kortex**, der Erfahrung körperlich verankert.

Gedanken → Erfahrung → Gefühl → neue neuronale Bahnung

Veränderung beginnt oft mit einem Gedanken. Aber erst wenn dieser Gedanke emotional aufgeladen wird – also mit einem Gefühl verbunden ist –, entsteht im Gehirn ein Erregungsmuster, das Lernen ermöglicht. Die emotionale Bedeutung macht aus einem abstrakten Gedanken eine erfahrbare Realität. Und dieses Gefühl brennt sich ein. Im limbischen System, im Körper, in den Synapsen.

So entsteht eine neue Bahn im Gehirn. Eine Spur, die mit jedem erneuten Erleben stabiler wird. Je öfter der Mensch die neue Haltung real durchlebt, desto leichter wird sie abrufbar. Das System lernt: So fühlt sich Selbstwirksamkeit an. Und mit der Wiederholung wächst nicht nur Vertrauen, sondern auch epigenetische Kohärenz, denn die Signale verändern sich. Weniger Stressbotenstoffe, mehr Sicherheit, mehr Regeneration.

Beispiel:

Gedanke: »Ich darf Nein sagen.«

Erfahrung: Ein Moment, in dem dieser Satz tatsächlich gelebt wird.

Gefühl: Erleichterung, Stärke, Selbstwirksamkeit.

Neuronale Konsequenz: Neue Verschaltungen, die diesen Zustand künftig leichter abrufbar machen.

Diese Kette von der Idee zur erlebten Wirklichkeit bildet das Fundament für nachhaltige Veränderung. Das Gehirn merkt sich, wie sich die neue Haltung anfühlt und stellt sie dem System in Zukunft schneller zur Verfügung.

Mentale Routinen als epigenetische Neuprogrammierung

Veränderung ist kein Ereignis, sie ist ein Prozess. Sie geschieht nicht in großen Momenten der Erkenntnis, sondern in den kleinen, oft unscheinbaren Wiederholungen des Alltags. Entscheidend ist dabei nicht die Intensität einer Erfahrung, sondern ihre Konsistenz: Der Körper verändert sich nicht durch Ausnahmezustände, sondern durch das, was er immer wieder erlebt.

Gedanken und Emotionen hinterlassen Spuren. Sie formen das neuronale Netzwerk – und darüber hinaus auch das epigenetische Milieu. Wer täglich dieselben destruktiven Gedanken denkt, sendet seinem Körper eine klare Botschaft: Alarm, Mangel, Unsicherheit. Das Nervensystem reagiert darauf, Stresshormone steigen, bestimmte Gene werden aktiv. Das bedeutet aber auch: Wer beginnt, neue Denk- und Fühlmuster regelmäßig zu aktivieren, verändert seine Biochemie und damit die epigenetischen Schalter, die an diesen biochemischen Mustern hängen.

Journaling – der innere Dialog mit biologischer Wirkung

Eine wirksame und einfache Methode zur Etablierung neuer innerer Muster ist das regelmäßige Schreiben. Wer regelmäßig die eigenen Gedanken und Empfindungen zu Papier bringt, erschafft nicht nur Klarheit, sondern sendet auch biochemisch relevante Signale an das eigene System. Studien zeigen, dass das emotionale Schreiben über bedeutsame Erlebnisse Entzündungswerte senken, die Immunantwort stärken und psychische Resilienz erhöhen kann.[25]

Im Coaching-Kontext kann Journaling genutzt werden, um tägliche Selbstverankerung zu fördern:

- Welche Qualität will ich heute bewusst aktivieren?
- Was habe ich emotional durchlebt – und wie will ich darauf antworten?

Solche Fragen fördern nicht nur die Reflexionsfähigkeit, sondern senden dem Nervensystem konsistente Informationen darüber, wie es sich innerlich orientieren darf. Und genau das beeinflusst epigenetische Muster – leise, aber nachhaltig.

Innere Zustände als neue epigenetische Signale

Mentale Routinen wirken nicht über bloße Willenskraft, sie entfalten ihre Wirkung über Wiederholung und emotionale Bedeutung. Entscheidend ist nicht nur, was wir denken, sondern wie oft wir bestimmte innere Zustände wirklich fühlen.

Das kann ganz unterschiedlich aussehen:

Manche Menschen verbinden sich morgens für wenige Minuten mit einem inneren Bild ihres »Zukunfts-Ichs« – nicht nur als Vision, sondern als Gefühl im Körper. Andere üben sich abends in Dankbarkeit oder kultivieren bewusst ein Gefühl von Sicherheit, indem sie mit geschlossenen Augen einen vertrauten Ort visualisieren, eine bestimmte Musik hören oder durch achtsame Atmung in den Körper spüren.

Solche Praktiken verändern Hirnwellenmuster, beeinflussen die Ausschüttung von Neurotransmittern wie GABA, Serotonin oder Oxytocin und wirken damit direkt auf das epigenetische Milieu. Was regelmäßig gefühlt wird, wird biologisch wirksam. Und was biologisch wirksam ist, kann auf Zellebene Reparatur, Ruhe und Neubeginn ermöglichen.

Warum Wiederholung biologisch wichtiger ist als Motivation

Der Körper folgt nicht dem Willen, sondern der Wiederholung. Was regelmäßig erlebt, gedacht, gefühlt und geschrieben wird, wird zur neuen inneren Realität, und damit zur biologischen Grundlage eines veränderten Seins. Die Epigenetik reagiert nicht auf gute Vorsätze, sondern auf verlässlich wiederkehrende Signale, die dem System zeigen: Hier ist etwas stabil. Hier darf etwas anders werden.

Coaching-Praxis: Aufbau des Zukunftszustandes

Im Coaching ist es nicht genug, Probleme zu analysieren. Transformation entsteht, wenn ein neuer innerer Zustand erlebbar wird. Nicht nur als Gedanke, sondern als körperlich spürbare Realität. Genau hier setzt die Arbeit mit dem Zukunftszustand an: einem inneren Bild des Zustandes, den man in sein Leben ziehen möchte. Ziel ist es, nicht nur über den Zukunftszustand nachzudenken, sondern ihn zu fühlen. Was geschieht, wenn man sich für einen Moment ganz in diese Version des Selbst hineinbegibt, nicht als Wunschdenken, sondern als gelebte Vorstellung?

- Wie denke ich, verbunden in diesem Zustand?
- Wie stehe ich morgens auf?
- Wie gehe ich mit Rückschlägen um?
- Was empfinde ich im Körper, wenn ich mit diesem Zustand verbunden bin?

Wenn diese Qualitäten emotional spürbar werden, beginnt der Körper zu lernen. Die Neurotransmitter passen sich an, Hormone regulieren sich neu, sogar epigenetische Marker reagieren, denn der Körper unterscheidet nicht zwischen Realität und intensiv erlebter Vorstellung. Er folgt der Emotion. Und die wiederum sendet Signale: So fühlt sich Zukunft an.

Der Satz, der sich daraus formt, ist nicht: »Ich werde irgendwann anders sein.« **Sondern: »Ich kann es jetzt schon fühlen.«** Und das verändert alles.

Coaching-Praxis: die Kraft des Geistes für Gesundheit und Heilung

Unsere Gedanken, Emotionen und inneren Haltungen sind weit mehr als subjektive Empfindungen. Sie wirken als biologische Signale – in Echtzeit, tiefgreifend, systemisch. Unser Gehirn, unser Hormonhaushalt, unsere Immunabwehr und sogar unsere Genregulation reagieren unmittelbar auf das, was wir innerlich erleben.
Veränderung beginnt also nicht erst bei der Ernährung oder der Bewegung – sondern im inneren Erleben des Menschen.
Die Qualität unserer Gedanken, die Tiefe unserer Emotionen, die Wiederholung bestimmter Muster, all das prägt unsere Biochemie. Und diese Biochemie hinterlässt Spuren auf der epigenetischen Ebene.

Selbstverantwortung als biologisches Prinzip

Wer versteht, dass innere Zustände epigenetisch wirksam sind, wird sensibler für das, was im Inneren geschieht und übernimmt Verantwortung dafür. Diese Selbstverantwortung ist kein moralisches Konzept, sondern ein funktionales Prinzip: Nur wer erkennt, wie er selbst auf seine Biologie einwirkt, kann gezielt Einfluss nehmen.

Für das Epigenetik-Coaching bedeutet das:

Der Geist gehört mit ins Gespräch – nicht als »mentales Add-on«, sondern als zentrales biologisches Element. Tools wie Visualisierung, Journaling, Atemarbeit, das Arbeiten mit dem Zukunfts-Ich oder Achtsamkeitspraxis sind keine esoterischen Spielereien. Sie sind, was das System braucht: innere Erfahrungsräume, in denen neue biologische Realitäten beginnen können.
Ein psychoepigenetisches Coaching stellt dabei keine Diagnose. Es stellt Fragen:

- Welche inneren Zustände nähren dich?
- Was beruhigt dein System?
- Wie kannst du das öfter fühlen – nicht theoretisch, sondern körperlich?

Fragen, die innere Räume öffnen

Die Rolle des Coaches ist es, Räume zu schaffen, in denen neue innere Erfahrungen möglich werden – wiederholbar, fühlbar, glaubwürdig. Denn genau diese Erfahrungen senden die Signale, die langfristig epigenetische Spuren hinterlassen.
Psychoepigenetik ist kein fertiges Modell, sie ist ein dynamisches Feld. Mit jeder neuen Studie, mit jeder praktischen Erfahrung im Coaching wächst das Verständnis dafür, wie tief Geist und Körper miteinander verwoben sind. Dieses Kapitel ist kein Schlusspunkt. Es ist ein Anfang. Eine Einladung, die Verbindung von Innen und Außen nicht nur zu denken, sondern zu leben. Denn wer versteht, wie der Geist wirkt, der kann Heilung gestalten.
Und der Körper? Der hört zu. Und antwortet.

Sozioepigenetik

Nähe, Verlust, Bindung – Beziehungen prägen nicht nur das Herz, sondern auch die Gene. Soziale Erlebnisse schreiben am Epigenom mit.

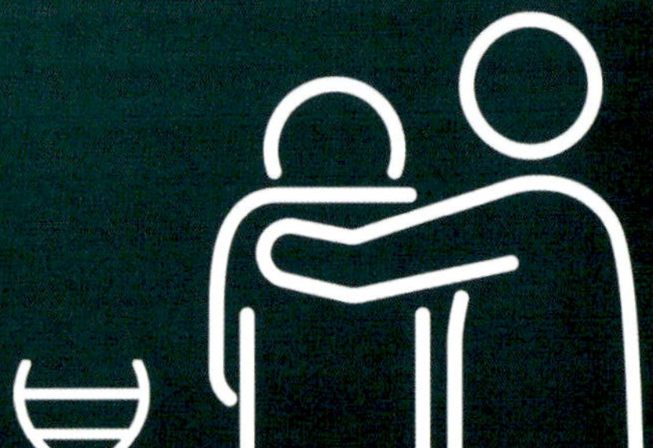

Wenn Beziehungen Spuren hinterlassen

Beziehungen wirken tiefer als gedacht – sie verändern Genmuster und damit die Basis für Gesundheit und innere Stärke.

Es gibt Erlebnisse, die sich tief ins Gedächtnis einprägen. Eine liebevolle Umarmung in der Kindheit. Der plötzliche Verlust eines nahestehenden Menschen. Ein Moment der Ausgrenzung. Oder das stille Wissen: Ich kann mich auf andere verlassen. Wir erinnern uns, manchmal ein Leben lang. Aber was, wenn solche Erfahrungen nicht nur psychisch, sondern auch biologisch Spuren hinterlassen? Genau hier setzt die Sozioepigenetik an: ein Forschungsfeld, das die Brücke zwischen sozialen Erfahrungen und molekularbiologischen Prozessen schlägt und zeigt, wie eng Emotion, Beziehung und Biologie miteinander verwoben sind.

Du hast bereits gelernt, dass Umweltfaktoren wie Ernährung, Bewegung oder Stress die Genaktivität beeinflussen können, ohne die DNA selbst zu verändern. Die Sozioepigenetik geht noch einen Schritt weiter: Sie fragt, wie Bindung, Zugehörigkeit, Isolation oder Armut biochemische Spuren im Organismus hinterlassen – und damit unsere gesundheitliche Resilienz oder Verletzlichkeit mitprägen.

Was lange Zeit als »psychosozialer Einfluss« beschrieben wurde, erhält nun eine messbare, molekulare Dimension. Studien zeigen: Kinder, die in instabilen, überfordernden oder unsicheren sozialen Verhältnissen aufwachsen, tragen veränderte Methylierungsmuster, besonders in Genen, die Stressverarbeitung oder Immunreaktionen regulieren. Umgekehrt können Beziehungen schützen. Soziale Eingebundenheit, Verlässlichkeit, emotionale Nähe wirken wie ein epigenetischer Puffer. Sie schwächen die biologischen Folgen von Belastung ab. Manchmal kehren sie sie sogar um.

Für Epigenetik-Coaches bedeutet das: Die sozialen Kontexte eines Menschen sind nicht nur Hintergrundrauschen, sondern Teil der gesundheitlichen Dynamik und damit auch ein mächtiger Hebel für Veränderung. Dieses Kapitel beleuchtet, wie genau das soziale Umfeld epigenetisch »ins Fleisch« geht und was wir daraus für Prävention, Coaching und gesellschaftliche Entwicklung lernen können.

Soziale Determinanten und Genexpression

Nicht nur Gene und Ernährung, sondern auch soziale Umwelten formen unsere Gesundheit – still und oft über Jahrzehnte hinweg. Die Weltgesundheitsorganisation (WHO) spricht in diesem Zusammenhang von den »sozialen Determinanten von Gesundheit« – also jenen gesellschaftlichen Bedingungen, die auf unsere Gesundheit langfristig einwirken[26]: Faktoren wie Bildung, Einkommen, Wohnverhältnisse, Arbeitsbedingungen oder sozialer Status. Was zunächst nach Soziologie klingt, zeigt in der Epigenetik eine überraschend körperliche Dimension: Diese sozialen Parameter sind in der Lage, die Genaktivität systematisch zu verändern.

Zahlreiche Studien belegen: Menschen, die über längere Zeit in sozial belasteten Verhältnissen leben – z. B. in Armut, instabilen Wohnverhältnissen oder unter prekären Arbeitsbedingungen –, zeigen epigenetische Veränderungen, die sich messen lassen. Es sind Veränderungen an der DNA-Architektur: etwa verstärkte Methylierung an Genen, die mit Entzündungsregulation, Stoffwechsel oder Stressverarbeitung zu tun haben. Ein bekanntes Beispiel ist das NR3C1-Gen: Es codiert für den Glukokortikoidrezeptor, einen zentralen Schalter in der Stressantwort des Körpers. Studien zeigen: Kinder, die in belasteten sozialen Kontexten aufwachsen, weisen hier oft eine veränderte Methylierung auf, die dazu führt, dass ihr Körper auf Stress empfindlicher reagiert. Weniger Regulation. Weniger Erholung. Mehr Alarmbereitschaft.[27]

Auch Bildungsniveau und subjektive Kontrolle über das eigene Leben – sogenannte Selbstwirksamkeitserwartungen – zeigen epigenetische Wirkung. Personen mit höherem Bildungsgrad oder einem stabilen sozialen Umfeld zeigen eine langsamere biologische Alterung. Umgekehrt können soziale Unsicherheit, Jobverlust oder Mobbing die biologische Uhr beschleunigen.[28]

Soziale Belastung führt zu einer erhöhten Aktivität der Hypothalamus-Hypophysen-Nebennierenrinden-Achse (HPA-Achse). Epigenetische Veränderungen entstehen vor allem in den Bereichen der Stressregulation (Neuroendokrinologie) und Immunfunktion. Gene werden stillgelegt oder aktiviert, Methylierungsmuster verändern sich als Reaktion auf soziale Wirklichkeit. Der Körper lernt: »Das hier ist die Welt – darauf musst du dich einstellen.«

Frühe Kindheit, Bindung und Oxytocin

Die ersten Lebensjahre gelten in der Entwicklungsforschung seit Langem als besonders prägende Phase – neurologisch, emotional und sozial. Heute wissen wir: Auch auf molekularbiologischer Ebene sind diese Jahre von entscheidender Bedeutung. In dieser frühen Zeit entstehen nicht nur neuronale Netzwerke, sondern auch epigenetische Muster, die die biologische Verarbeitung sozialer Erfahrungen dauerhaft beeinflussen.

Was ein Kind in dieser sensiblen Phase an Nähe, Sicherheit, Berührung und Resonanz oder auch an Mangel und Unvorhersehbarkeit erlebt, hinterlässt Spuren. Die Epigenetik eröffnet hier einen differenzierten Blick: Bindung ist ein epigenetisch wirksamer Faktor, der langfristig Gesundheit, Verhalten und Resilienz mitgestaltet. Solche Prägungen wirken somit auf unsere Biologie.

Zwei Studien, zwei Kontinente – dieselbe Botschaft

Was lange als weiche, psychologische These galt, ist heute messbare Realität: Soziale Herkunft formt unsere Biologie. Früh. Und tief.

Die ALSPAC-Studie (UK)

In der britischen ALSPAC-Kohorte wurden tausende Kinder von Geburt an wissenschaftlich begleitet. Das Ergebnis: Schon mit sieben Jahren zeigten Kinder aus sozial benachteiligten Familien messbare epigenetische Unterschiede, vor allem in Genen, die für Entzündungsprozesse und den Stoffwechsel zuständig sind.[29]

Die Dunedin-Studie (Neuseeland)

Über mehrere Jahrzehnte hinweg verfolgten Forschende in dieser Studie, wie sich Kindheitsstress epigenetisch niederschlägt – bis ins Erwachsenenalter hinein. Besonders bemerkenswert: Der Grad der sozialen Unterstützung im Umfeld hatte einen entscheidenden Einfluss. Wer inmitten von Belastung Bindung, Stabilität und Zugehörigkeit erlebte, zeigte signifikant geringere biologische Alterungsprozesse als jene, die ohne Halt aufwuchsen.[30]

Bindungserfahrungen als epigenetische Weichenstellung

Sichere Bindungen – etwa zu primären Bezugspersonen wie Mutter oder Vater – gelten als zentrale Ressource für psychische und körperliche Gesundheit. Sie fördern emotionale Selbstregulation, Stressverarbeitung, soziale Kompetenz und Resilienz. Epigenetisch betrachtet beeinflussen diese frühen Beziehungserfahrungen unter anderem Gene, die an der Regulation von Stress, Immunfunktionen und neuronaler Plastizität beteiligt sind.

Studien zeigen: Kinder, die in verlässlichen Beziehungsgefügen aufwachsen, entwickeln eine ausgeglichenere Hypothalamus-Hypophysen-Nebennierenrinden-Achse (HPA-Achse), was mit geringeren Cortisolspiegeln und reduzierten Entzündungsmarkern einhergeht. Auch sozial zeigen diese Kinder häufiger ein kooperatives, empathisches und reguliertes Verhalten. Umgekehrt lassen sich bei Kindern mit unsicheren oder gestörten Bindungserfahrungen epigenetische Veränderungen nachweisen. Besonders gut erforscht ist in diesem Zusammenhang das Gen NR3C1, das den Glukokortikoidrezeptor codiert und damit eine Schlüsselrolle bei der Cortisolregulation spielt. In belasteten Bindungskontexten wurde hier eine verstärkte DNA-Methylierung festgestellt – ein Hinweis auf reduzierte Stressresilienz und eine erhöhte physiologische Reagibilität auf Belastung.[31]

Oxytocin und OXTR – die epigenetische Architektur von Nähe und Bindung

Oxytocin wird oft als »Bindungshormon« oder »Kuschelhormon« bezeichnet. Es spielt eine zentrale Rolle bei zwischenmenschlicher Nähe, Vertrauen, Fürsorge, Empathie und Stressregulation. Gebildet wird es im Hypothalamus und über die Hypophyse in Blutbahn und Gehirn ausgeschüttet. Freigesetzt wird es zum Beispiel durch Körperkontakt, Geburt, Stillen, Sexualität oder einfach durch echte, emotionale Verbundenheit.

Oxytocin entfaltet seine Wirkung über spezifische Rezeptoren, die unter anderem im limbischen System (z. B. Amygdala, Hippocampus), in der Hypophyse sowie in peripheren Organen wie Herz, Verdauungssystem und Vaguskomplex zu finden sind. Über diese Rezeptoren beeinflusst es sowohl kognitive als auch körperliche Reaktionen: Es reguliert Angst und Stress, wirkt entzündungshemmend, fördert Vertrauen und unterstützt das parasympathische Nervensystem, also den Teil des autonomen Nervensystems, der für Entspannung und Erholung zuständig ist.

Die Wirkung von Oxytocin ist allerdings kontextabhängig. In sicheren Beziehungen fördert es Verbundenheit, in unsicheren Kontexten kann es paradoxerweise zu Rückzug oder sozialer Abgrenzung führen – vermutlich als Schutzmechanismus bei Überforderung.

Oxytocin wirkt über viele Schaltstellen im Gehirn und im Körper: Es beeinflusst unter anderem die Amygdala (Angstverarbeitung), den Hippocampus (Gedächtnis und Lernen), das periaquäduktale Grau (Schmerzregulation), die serotonergen Raphe-Kerne, den Locus coeruleus (Noradrenalin), die Substantia nigra und den Nucleus accumbens (Dopamin) sowie das Rückenmark und den Hypothalamus selbst. Darüber hinaus senkt es die Ausschüttung von ACTH und Cortisol, regt Prolaktin und Wachstumshormone an, wirkt entzündungshemmend und stabilisiert Stimmung, Schlaf und Herzfrequenzvariabilität.

Weniger bekannt, aber für das Epigenetik-Coaching zentral: Oxytocin wirkt nicht nur akut. Seine Langzeitwirkung hängt davon ab, wie viele funktionelle Rezeptoren (OXTR) im Körper verfügbar sind – und genau das wird epigenetisch gesteuert.

Die Genexpression des Oxytocinrezeptors unterliegt insbesondere im Promotorbereich der DNA-Methylierung. Frühkindliche Erfahrungen beeinflussen, wie stark dieser Rezeptor exprimiert wird:

- Hohe Methylierung des OXTR-Gens bedeutet: weniger Rezeptoren, geringere soziale Offenheit, eingeschränkte Empathiefähigkeit.
- Niedrige Methylierung steht für: höhere Rezeptorverfügbarkeit, bessere Bindungsfähigkeit, ausgeprägteres Vertrauen und soziale Regulation.

Frühe Bindungserfahrungen – zum Beispiel emotionale Feinfühligkeit durch Eltern, Sicherheit in sozialen Beziehungen, aber auch Stabilität in der Partnerschaft – können die Methylierung des OXTR-Gens positiv beeinflussen. Umgekehrt zeigen Menschen mit Erfahrungen von Missbrauch, Vernachlässigung, sozialer Isolation oder anhaltendem psychosozialem Stress häufig erhöhte OXTR-Methylierung, was mit Bindungsstörungen, Rückzug, Angst oder Depression einhergehen kann.[32]

Für Epigenetik-Coaches bedeutet das: Nähe ist nicht nur ein psychologisches Bedürfnis – sie ist biologisch reguliert, sozial geprägt und epigenetisch modellierbar. Die Erfahrung von Sicherheit, Verlässlichkeit, Resonanz und Beziehung beeinflusst nicht nur, wie ein Mensch sich in sozialen Kontexten verhält, sondern auch, wie offen oder zurückgezogen seine Biologie darauf reagiert.

Forschungsergebnisse

Tierversuche mit Ratten lieferten wichtige Erkenntnisse für das Verständnis der Sozioepigenetik. Besonders gut untersucht ist die mütterliche Fürsorge in den ersten Lebenstagen. Rattenjunge, die häufig geleckt und gestupst wurden – ein Zeichen intensiver Pflege –, zeigten eine deutlich reduzierte Stressreaktivität. Diese Beobachtung ließ sich epigenetisch erklären: Bei diesen Tieren fand man eine geringere Methylierung des NR3C1-Gens, das für den Glukokortikoidrezeptor verantwortlich ist und die Regulation der Stresshormonausschüttung steuert.
Diese Effekte waren nicht nur im Verhalten, sondern auch auf zellulärer Ebene messbar und sogar auf die nächste Generation übertragbar, sofern die Nachkommen ähnliche Fürsorge erhielten.
Auch Oxytocin spielte in diesen Tiermodellen eine Rolle: Tiere mit intensiver mütterlicher Zuwendung wiesen eine höhere Dichte an Oxytocinrezeptoren im Gehirn auf. Dies ging mit einer dauerhaft veränderten sozialen Interaktion und einer erhöhten Fähigkeit zur Stressregulation einher.[33]

Von Ratten zu Menschen – Parallelen in der Stressregulation

Beim Menschen zeigen sich Parallelen zu den tierexperimentellen Befunden. In großen Kohortenstudien wurde nachgewiesen, dass Erwachsene mit Kindheitserfahrungen wie emotionaler Vernachlässigung, Missbrauch oder chronischem Stress epigenetische Veränderungen aufweisen, insbesondere in Genen, die an Stressverarbeitung und Bindung beteiligt sind, darunter NR3C1 und OXTR.

Hoffnung durch positive Beziehungserfahrungen

Diese epigenetische Signatur ist jedoch nicht als dauerhaft fixiert zu verstehen. Neuere Befunde deuten darauf hin, dass positive Beziehungserfahrungen im späteren Leben, etwa durch stabile Partnerschaften, elterliche Re-Verbundenheit oder therapeutische Beziehungserfahrungen, die epigenetische Markierung zumindest teilweise modifizieren können.[34]
Interventionen wie achtsamkeitsbasierte Methoden, körperorientierte Traumaarbeit oder das gezielte Fördern sozialer Verbundenheit zeigen in ersten Studien vielversprechende Effekte: Sie können die Methylierung des OXTR-Gens reduzieren – also genau jenes Gens, das für die Rezeptoren des Bindungshormons Oxytocin verantwortlich ist. Diese Befunde unterstreichen die Plastizität des Bindungssystems und machen deutlich, dass epigenetische Prägungen durch neue soziale Erfahrungen beeinflusst werden können.

Bedeutung für die Coaching-Praxis

Für die Praxis des Epigenetik-Coachings ist dieses Wissen hochrelevant. Frühkindliche Erfahrungen sind zwar tief verankert – doch durch gezielte Beziehungsarbeit, systemische Interventionen und die Stärkung sozialer Kompetenzen lässt sich die epigenetische Spur verändern. Coaching, das Sicherheit, Vertrauen und authentischen Kontakt fördert, kann zu einem biologischen Wendepunkt werden.

Die heilende Kraft konstruktiver Beziehungen

Konstruktive, verlässliche Beziehungen wirken nicht nur stabilisierend auf die Psyche – sie haben auch messbare Effekte auf den Körper.

Viele der positiven Wirkungen stabiler Beziehungen werden über das Bindungshormon Oxytocin vermittelt. Zu den nachgewiesenen Wirkungen gehören:

- Reduktion von Stresshormonen und Angst
- Schmerzlinderung
- Steigerung des allgemeinen Wohlbefindens
- Verbesserung von Verdauung und Nährstoffaufnahme
- Senkung von Blutdruck und Puls
- Förderung des Wachstums und von Selbstheilungskräften

Diese Effekte entstehen nicht nur durch reale Begegnungen, sondern bereits durch die Vorstellung von vertrauten Menschen. Schon das Denken an geliebte Bezugspersonen kann Oxytocin freisetzen.

Ein oft unterschätzter Aspekt: Berührung ist eine biologische Sprache, die direkt auf das Oxytocinsystem wirkt. Hautkontakt stimuliert nicht nur emotionale Nähe, sondern aktiviert über den Vagusnerv auch das Verdauungs- und Erholungssystem, was die Nährstoffaufnahme, das Immunsystem und die Zellregeneration verbessert. Diese Effekte werden heute gezielt in körperorientierten Ansätzen genutzt, etwa in Shiatsu, Massagetherapie oder achtsamer Körperarbeit im Coaching.

Während sichere Beziehungen das Oxytocinsystem stabilisieren und soziale Offenheit fördern, kann das Gegenteil ebenso tiefgreifende Folgen haben. Destruktive oder chronisch belastende Beziehungserfahrungen stören das Gleichgewicht dieses Systems und können langfristig zu einer biologischen Fehlregulation führen. Besonders kritisch sind:

- Vertrauensbrüche, insbesondere in frühen Lebensphasen
- emotionale Vernachlässigung, Schuldzuweisung oder chronische Ablehnung
- soziale Isolation, wie sie etwa durch Mobbing, Trennung oder Vereinsamung entsteht

Derartige Erfahrungen können zu einer Dysregulation des Oxytocinsystems führen, was das Bindungsverhalten beeinflusst und sich auf Empathiefähigkeit, emotionale Reagibilität und Stressverarbeitung auswirken kann.

Auch moderne gesellschaftliche Strukturen spielen eine Rolle: Leistungsdruck, mobile Arbeitswelten, zerfallende Familienstrukturen und der Einfluss digitaler Medien können dazu führen, dass soziale Nähe abnimmt, während Einsamkeit zunimmt – mit epigenetischen und hormonellen Konsequenzen, die sich über Jahre hinweg aufbauen.

Die gesundheitliche Bedeutung von Oxytocin

Die Wirkung von Oxytocin geht weit über das Sozialverhalten hinaus – es hat direkte physiologische Effekte, die im Coaching, in Prävention und in der Gesundheitsförderung eine große Rolle spielen:

- **Herz-Kreislauf-Erkrankungen:** Oxytocin wirkt gefäßerweiternd, senkt den Blutdruck und reduziert entzündliche Prozesse – wichtige Schutzmechanismen gegen Atherosklerose.
- **Osteoporose:** Ein niedriger Oxytocinspiegel steht mit geringerem Knochenmineralgehalt in Zusammenhang.
- **Essverhalten und Übergewicht:** Oxytocin wird auch durch Magen-Darm-Hormone aktiviert. Emotionale Leere, Einsamkeit oder das Fehlen sozialer Resonanz können zu kompensatorischer Nahrungsaufnahme führen, insbesondere zu einem erhöhten Konsum von Zucker und Fett, die kurzfristig beruhigende neurochemische Effekte erzeugen.
- **Drogenkonsum:** Menschen mit einem chronisch unteraktiven Oxytocinsystem greifen häufiger zu psychoaktiven Substanzen wie Alkohol oder Drogen, um den Mangel an »sozialem Glücksgefühl« zu kompensieren. Oxytocin gilt daher auch als möglicher Regulationsfaktor in der Suchtprävention.
- **Placeboeffekt:** Vertrauen in die behandelnde Person aktiviert das Oxytocinsystem. Dieser Prozess trägt wesentlich zur Wirkung von Placebos bei – und zeigt, wie eng Heilung und Beziehung verknüpft sind.

Epigenetische Folgen von Einsamkeit

Lange war Einsamkeit primär ein psychologisches oder gesellschaftliches Thema – als Frage der Lebensqualität, aber nicht unbedingt der Biologie.

Chronische soziale Isolation kann das Erbgut verändern – und zwar in einer Weise, die Entzündung, Stressanfälligkeit und Krankheitsrisiken erhöht.

Das Gefühl, nicht verbunden zu sein – nicht gesehen, nicht gebraucht oder nicht eingebunden –, löst im Körper eine messbare Stressreaktion aus. Die HPA-Achse wird aktiviert, die Cortisolproduktion steigt, das sympathische Nervensystem wird hochreguliert. Der Organismus bereitet sich unbewusst auf Gefahr vor. Evolutionär betrachtet ergibt das Sinn: Der Mensch als soziales Wesen war in Isolation stets einem höheren Überlebensrisiko ausgesetzt – wer allein ist, stirbt im Zweifelsfall, salopp ausgedrückt. Heute äußert sich dieser Mechanismus in subtilen, aber chronisch wirkenden biologischen Prozessen – ein stiller Stress, der im Hintergrund fortbesteht.

Epigenetisch betrachtet zeigen Menschen, die über längere Zeit sozial isoliert leben, veränderte Methylierungsmuster in Genen, die unter anderem für Stressregulation, Entzündungsmodulation und neuroendokrine Anpassung verantwortlich sind – ein biologisches Muster, das die Entwicklung von Depressionen, Herz-Kreislauf-Erkrankungen, Autoimmunstörungen und Angststörungen begünstigen kann.

Die »konservierte Transkriptionsantwort auf Bedrohung«

Ein zentrales Konzept in diesem Zusammenhang ist die sogenannte Conserved transcriptional Response to Adversity (CTRA). Dabei handelt es sich um ein evolutionär konserviertes genetisches Reaktionsmuster auf wahrgenommene Bedrohung – insbesondere auf soziale Ausgrenzung oder Unsicherheit. Die CTRA beschreibt eine epigenetisch vermittelte Umprogrammierung des Immunprofils in Richtung einer entzündungsorientierten Genexpression. Dieses Muster umfasst drei zentrale Veränderungen:

- Hochregulation proinflammatorischer Gene, etwa IL-6 und TNF-α, was zu einer gesteigerten Entzündungsbereitschaft führt.
- Herunterregulation antiviraler Gene, insbesondere im Bereich der Interferonantwort, mit potenziellen Folgen für die Infektanfälligkeit.
- Beeinträchtigung zellulärer Immunprozesse, etwa in der Regulation von zytotoxischen T-Zellen oder NK-Zellen.

Dieser epigenetisch vermittelte Shift hin zu einem entzündungsorientierten Genprofil wird bei sozial isolierten Personen, Menschen mit Depression oder chronischer Angst ebenso beobachtet wie bei Kindern, die emotionale Vernachlässigung erfahren haben. Über längere Zeit hinweg führt dieses Muster zu einer erhöhten Anfälligkeit für Herz-Kreislauf-Erkrankungen, chronischen Entzündungen, Infektionen und psychischen Störungen.

Neuroepigenetik der Einsamkeit

Auch im Gehirn sind epigenetische Spuren sozialer Isolation nachweisbar. Dieser Forschungsbereich, oft unter dem Begriff Neuroepigenetik zusammengefasst, belegt, dass das soziale Erleben unsere neuronale Architektur auf molekularer Ebene beeinflusst. Studien mit Tiermodellen zeigten, dass chronisch isolierte Tiere Veränderungen in der Methylierung von Genen aufwiesen, die für Neuroplastizität, Dopaminhaushalt und emotionale Regulation verantwortlich sind. Die Folge war ein Verhalten, das depressive Züge aufwies: Antriebslosigkeit, soziale Rückzugsneigung, erhöhte Angstempfindlichkeit und reduzierte Motivation.[35]

Auch in Humanstudien lassen sich vergleichbare epigenetische Muster identifizieren. Insbesondere die präfrontalen Kortexareale und die Amygdala – zwei zentrale Strukturen für emotionale Regulation, Impulskontrolle und soziale Kognition – zeigen bei Menschen mit lang anhaltenden Einsamkeitserfahrungen veränderte Methylierungsmuster.[36]

Die Reversibilität sozialer Isolation

So drastisch die biologischen Folgen chronischer Einsamkeit auch sein mögen – die Epigenetik bringt eine entscheidende Botschaft mit sich: Veränderung ist möglich. Zahlreiche Studien belegen, dass epigenetische Spuren sozialer Isolation nicht irreversibel sind. Vielmehr zeigen sich deutliche Hinweise darauf, dass soziale Wiederanbindung – in realer wie imaginativer Form – molekulare Prozesse modulieren kann:

- Neue soziale Beziehungen, körperliche Nähe, Gruppeninterventionen oder gemeinschaftsorientierte Rituale können die Methylierung stressrelevanter Gene reduzieren.
- Imaginative Verfahren wie soziale Fantasiereisen, z. B. im Rahmen therapeutischer Imagination, aktivieren ähnliche neuronale und hormonelle Systeme wie reale Nähe.
- Bewegung, Meditation, Achtsamkeit, Naturkontakt oder Yoga zeigen ebenfalls Potenzial, epigenetische Marker im Bereich von Entzündungsmodulation, Hormonregulation und Neurotransmitterproduktion zu beeinflussen, insbesondere dann, wenn sie in einem sozialen oder zwischenmenschlich getragenen Kontext stattfinden.

Bereits einfache Formen sozialer Bindung, wie regelmäßige Verlässlichkeit, empathisches Zuhören oder körperliche Nähe, zeigen messbare Effekte:

- Reduktion der Cortisolwerte bei chronischem Stress
- geringere Aktivierung der CTRA-Signatur
- veränderte Methylierung in OXTR und anderen Bindungsgenen
- positive Beeinflussung der Immunmodulation

Diese Effekte wurden sowohl bei Erwachsenen als auch bei Kindern nachgewiesen, sogar bei jenen mit belastender Kindheitsbiografie. Z. B. konnte in einer Studie an Kindern aus Pflegefamilien nachgewiesen werden, dass sich epigenetische Marker der Stressverarbeitung durch stabile, förderliche Bezugspersonen innerhalb eines Jahres messbar verbesserten, insbesondere im Hinblick auf NR3C1-Methylierung und Immunreaktivität.[37]

Gerade im Coaching mit älteren Menschen, mit chronisch erschöpften oder sozial isolierten Personen kann Beziehungsgestaltung zu einem Schlüsselthema werden. Nicht als soziale Anleitung, sondern als Veränderung des inneren Erlebens von Verbundenheit. Denn wo Bindung gelingt, verändert sich nicht nur das Gefühl. Es verändert sich auch das biologische Milieu.

Psychosoziale Interventionen mit epigenetischer Wirkung

Nicht nur natürliche soziale Beziehungen wirken auf epigenetische Prozesse, auch gezielte Interventionen können biologische Schutzmechanismen aktivieren. Die neuere Forschung zeigt, dass bestimmte körper- und erfahrungsbasierte Ansätze messbare Effekte auf Genexpression und zelluläre Resilienz entfalten:

- **achtsamkeitsbasierte Stressreduktion (MBSR):** reduzierte Methylierung von Entzündungsgenen, verbesserte Telomerstabilität
- **körperorientierte Traumatherapie:** Hinweise auf Einfluss auf OXTR- und FKBP5-Expression
- **systemisches Coaching:** Stärkung von Zugehörigkeit, Kohärenzgefühl und Selbstwirksamkeit mit möglichem epigenetischem Echo
- **berührungsbasierte Ansätze** (z. B. Shiatsu, Massage): Aktivierung des Oxytocin-Systems

Ein zentrales Versprechen der Sozioepigenetik lautet: Biologie ist beeinflussbar – und soziale Beziehungen sind ein Schlüssel dafür. Wer Menschen unterstützt, tragfähige Beziehungen aufzubauen, Zugehörigkeit zu erleben und Selbstwirksamkeit zu entfalten, fördert nicht nur psychisches Wohlbefinden, sondern auch molekulare Resilienzprozesse. Coaching, das dies ermöglicht, wirkt über Worte hinaus – es arbeitet mit der Biografie im Körper. Und genau hier liegt das transformative Potenzial epigenetischer Praxis.

Resilienz – Anpassungskraft zwischen Psychologie und Biologie

Nicht alle Menschen, die belastende oder traumatische Erfahrungen machen, entwickeln gesundheitliche Probleme. Manche zeigen eine erstaunliche psychische Stabilität, emotionale Selbstregulation und Anpassungsfähigkeit – auch unter widrigsten Umständen. Diese Fähigkeit wird als Resilienz bezeichnet: die Kompetenz, trotz Herausforderungen psychisch gesund zu bleiben oder sich sogar gestärkt weiterzuentwickeln.

In den letzten Jahren hat sich das Verständnis von Resilienz erweitert: Sie gilt nicht mehr nur als psychologisches Konzept, sondern wird zunehmend als biopsychosoziale Fähigkeit verstanden.

Zentrale Merkmale psychischer Resilienz umfassen:

- **Emotionsregulation:** Die Fähigkeit, innere Zustände zu erkennen, zu beeinflussen und zu stabilisieren.
- **Selbstwirksamkeit:** Das Vertrauen, Probleme aus eigener Kraft bewältigen zu können.
- **Problemlösekompetenz:** flexible, kreative und lösungsorientierte Handlungsstrategien
- **Bindungsfähigkeit:** stabile, tragfähige soziale Beziehungen
- **Sinnorientierung:** Die Fähigkeit, auch in schwierigen Erfahrungen Bedeutung zu finden und in die Zukunft zu denken.

Diese Kompetenzen sind nicht angeboren, sondern entwickelbar und sie zeigen sich auch in messbaren biologischen Korrelaten.

Neurobiologische Grundlagen

Resiliente Menschen zeichnen sich durch ein anders reguliertes Stresssystem aus, insbesondere in folgenden Bereichen:

- **HPA-Achse:** eine stabilere Cortisolantwort, weniger Überreaktion bei Belastung
- **Neurotransmitter-Systeme:** Ein ausgewogenes Verhältnis von Dopamin, Noradrenalin und Serotonin, das emotionale Flexibilität und Motivation unterstützt.
- **Neuroplastizität:** gesteigerte Aktivität im präfrontalen Kortex und Hippocampus, Regionen für Selbststeuerung und kognitive Verarbeitung
- **Amygdala:** geringere Reaktivität auf Bedrohung, insbesondere bei sicher eingebundenen Personen

Diese Systeme lassen sich durch Erfahrung formen – und das macht den Übergang zur Epigenetik fließend.

Epigenetische Marker von Resilienz

Auch auf molekularer Ebene gibt es Hinweise, dass Resilienz mit spezifischen epigenetischen Mustern verbunden ist:

- Geringere Methylierung stressrelevanter Gene, wie NR3C1 oder FKBP5, was zu einer balancierteren Cortisolantwort führt.
- Höhere Expression von Genen, die Neuroplastizität und emotionale Regulation fördern.
- Positive epigenetische Modulation durch sichere Bindung, Achtsamkeit, körperliche Aktivität, Naturkontakt und soziale Integration.

Diese Befunde zeigen: Resilienz ist nicht nur ein Persönlichkeitsmerkmal, sondern eine biologische Kompetenz, die sich durch Umwelt, Erfahrung und gezielte Intervention fördern lässt.

Coaching-Praxis im Spannungsfeld von Biografie und Biologie

Sozioepigenetisches Wissen ist mehr als akademisches Hintergrundwissen, es bietet eine neue Landkarte für die Arbeit mit Menschen, deren Geschichte, Lebensumfeld und Beziehungserfahrungen tief in ihre Biologie eingegriffen haben. Es erweitert das Verständnis von »Symptomen«, macht biografische Belastungen sichtbar – und zeigt vor allem Wege auf, wie Veränderung auch auf zellulärer Ebene möglich ist. Für Epigenetik-Coaches ergibt sich daraus eine zentrale Aufgabe: soziale Ressourcen zu aktivieren, Bindungsmuster bewusst zu machen und neue Beziehungserfahrungen zu ermöglichen. Resilienz ist nicht nur eine Fähigkeit, sondern ein Zustand, der gepflegt, gestärkt und begleitet werden kann: in Gesprächen, Gruppen, durch Präsenz, Ritual, Körperarbeit oder gemeinsame Reflexion.

Frühe Erfahrungen und ihre Spuren im System

Wer mit Menschen arbeitet, die unter schwierigen sozialen Bedingungen aufgewachsen sind – etwa durch Armut, Vernachlässigung, Ausgrenzung, Mobbing oder Migration –, begegnet häufig komplexen inneren Dynamiken. Sie sind nicht immer auf den ersten Blick sichtbar, zeigen sich aber oft in wiederkehrenden Mustern:

- Schwierigkeiten in Bindung und Vertrauen
- chronische Anspannung oder emotionale Übererregung
- ein instabiler Selbstwert, trotz nachweislicher Kompetenz
- körperliche Symptome, für die keine medizinischen Befunde vorliegen

Aus epigenetischer Perspektive sind diese Phänomene keine Rätsel, sondern biologisch sinnvolle Antworten auf frühere Erfahrungen. Sie sind Spuren eines Körpers, der gelernt hat, in einem potenziell gefährlichen Umfeld zu funktionieren – wachsam, kontrolliert, zurückhaltend oder überangepasst. Hier beginnt der Coaching-Prozess nicht mit einem Defizit, sondern mit einer Würdigung: der Logik der Überlebensstrategien, die sich in Körper, Psyche und Beziehung eingeschrieben haben.

Veränderung braucht Sicherheit

Veränderung verläuft bei diesen Klientinnen und Klienten oft nicht linear. Was wie ein Rückfall wirkt, ist häufig eine Schutzreaktion des Systems, das gelernt hat, auf Nähe oder Unsicherheit mit Alarm zu reagieren. Epigenetisch gespeicherte Überlebensmuster lassen sich nicht einfach »wegcoachen«: Sie benötigen:

- Sicherheit und Beziehungsstabilität
- wiederholte Erfahrung von Kontrolle und Einfluss
- Verständnis statt Interpretation

Was zunächst wie Widerstand wirkt, kann als epigenetische Wachsamkeit verstanden werden – biologisch sinnvoll, wenn Vertrauen über lange Zeit gefährlich war.

Praxisstrategien aus der Sozioepigenetik

Konkrete Ansätze für die Coaching-Praxis, die sich aus dem sozialepigenetischen Modell ableiten lassen, sind zum Beispiel:

Biografiearbeit mit körperlichem Bezug: Lebenslinien, Stammbaumarbeit oder narrative Reflexion werden mit somatischen

Empfindungen verknüpft, um epigenetische Spuren erlebbar zu machen.
Ressourcenarbeit mit sozialem Fokus:
Wer waren »regulierende Menschen« im Leben? Wo gab es Inseln der Verbindung? Welche Art von Nähe war möglich?
Integration von Körperinterventionen:
Atemarbeit, Embodiment, achtsame Bewegung, all das kann epigenetische Stressmuster direkt beeinflussen.
Reflexion über Sozialsysteme:
Welche Rollen spielen Klasse, Herkunft, Geschlecht, Hautfarbe, Sprache oder Migration in der epigenetischen Biografie?

Veränderung beginnt in Beziehung

Coaching zielt oft auf Verhalten: Kommunikation verbessern, Entscheidungen treffen, Klarheit gewinnen. In einem sozioepigenetischen Kontext rückt jedoch etwas anderes in den Vordergrund: Bindung. Denn Bindung ist das biologische Fundament, auf dem sich Verhalten erst verändern kann. Stabilität wird wichtiger als Schnelligkeit. Beziehung vor Technik. Sicherheit vor Intervention.
Noch entscheidender als die Werkzeuge ist die innere Haltung, mit der wir begleiten. Denn der Körper des Klienten registriert, ob Beziehung sicher ist oder nicht. Deshalb braucht es:

- Demut gegenüber der Geschichte, die der Körper erzählt.
- Geduld für Prozesse, die sich langsam biologisch umstrukturieren.
- Neugier statt Diagnose
- Verbundenheit ohne Vereinnahmung

In einem klassischen Coaching-Prozess liegt der Fokus oft auf Tools, Methoden und Zielen: Fragetechniken, Zieldefinitionen, Aktionspläne usw. All das kann wertvoll sein, aber wenn ein Mensch mit epigenetischen Belastungen kommt, also mit einem Nervensystem, das auf Unsicherheit, Bindungsangst oder Daueranspannung geprägt ist, funktionieren reine Techniken oft nicht wie geplant.
Die »Haltung vor Technik« ist daher ein Aufruf an den Coach, sich nicht hinter Tools zu verstecken, sondern sich selbst als »sicheres Gegenüber« einzubringen – präsent, feinfühlig, geduldig und echt.

Vier Prinzipien für epigenetisch informierte Coaching-Prozesse

1. Präsenz statt Leistung:
Du versuchst nicht, möglichst schnell zu »lösen«, sondern hältst gemeinsam mit dem Klienten Raum, auch wenn es langsam, stockend oder emotional wird.
Beispiel: Wenn jemand abschweift, gehst du nicht zurück zum Thema, sondern bleibst beim Menschen, zeigst Interesse, bleibst »in Beziehung«.
2. Sicherheit statt Tempo:
Du orientierst dich nicht an Coaching-Fahrplänen, sondern an dem, was die Person gerade braucht, um sich sicher genug für Veränderung zu fühlen.
Beispiel: Du erkennst, dass eine Reflexionsübung zu früh kommt, und entscheidest dich, erstmal über den Alltag der Klientin zu sprechen, bis mehr Vertrauen gewachsen ist.
3. Wertschätzung statt Bewertung:
Du deutest Verhaltensmuster nicht vorschnell als »Problem« oder »Blockade«, sondern als Strategie, die einst überlebenswichtig war – und heute vielleicht noch Sicherheit bietet.

Beispiel: »Ich merke, dass Sie sehr vorsichtig sprechen. Vielleicht hat Ihnen das einmal geholfen, sich zu schützen?« (statt: »Warum fällt es Ihnen so schwer, klar Position zu beziehen?«)

4. Coregulation statt Konfrontation:
Du versuchst nicht, den Klienten zu »knacken«, sondern regulierst gemeinsam mit ihm/ihr das Nervensystem – durch Stimme, Blickkontakt, Körperhaltung, Gesprächsatmosphäre.
Beispiel: Du bemerkst Unruhe und bleibst erstmal still, atmest bewusst ruhig, fragst nicht direkt weiter, sondern spiegelst: »Gerade wird es eng, oder?«

Warum ist das wichtig?
Weil Menschen, deren Nervensystem durch frühe Unsicherheit geprägt ist, besonders fein auf zwischenmenschliche Signale reagieren. Wenn sich jemand im Coaching nicht sicher fühlt, wird sich auch epigenetisch nichts verändern. Erst wenn der Körper erlebt, dass Beziehung sicher ist, können sich neue Muster bilden.
Coaching im Licht der Epigenetik ist kein Reparaturversuch, sondern ein Resonanzraum.
Ein Raum, in dem der Körper spürt:
»Ich bin gemeint. Ich bin sicher. Ich darf mich neu organisieren.«
Und das ist vielleicht der wichtigste Impuls, den du als Coach geben kannst.

Trauma und Epigenetik

Nicht alle Wunden bluten. Manche graben sich lautlos in das Gewebe unserer Zellen ein.

Wenn Wunden Spuren in den Genen hinterlassen

Trauma prägt das Epigenom – doch diese Spuren sind veränderbar. Heilung beginnt, wenn wir sie verstehen und bewusst integrieren.

Seelische Verletzungen verändern unser inneres Gleichgewicht und hinterlassen biologische Signaturen, die selbst die Zeit nicht einfach verblassen lässt. Eine solche Wunde nennen wir Trauma.

Lange Zeit galten traumatische Erlebnisse als rein psychologische Phänomene. Doch die moderne Epigenetik und Neurowissenschaft eröffnen einen neuen Blick: Sie zeigen, dass belastende Erfahrungen nicht nur psychisch wirken, sondern auch biologisch. Was wir erlebt oder – vielleicht noch wirksamer – nicht erlebt haben, kann unsere Genaktivität verändern. Und unter bestimmten Umständen auch die unserer Kinder.

Diese Erkenntnis wirft eine zentrale Frage auf: Was ist Trauma, wenn es nicht nur Erinnerung ist, sondern molekulare Signatur? Wenn es nicht nur uns betrifft, sondern auch jene, die uns nachfolgen?

In diesem Kapitel werden wir uns dieser Frage aus verschiedenen Blickwinkeln nähern. Wir beleuchten, wie der Körper auf Trauma reagiert, welche epigenetischen Mechanismen beteiligt sind und wie chronischer Stress unsere Biologie umprogrammiert. Wir erkunden, wie kollektive Traumata – etwa durch Krieg, Diskriminierung oder Flucht – in unserer Biologie weiterwirken können. Und wir fragen: Welche Chancen ergeben sich daraus für Coaching, Prävention und Heilung?

Denn so schmerzhaft die Erkenntnis sein mag, dass Erfahrungen uns tief prägen, so ermutigend ist die Erkenntnis, dass epigenetische Prägungen nicht in Stein gemeißelt sind. Sie sind veränderbar. Und genau darin liegt die Chance: Verstehen ermöglicht Veränderung.

Dieses Kapitel lädt dich ein, Trauma nicht nur als Verletzung zu sehen, sondern als Wachstumschance. Und die Epigenetik als einen Schlüssel. Nicht, um das Geschehene ungeschehen zu machen, sondern um es bewusst zu wandeln. Für mehr Selbstwirksamkeit. Und für neue Wege im Coaching, in der Begleitung und in der Heilung.

Wie der Körper Trauma speichert

Wenn wir von Trauma sprechen, denken viele an belastende Ereignisse – aber weniger an biochemische Prozesse und an das, was in unserem Inneren passiert.

Oft wird übersehen: Die tiefste Wirkung entfaltet Trauma nicht im Kopf, sondern im Körper. Die moderne Neurobiologie zeigt, dass Erleben und Biochemie untrennbar miteinander verwoben sind. Und die Epigenetik macht diese Verbindung sichtbar bis in den Zellkern.

Das Stresssystem als Schaltzentrale

Im Zentrum jeder Traumareaktion steht die sogenannte HPA-Achse, die Verbindung von Hypothalamus, Hypophyse und Nebennierenrinde. Wird eine Bedrohung wahrgenommen, schaltet der Körper sofort in den Überlebensmodus. Signale werden an die Hypophyse gesendet, die wiederum die Nebennieren dazu anregt, Stresshormone auszuschütten, vor allem Cortisol, Adrenalin und Noradrenalin.

Kurzfristig ist das überlebenswichtig. Doch: Wenn ein Ereignis das Nervensystem überlastet oder dieser Zustand sich nicht wieder reguliert, sondern zur Dauerbelastung wird – etwa bei Entwicklungstrauma, chronischer Überforderung oder fehlender emotionaler Sicherheit –, beginnt sich die Reaktion einzubrennen und wird epigenetisch wirksam. Bestimmte Gene, etwa für Cortisol-Rezeptoren, werden hoch- oder herunterreguliert; Methylierungsmuster verändern die Reizverarbeitung im Gehirn; Neurotransmitter-Systeme geraten aus dem Gleichgewicht.

Das bedeutet: Das Nervensystem wird umprogrammiert. Nicht durch äußere Gewalt, sondern durch die innere Reaktion auf die widrige Situation im Außen, vor allem bei regelmäßiger Wiederholung.

Die Rolle des Gehirns

Traumatische Erfahrungen hinterlassen nicht nur Spuren im Hormonsystem, sie verändern auch die Architektur des Gehirns.

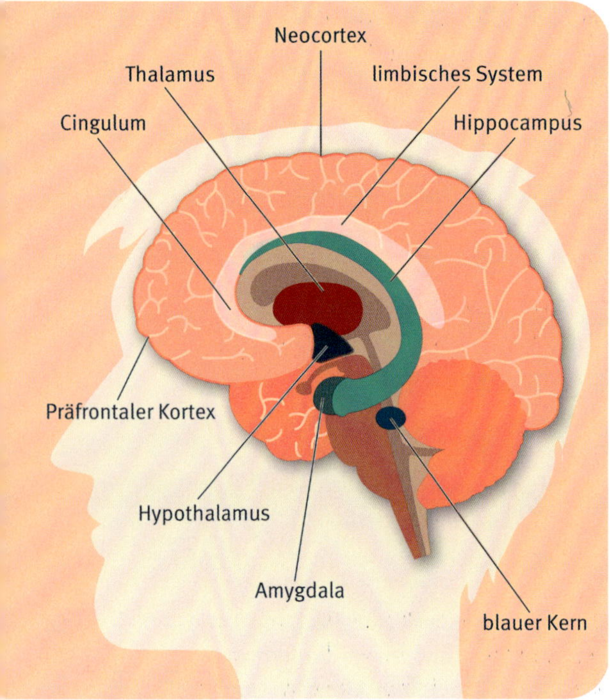

Amygdala, Hippocampus und präfrontaler Kortex sind besonders von Traumata betroffen.

Besonders betroffen sind drei Regionen, die gemeinsam über Wahrnehmung, Reaktion und Regulation entscheiden:

Amygdala: das emotionale Alarmsystem. Die Amygdala ist der Frühwarnsensor unseres Gehirns. Sie scannt unaufhörlich die Umgebung auf der Suche nach potenziellen Gefahren. Bei Trauma wird diese Funktion überaktiv: Schon harmlose Reize können als bedrohlich wahrgenommen werden. Der Körper reagiert mit Alarm – schnell, heftig, irrational. Ein Geruch, ein Geräusch, ein Blick, all das kann ausreichen, um intensive Stressreaktionen auszulösen, bevor der Verstand eingreifen kann.

Hippocampus: der Erinnerungsarchivar. Er hilft dabei, Erfahrungen zu verorten und einzuordnen. Er ist zuständig für zeitliche, räumliche und inhaltliche Strukturierung von Erinnerungen. Doch unter chronischem Stress leidet er messbar: Sein Volumen schrumpft – was erklären kann, warum traumatische Erinnerungen oft fragmentiert, verzerrt oder nicht ins Zeitgefüge eingebettet sind. Betroffene »wissen«, dass etwas passiert ist, können es aber schwer beschreiben oder rational erfassen.

Präfrontaler Kortex: Ort der rationalen Kontrolle. Hier findet Bewertung, Planung, Regulation statt. Doch im Zustand intensiver oder chronischer Bedrohung wird diese Region gehemmt. Das bedeutet: Der Zugriff auf reflektierendes Denken, Impulskontrolle oder nüchterne Einschätzung geht verloren, die Emotion übernimmt das Steuer.

Diese Veränderungen führen zu einer Dysregulation des Nervensystems, die nicht nur das Denken und Fühlen betrifft, sondern tief in körperliche Prozesse hineinwirkt – etwa Schlaf, Immunfunktion, Verdauung oder Hormonhaushalt.

Epigenetische Konsequenzen chronischer Belastung

Die anhaltende Ausschüttung von Stresshormonen wie Cortisol verändert nicht nur das emotionale Erleben, sondern moduliert dauerhaft die Genaktivität. Und genau hier setzt die Epigenetik an.

Eines der am besten untersuchten Gene in diesem Zusammenhang ist FKBP5. Es spielt eine zentrale Rolle in der Regulation der Stressantwort – genauer: im Zusammenspiel zwischen Cortisol und seinem Rezeptorsystem. Studien zeigen, dass Menschen, die in früher Kindheit belastende Erfahrungen gemacht haben, veränderte Methylierungsmuster an diesem Gen aufweisen. Die Folge: Das Stresssystem wird empfindlicher, reagiert schneller und heftiger auf neue Belastungen oder Situationen, die an das Trauma erinnern, oft auch dann, wenn objektiv keine akute Gefahr besteht. So entsteht eine Art »biologisches Gedächtnis« der Bedrohung, das auf molekularer Ebene gespeichert bleibt.

Ähnliches gilt für das NR3C1-Gen, das den Glukokortikoid-Rezeptor codiert. Es beeinflusst, wie sensibel der Körper auf Cortisol reagiert. Kinder, die in instabilen Verhältnissen aufwachsen, zeigen häufig eine »verstellte Empfindlichkeit« dieses Rezeptors. In manchen Fällen ist er überaktiviert, in anderen fast stumm geschaltet. Diese Prägung lässt sich oft noch im Erwachsenenalter nachweisen.

Diese epigenetischen Veränderungen wirken langfristig, manchmal über Jahrzehnte. Sie beeinflussen nicht nur das Stressempfinden, sondern auch die Regulation von Entzündungen, den Blutzuckerspiegel und sogar das Immunsystem. Damit wird sichtbar: Trauma verändert nicht nur, wie wir fühlen – es verändert, wie unser Körper auf die Welt reagiert.

Die Biochemie des Überlebens – aber nicht des Lebens

Was auf den ersten Blick wie eine Fehlregulation wirkt, ist aus evolutionärer Sicht eine funktionale Anpassung. Der Körper reagiert nicht irrational, er bereitet sich vor. Auf Gefahr, auf Unsicherheit, auf Wiederholung von Bedrohung.

Das System, das bei chronischer Belastung entsteht, ist eine Biochemie des Überlebens:

- Das Nervensystem ist ständig in Alarmbereitschaft.
- Die Stressachsen sind hochreguliert.
- Der Organismus spart Energie bei Heilung, Wachstum, Vertrauen und investiert in Kontrolle, Reaktion, Vorsicht.

Solche epigenetischen Prägungen sind sinnvoll, wenn die Gefahr real ist. Doch wenn sie vergangen ist oder nicht konkret besteht, dann wird die Programmierung zur Belastung. Wie eine Software, die für den Ausnahmezustand geschrieben wurde, aber dauerhaft im Hintergrund läuft. Der Körper bleibt auf „Gefahr programmiert“, auch wenn der Mensch sich sicher wähnt – ein innerer Widerspruch, der enorme Energie kostet und langfristig erschöpft. Ein Mensch, der in dieser Weise epigenetisch auf Dauerstress eingestellt ist, hat ein überempfindliches Nervensystem, leidet häufiger unter Angst, Reizbarkeit oder Erschöpfung – selbst ohne aktuellen Anlass. In der Coaching-Praxis zeigt sich das oft in scheinbar »grundlosen« Überreaktionen, starker innerer Anspannung oder dem Gefühl, nie wirklich entspannen zu können.

Der Körper als Bühne

Symptome wie Reizdarm, chronische Erschöpfung, Schlafstörungen oder hormonelle Ungleichgewichte begegnen uns häufig bei Menschen, deren frühe Entwicklung von Unsicherheit, emotionaler Kälte oder einem Mangel an Schutz geprägt war. Und nein, diese Symptome sind weder eingebildet noch bloße Reaktionen auf »seelische Konflikte«. Sie sind real. Greifbar. Biologisch messbar. Der Körper spricht. Und das, was er sagt, ist meist Ausdruck eines überforderten, chronisch übererregten Regulationssystems.

Ein zentraler Mechanismus dabei: Neuroinflammation. Gemeint ist damit eine unterschwellige, andauernde Entzündungsaktivität im zentralen Nervensystem. Sie entsteht nicht einfach so, sondern oft als Folge von lang anhaltendem Stress. Das Gefährliche: Diese Prozesse können durch epigenetische Veränderungen regelrecht »eingeschrieben« werden. Die Entzündung bleibt nicht nur bestehen, sie verändert auch die Aktivität bestimmter Gene. Etwa jener, die unsere Immunfunktion, unsere Stimmung oder unser Energielevel steuern.

Ein anderer biologischer Player ist der Mitochondrienstress. Die sogenannten »Kraftwerke der Zellen« reagieren erstaunlich sensibel auf emotionale Dauerbelastung. Unter chronischem Druck setzen sie vermehrt reaktive Sauerstoffverbindungen (ROS) frei – kleine aggressive Moleküle, die die Zellfunktion stören. Und auch hier spielt die Epigenetik mit: Veränderungen in mitochondrialen Genen oder deren Steuerungselementen können diese Energiedelle langfristig festschreiben. Das Resultat? Ein anhaltender Zustand der Erschöpfung – egal, wie viel man schläft oder ruht.

Diese Prozesse greifen ineinander. Sie tanzen keinen Solo-Tango, sondern einen wilden, biologischen Reigen: Stress treibt Entzündung, Entzündung wirft Stresshormone ins Spiel. Energieverlust schwächt die Selbstregulation. Und ein Nervensystem, das nie zur Ruhe kommt, wird anfällig für alles, von leichten Reizen bis hin zu neuen Traumata. So entsteht ein Teufelskreis: ein biologischer Dauerzustand, der sich irgendwann »normal« anfühlt, obwohl er es nie war.

In der Arbeit mit traumatisch geprägten Menschen geht es häufig nicht um »Verhalten ändern«. Es geht darum, Zustände zu regulieren. Um innere Sicherheit und Entschleunigung. Erst wenn das Nervensystem nicht mehr Alarm schlägt, können sich andere Entscheidungen überhaupt zeigen. Der Körper ist dabei kein Gegner. Kein Versager. Er ist Spiegel, Kompass und meist der Ort, an dem Veränderung beginnt.

Langzeitfolgen von Trauma

Trauma hinterlässt epigenetische Spuren, die Sicherheit heilen kann.

Was als Anpassung beginnt, kann später zur Belastung werden. Ein Organismus, der in seiner frühen Entwicklung auf Unsicherheit, Isolation oder emotionale Vernachlässigung eingestellt wurde, trägt diese Signale in sich weiter, auch wenn sich die Lebensbedingungen längst verändert haben. Auf molekularer Ebene führen diese Anpassungen häufig zu einer Überempfindlichkeit gegenüber Reizen. Menschen, die epigenetisch auf Dauerstress eingestellt sind, zeigen Symptome wie Hypervigilanz, chronische Anspannung, Rückzugsverhalten oder Schwierigkeiten mit emotionaler Nähe. Diese Muster erscheinen im Alltag oft der Situation unangemessen oder »nicht nachvollziehbar«, sind aber Ausdruck eines Nervensystems, das biologisch darauf trainiert wurde, mit Unsicherheit umzugehen – notfalls durch Vorbeugung, Kontrolle oder Rückzug. In solchen Systemen wird Sicherheit nicht selbstverständlich erlebt, sondern muss erst durch Erfahrung neu gelernt werden – Schritt für Schritt, Beziehung für Beziehung.

Epigenetisch relevant sind dabei nicht nur dramatische Einzelereignisse. Auch subtile, aber andauernde Mikroverletzungen, etwa wiederholte emotionale Entwertung, unsichere Bindungen, Mobbing, ständiger Leistungsdruck oder chronische Überforderung, können langfristige Spuren hinterlassen. Die Epigenetik reagiert auf die Summe der Belastung – nicht nur auf deren Dramatik.

Traumasensibles Coaching

In der Coaching-Praxis zeigt sich das häufig in Form von Menschen, die trotz hoher Reflexionsfähigkeit und funktionierender Alltagsstruktur immer wieder »aus dem Gleichgewicht geraten«. Sie reagieren stark auf zwischenmenschliche Spannungen, haben ein feines Gespür für Unstimmigkeiten und empfinden in sozialen Situationen oft eine diffuse Unsicherheit, ohne dies kognitiv erklären zu können. Der Ursprung dieser Reaktionen liegt nicht im Denken, sondern in der Biologie. Es ist der Körper, der die Vergangenheit erinnert – und präventiv auf sie antwortet.

Ein weiteres zentrales Phänomen ist die sogenannte epigenetische Starre. Je länger ein belastendes Muster aufrechterhalten wird – etwa durch ständige Stressreaktion oder chronisch dysregulierte Systeme –, desto stabiler wird die epigenetische Markierung. Die Gene gewöhnen sich regelrecht an den Ausnahmezustand. Das erklärt auf biologischer Ebene, warum Verhaltenstipps oder kognitive Einsichten oft nicht ausreichen, um eine nachhaltige Veränderung zu bewirken.

Hier eröffnet sich ein zentrales Feld für das Epigenetik-Coaching. Ziel ist es, die biologische Grundstimmung zu verändern: durch Sicherheit, durch neue Beziehungserfahrungen, durch Wiederherstellung von Selbstregulation. Was wirkt, sind nicht große Umbrüche, sondern kleine, wiederholte Korrekturen im Erleben. Nähe, die nicht gefährlich ist. Grenzen, die nicht mit Strafe einhergehen. Leistung, die nicht an Liebe gekoppelt ist. Solche Erfahrungen senden andere Signale an das System und können über die Zeit auch die epigenetischen Marker beeinflussen.

Traumasensibles Coaching bedeutet auch, sich bewusst zu machen: Es geht nicht nur um das, was passiert ist. Es geht genauso um das, was dauerhaft gefehlt hat, etwa Coregulation, Spiegelung, Schutz oder emotionale Verfügbarkeit. Diese Dimensionen können im Coaching nicht einfach »nachgeliefert«, wohl aber gezielt angesprochen werden, durch Haltung, durch Beziehung und durch die Gestaltung sicherer Prozesse. So entsteht ein Raum, in dem das Nervensystem neue Erfahrungen von Sicherheit vorsichtig nachlernen kann.

Der Blick auf die Epigenetik macht auch eins deutlich: Es geht beim Trauma nicht nur darum, was passiert ist, sondern darum, was dauerhaft gefehlt hat. Vor allem in der frühen Entwicklung: Schutz, Coregulation, Spiegelung, Bindung. Diese Dimensionen lassen sich im Coaching nicht »nachholen«, aber sie können gezielt adressiert werden – über Beziehung, Haltung und Prozessgestaltung.

Nicht selten zeigen sich epigenetisch geprägte Traumamuster auch körperlich: in Form von Schlafstörungen, chronischer Erschöpfung, Reizdarmsyndromen, Autoimmunreaktionen oder diffusen Schmerzsyndromen. Auch hier ist das biologische System häufig nicht krank im klassischen Sinne – sondern schlicht überangepasst an einen Zustand, den es nie verlassen konnte. Umso wichtiger ist es, Körper und Emotion als gleichwertige Zugänge in die Arbeit mit traumageprägten Menschen zu integrieren. Denn nachhaltige Veränderung beginnt dort, wo das System wieder lernt: Ich bin sicher. Ich darf atmen. Ich muss nicht mehr kämpfen.

Traumatische Erfahrungen als Risiko für körperliche und seelische Erkrankungen

Menschen, die im Laufe ihres Lebens belastende oder traumatische Erfahrungen gemacht haben, etwa durch Gewalt, Vernachlässigung oder den Verlust nahestehender Personen, tragen ein erhöhtes Risiko, später psychisch oder körperlich zu erkranken. Besonders häufig treten Depressionen oder sogenannte posttraumatische Belastungsstörungen (PTBS) auf. Dabei werden Betroffene von belastenden Erinnerungen, ständiger innerer Anspannung oder der Vermeidung bestimmter Situationen geprägt – oftmals über Jahre hinweg.[38]

In den letzten Jahren hat sich jedoch ein erweitertes Bild entwickelt: Trauma wirkt nicht nur auf die Psyche, es wirkt tief in den Körper hinein. Studien zeigen, dass Menschen mit frühen oder chronischen Belastungserfahrungen ein erhöhtes Risiko für körperliche Erkrankungen haben, darunter insbesondere Autoimmunerkrankungen wie rheumatoide Arthritis oder Lupus erythematodes. Bei diesen Krankheitsbildern richtet sich das Immunsystem gegen körpereigenes Gewebe – ein Angriff auf das eigene System.[39]

Zusammengefasst zeigen aktuelle Erkenntnisse: Traumatische Erlebnisse können dauerhaft in Körper und Zellen wirken. Sie stören nicht nur das seelische Gleichgewicht, sondern verändern die Regulation von Entzündung, Immunantwort, Zellregeneration und machen so langfristig anfälliger für Erkrankungen.

Kollektive Traumata und Epigenetik

Krieg, Flucht, Diskriminierung, retraumatisierende gesellschaftliche Systeme – kollektive Traumata prägen nicht nur Kulturen, sondern auch Gene. Soziale Erfahrungen schreiben am Epigenom mit.

Wenn von Trauma die Rede ist, denken viele zunächst an individuelle Erfahrungen – an persönliche Verletzungen, belastende Ereignisse, an Biografien. Doch Trauma kann auch eine kollektive Dimension haben. Es betrifft dann nicht nur einzelne Menschen, sondern ganze Gruppen, Gesellschaften oder Generationen. Krieg, Verfolgung, Flucht, strukturelle Diskriminierung oder koloniale Gewalt prägen nicht nur das kulturelle Gedächtnis: Sie hinterlassen oft auch biologische Spuren, die sich durch Generationen ziehen.

Die Epigenetik liefert Hinweise darauf, dass solche kollektiven Belastungen auch auf molekularer Ebene wirksam werden können. Besonders betroffen sind häufig marginalisierte Bevölkerungsgruppen, die über längere Zeit institutioneller oder struktureller Bedrohung ausgesetzt waren. Studien zeigen, dass wiederholte Diskriminierung mit veränderten epigenetischen Mustern in Immunzellen einhergehen kann, etwa durch erhöhte Entzündungsbereitschaft und geschwächte antivirale Abwehr. Solche Veränderungen entstehen nicht abrupt, sondern sind Ausdruck chronischer Belastung, ständiger Wachsamkeit und subtiler Ausgrenzung.[40]

Das Coaching kann an diesem Punkt nicht heilen, was historisch gewachsen oder strukturell bedingt ist. Aber es kann sensibel dafür sein. Menschen bringen oft nicht nur persönliche, sondern auch kulturelle und gesellschaftliche Prägungen mit – unausgesprochen, aber tief verankert. Wer etwa in einer Familie aufwächst, die nach dem Krieg alles verloren hat, trägt möglicherweise ein stilles Erbe von Existenzangst, Anpassung, Sparsamkeit oder Unsichtbarkeit mit sich. Auch wenn das konkrete Erleben vergessen oder nie erzählt wurde, lebt es weiter – in Form von innerem Druck, blockierter Lebendigkeit oder einem tief sitzenden Misstrauen.

Kollektive Traumata äußern sich selten dramatisch. Sie zeigen sich eher atmosphä-

Rassismus und Epigenetik: Studien zur molekularen Prägung sozialer Ungleichheit

In den USA wurde in mehreren Studien nachgewiesen, dass Menschen afroamerikanischer Herkunft, die regelmäßig Diskriminierung erleben, epigenetisch messbare Veränderungen aufweisen, insbesondere in Genen, die mit der Stressantwort, Entzündungsprozessen und kardiovaskulärer Gesundheit in Verbindung stehen. Auch die Telomerlänge – ein etablierter Marker für biologisches Altern – scheint durch chronische Diskriminierung negativ beeinflusst zu werden.
Ein besonders eindrückliches Beispiel liefert die Black Women's Health Study. Hier zeigte sich, dass afroamerikanische Frauen, die regelmäßig rassistische Mikroaggressionen erfahren – also subtile, aber wiederkehrende Formen von Herabsetzung –, eine beschleunigte epigenetische Alterung aufweisen. Diese Korrelation blieb auch dann bestehen, wenn Faktoren wie Einkommen, Ernährung oder Bewegungsverhalten kontrolliert wurden. Der soziale Kontext wirkt hier wie ein biologischer Risikofaktor, der sich nicht aus genetischer Veranlagung, sondern aus sozialer Exposition ergibt.[41]

risch: in subtilen Spannungen, einem Gefühl von Fremdheit, dem Drang, sich zu beweisen, oder dem chronischen Impuls, nicht zur Last fallen zu wollen. Gerade in Gruppen-Coachings oder im organisationalen Kontext werden solche Themen sichtbar – oft durch Kommunikationsschwierigkeiten, erhöhte Leistungsbereitschaft bei gleichzeitigem innerem Rückzug oder Widerstand gegenüber Autoritäten, der auf den ersten Blick wenig greifbar erscheint.

Für Coaches bedeutet das: Es lohnt sich, den Blick über die individuelle Biografie hinaus zu öffnen. Nicht um politische Analyse zu betreiben, sondern um den Kontext zu verstehen. Was wie eine persönliche Eigenart wirkt, kann das Echo einer kollektiven Geschichte sein. Wer diese Zusammenhänge erkennt, kann gezielter fragen, differenzierter begleiten und verhindern, dass gesellschaftlich bedingte Spannungen individualisiert oder gar pathologisiert werden.

Ein sicherer Coaching-Rahmen ist daher nicht nur ein psychologisches, sondern auch ein soziales Angebot: Zugehörigkeit, Resonanz, Sicherheit und Würdigung. Gerade für Klientinnen und Klienten, die aus Gruppen kommen, die historisch oder systemisch benachteiligt wurden. Ein Coach, der nicht bewertet, sondern versteht, kann ein Gegengewicht sein zu Erfahrungen kollektiver Entwertung.

Das Konzept der sozialen Epigenetik

Die Vorstellung, dass soziale Verhältnisse biologische Spuren hinterlassen können, markiert einen tiefgreifenden Perspektivwechsel. Lange Zeit wurde Gesundheit vor allem als Ergebnis individueller Entscheidungen verstanden, von Ernährung über Bewegung bis hin zum Lebensstil. Die Epigenetik erweitert diesen Blick: Sie zeigt, dass auch die sozialen Bedingungen, unter denen ein Mensch lebt, die Genregulation nachhaltig beeinflussen können.

Diese Verbindung zwischen Umwelt, Gesellschaft und Biologie wird unter dem Begriff soziale Epigenetik gefasst. Gemeint ist damit die Erforschung jener Prozesse, durch die soziale Erfahrungen – etwa Armut, Diskriminierung, fehlende Bildung oder chronischer sozialer Stress – epigenetische Markierungen verändern können. Die biologischen Mechanismen sind dabei dieselben wie in anderen Kontexten: DNA-Methylierung, Histonmodifikationen, nicht codierende RNAs. Was sich unterscheidet, ist der Auslöser: Nicht das einzelne Trauma steht im Vordergrund, sondern das dauerhafte Leben in einem belastenden sozialen Kontext.

Das wirft komplexe Fragen auf: Wenn soziale Ungleichheit biologische Veränderungen nach sich zieht, wo beginnt dann persönliche Verantwortung und wo endet individuelles Zutun? Die soziale Epigenetik bringt klassische Trennlinien zwischen Biologie und Gesellschaft ins Wanken. Gesundheit wird damit nicht nur zur medizinischen, sondern auch zur politischen Frage.

Für das Coaching bedeutet das: Wer Menschen begleitet, muss sich bewusst sein, dass manche Blockaden, Symptome oder Selbstbilder nicht aus individuellen Entscheidungen resultieren, sondern Ausdruck sozialer Prägung sein können. Eine Klientin, die ständig das Gefühl hat, sich beweisen zu müssen, oder ein Klient, der chronisch angespannt auf Autorität reagiert, lebt möglicherweise mit einer biologischen Erinnerung an soziale Unsicherheit.

Coaches, die mit diesem Wissen arbeiten, begegnen ihren Klientinnen und Klienten nicht mit der Frage: »Was stimmt nicht mit dir?« Sondern mit der Haltung: »Was ist dir widerfahren – und wie hat dein System darauf reagiert?« Das ist keine therapeutische Analyse, sondern eine soziale Sensibilität, die neue Räume öffnet – für Verstehen, für Selbstermächtigung und für Veränderung.

Soziale Sicherheit, Anerkennung, Zugehörigkeit und Verbundenheit können regulierend wirken. Coaching kann ein Ort sein, an dem genau das erfahrbar wird.

Coaching-Praxis: Trauma, Stressmuster und epigenetische Prägung

Nicht jede Anspannung lässt sich »wegcoachen«. Vor allem dann nicht, wenn das, was da reagiert, gar kein Widerstand ist, sondern ein tief verankertes biologisches Schutzmuster.

Im Coaching begegnen uns oft Menschen mit intensiver emotionaler Reaktivität, chronischer Anspannung, scheinbar grundlosen Ängsten oder einem tief verankerten Gefühl von Unsicherheit. Manche berichten von einem konstanten inneren Druck, sich beweisen zu müssen. Andere erleben wiederkehrende Beziehungskonflikte, trotz hoher Reflexionsfähigkeit.

Manche kämpfen mit immer gleichen Beziehungsmustern, trotz Reflexionsfähigkeit und Veränderungswillen. In vielen Fällen lassen sich solche Phänomene nicht schlüssig aus der aktuellen Lebenssituation erklären – wohl aber als epigenetisch geprägte Stressmuster.

Vom Verstehen zum Würdigen

Was diese Phänomene kennzeichnet, ist ihre Stabilität. Und ihre Immunität gegenüber Einsicht. Betroffene wissen meist sehr genau, dass ihre Reaktion übersteigert ist und reagieren trotzdem so. Diese Kluft zwischen Verstehen und Verhalten kann ein Hinweis auf epigenetisch gespeicherte Stressmuster sein. Solche Muster entstehen oft früh und sie lassen sich nicht so einfach von heute auf morgen verändern.

Es braucht ein neues Vokabular – und eine neue Haltung. Nicht »Widerstand«, sondern Selbstschutz. Nicht »fehlende Disziplin«, sondern ein dysreguliertes Nervensystem. Nicht »Charakterschwäche«, sondern Reaktionsmuster, die einst sinnvoll waren.

Abgrenzung zwischen Coaching und Therapie

Coaching ist kein Ersatz für Therapie. Während Therapie gezielt auf das Aufarbeiten, Integrieren und Heilen von Traumaerfahrungen ausgerichtet ist, bleibt Coaching auf der Ebene der Ressourcenstärkung und der Selbstregulation. Wo Symptome wie Dissoziation, Flashbacks oder emotionale Überflutung auftreten, ist ein klarer Verweis an psychotherapeutische Fachpersonen notwendig.

Trotz dieser klaren Grenze gibt es im Coaching wirksame Wege, um epigenetisch gespeicherte Stressmuster zu regulieren. Dazu gehören:

- **Achtsamkeitsbasierte Übungen,** die dem Nervensystem sichere Gegenwartserfahrungen vermitteln.
- **Stressmodulation** durch Atemtechniken, Körperwahrnehmung und rhythmische Bewegung
- **Soziale Einbettung,** etwa über Gruppenformate, Beziehungsklärung oder Bindung über Sprache
- **Arbeit an Glaubenssätzen,** insbesondere solchen, die das Selbstwertgefühl, die Sicherheit oder die Autonomie betreffen.

Diese Interventionen wirken langsam, aber sie wirken. Sie senden neue Signale an ein System, das lange auf Alarm programmiert war.

Der Coach als sicherer Raum

Ein traumainformierter Coach ist präsent, nicht wertend, klar und gleichzeitig tief empathisch. Er versucht nicht zu »reparieren«, sondern Raum zu geben: für Erfahrung, für Integration, für neue Ordnung. Das bedeutet auch: Tempo herausnehmen, Pausen zulassen, Signale des Körpers ernst nehmen.

Manche Menschen haben ein Leben lang gelernt, zu funktionieren. Ein gutes Coaching ist dann nicht die nächste Optimierungsrunde, sondern der erste Raum, in dem das Nervensystem erleben darf: Ich bin sicher. Ich darf so sein. Ich muss nichts leisten, um dazuzugehören.

Transgenerationale Epigenetik

Die Spuren unserer Erfahrungen können in die nächste Generation reisen.

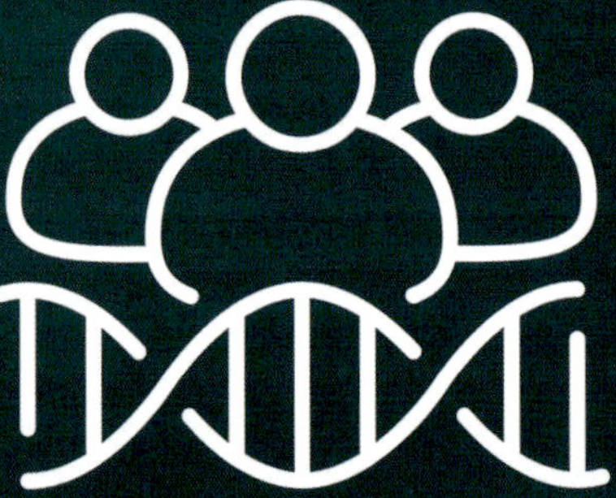

Mehr als unsere Gene

Wir tragen mehr als unsere Gene weiter – auch die leisen Echos vergangener Erfahrungen schwingen mit.

Hast du dich je gefragt, warum dich bestimmte Gefühle überfallen – scheinbar aus dem Nichts? Warum manche Ängste an dir haften wie Schatten, obwohl du in deinem Leben nie Anlass dazu hattest? Was, wenn diese Dinge nicht nur dein biografischer Rucksack sind, sondern ein Echo vorangegangener Generationen?

Vielleicht trägt dein Körper Erinnerungen, die gar nicht aus deiner eigenen Biografie stammen. Vielleicht sprechen in deinem Inneren auch Stimmen aus einer anderen Zeit: Erfahrungen deiner Großmutter, vielleicht sogar noch älter. Klingt verrückt? Genau hier beginnt ein faszinierender Teilbereich der Epigenetik: die transgenerationale Perspektive.

Sie stellt die klassische Vorstellung vom Erbe auf den Kopf. Sie beschreibt, wie Umwelteinflüsse, Traumata, Ernährung oder auch psychosoziale Belastungen epigenetische Markierungen im Erbgut hinterlassen können, die nicht mit dem Tod des Einzelnen verschwinden, sondern an nachfolgende Generationen weitergegeben werden. So wird Geschichte im Körper fortgeschrieben – als stille Erinnerung. Es geht um Erlebnisse, die sich in der Biologie niederschlagen: Stress, Trauma, Hunger, Isolation. Diese Eindrücke prägen nicht nur das Leben der Betroffenen selbst, sondern hinterlassen möglicherweise chemische Spuren an ihrer DNA. Spuren, die weitergetragen werden – leise, aber wirksam.

Diese Erfahrung machen viele Menschen, die im Coaching Unterstützung suchen – etwa, weil sie unter Ängsten leiden, für die es keine erkennbare Ursache gibt, oder weil sie immer wieder auf die gleichen inneren Blockaden stoßen, ohne zu verstehen, woher sie kommen.

Das bedeutet: Nicht nur dein Lebensstil beeinflusst deine Genaktivität – auch der Lebensstil deiner Vorfahren wirkt mit. Und umgekehrt: Dein heutiges Verhalten, deine Erfahrungen, deine Umgänge mit Stress, Beziehungen und Umweltfaktoren können sich auf die Biologie deiner Kinder und Enkel auswirken – selbst dann, wenn du noch keine Nachkommen hast.

Die moderne Epigenetik hat in den letzten zwei Jahrzehnten begonnen, diese Prozesse zu entschlüsseln. Studien mit Mäusen[42], Menschen[43], Zwillingspaaren und Holocaustnachkommen[44] zeigen, dass sich Traumata, Mangelernährung, Umweltgifte oder dauerhafter Stress in der epigenetischen Architektur des Erbguts niederschlagen und über Keimbahnzellen an nachfolgende Generationen weitergegeben werden können. Auch Umweltgifte wie Glyphosat hinterlassen, so zeigen Tierstudien, nachweislich epigenetische Spuren, die noch in der zweiten oder dritten Generation sichtbar sind.[45]

Für dich als Epigenetik-Coach verändert das die Tiefe, mit der du Menschen begleitest. Ein Klient, der immer wieder gegen eine unsichtbare Wand läuft, obwohl »eigentlich alles gut« ist – vielleicht trägt er mehr in sich, als es auf den ersten Blick scheint. In solchen Momenten kann ein einfacher Satz wie »Was, wenn das gar nicht meins ist?« eine Lawine ins Rollen bringen. Kein Drama. Kein Schuldzuweisungsritual. Sondern: Erlaubnis zum Nachforschen. Manche Symptome, Überzeugungen oder Verhaltensweisen lassen sich erst verstehen, wenn man sie nicht als persönliche Schwäche, sondern als biologische Erinnerung begreift. Es geht nicht darum, »den Schuldigen zu finden«, sondern das System zu entschlüsseln, das diese Information trägt. Nicht jedes diffuse Symptom hat eine generationsübergreifende Ursache, aber manchmal entsteht genau dort durch Bewusstsein ein neues Verstehen. Es kann für manche Klientinnen und Klienten eine Tür öffnen, durch die sie mit sich selbst milder, neugieriger und lösungsorientierter umgehen.

Grundlagen der transgenerationalen Epigenetik

DNA-Methylierung, Histonmodifikationen und microRNAs können Umweltspuren über die Keimbahn an kommende Generationen weitergeben.

Lange Zeit galt eine einfache Annahme: Wenn Ei- oder Samenzellen entstehen, werden alle epigenetischen Spuren gelöscht – wie eine Tafel, die man vor dem Neuanfang sauber wischt. Diese sogenannte epigenetische Reprogrammierung sollte sicherstellen, dass jede Generation unbelastet starten kann. Tabula rasa.

Inzwischen haben wir aber starke Hinweise: Manche epigenetische Markierungen entkommen dieser Löschung. Sie bleiben, wie Buchstaben, die mit Zitronensaft geschrieben wurden. Und sie werden weitergegeben. Von einer Generation zur nächsten. Still, aber wirksam.

Um zu verstehen, wie bemerkenswert das ist, lohnt sich ein kurzer Abstecher in die Zellbiologie. Die Bildung von Keimzellen – also Spermien und Eizellen – funktioniert anders als die normale Zellteilung. Während sich Haut-, Muskel- oder Nervenzellen durch Mitose vermehren (klassisch, durch exakte Kopie), läuft in Keimzellen die Meiose ab. Dabei wird das Erbgut halbiert und neu kombiniert: eine Art biologisches Kartenmischen.

In diesem Prozess findet normalerweise eine Art epigenetische Reinigung statt: Epigenetische Marker – etwa Methylgruppen oder Histonmodifikationen – werden entfernt. Aber: Manche bleiben bestehen. Und genau das verändert unser Verständnis davon, wie Erfahrungen vererbt werden können.

Ein Konzept, das in diesem Zusammenhang oft genannt wird, ist die Weismann-Barriere. Sie basiert auf der klassischen Trennung von Körper und Keimbahn: Was im Körper passiert, so dachte man, beeinflusst die Keimzellen nicht. Was ein Mensch erlebt, hat keinen Einfluss auf das, was er vererbt. Gelerntes endet mit dem Tod.

Doch die transgenerationale Epigenetik stellt genau das in Frage. Sie zeigt: Es scheint doch Wege zu geben, wie Erfahrungen – sei es Stress, Trauma, Ernährung oder Umweltgifte – in die Keimbahn »sickern« können. Nicht als konkrete Erinnerungen, aber als chemische Signaturen. Als stilles Erbe, das mehr über uns verrät, als wir bisher ahnten.

Für dich als Epigenetik-Coach heißt das: Du arbeitest nie nur mit einem einzelnen Menschen, du arbeitest auch mit seinem biologischen Echo. Mit Geschichten, die unter der Oberfläche wirken. Nicht nur genetisch, sondern epigenetisch geprägt. Ein unregelmäßiger Schlafrhythmus, ein seltsames Essverhalten, eine übertriebene Stressreaktion oder chronische Symptome ohne klar erkennbare Ursache – manchmal sind das keine bloßen »Angewohnheiten« oder Zufälle. Manchmal sind es Spuren aus einem anderen Leben. Spuren, die nicht selbst erlebt, sondern mitgebracht wurden. Vererbte Erinnerungen, eingeschrieben in die Zellchemie.

Wie überleben epigenetische Marker die »Löschung«?

1. DNA-Methylierung: Methylgruppen lagern sich an bestimmte DNA-Stellen (v. a. Cytosin-Guanin-Inseln) und beeinflussen die Lesbarkeit von Genen. Wird ein Gen stark methyliert, bleibt es meist »stillgelegt«. Diese Muster können möglicherweise – wenn sie stabil sind – über die Keimbahn weitergegeben werden.

2. Histonmodifikationen: DNA ist um sogenannte Histone gewickelt. Je nachdem, wie diese Histone chemisch verändert sind (z. B. durch Acetylierung oder Methylierung), wird die DNA enger oder lockerer gepackt, das beeinflusst, wie gut Gene zugänglich sind. Auch diese Modifikationen können nach Annahme von Wissenschaftlern vererbt werden.

3. Nicht codierende RNAs (z. B. microRNAs): Diese kleinen RNA-Moleküle beeinflussen, wie Gene nach dem Ablesen reguliert werden, etwa indem sie bestimmte Boten-RNAs blockieren. Manche microRNAs werden direkt über die Keimbahn weitergegeben und regulieren dann in der nächsten Generation spezifische Prozesse.

Diese drei Mechanismen arbeiten nicht isoliert, sondern im Zusammenspiel. Sie reagieren auf Umweltreize und sie speichern sie. Ernährung, Giftstoffe, psychischer Stress, Bewegung oder soziale Erfahrungen können epigenetische Muster auslösen, die über die Keimbahn gespeichert und weitergegeben werden.

Studien & Beispiele – wenn Erlebnisse über Generationen wirken

Die Vorstellung, dass Erfahrungen »vererbt« werden können, widerspricht dem klassischen Genmodell, und dennoch wird sie durch zahlreiche Studien gestützt.

Der holländische Hungerwinter – Ernährung als epigenetischer Programmierer
Im bitterkalten Winter 1944/45 gab es in den Niederlanden eine schwere Hungersnot. Viele schwangere Frauen hatten kaum noch etwas zu essen – mit dramatischen Folgen für ihre ungeborenen Kinder. Studien entdeckten Jahre später ein klares Muster: Menschen, die während der Hungersnot im Mutterleib heranwuchsen, hatten ein deutlich erhöhtes Risiko für Übergewicht, Diabetes, Herz-Kreislauf-Erkrankungen und auch für Depressionen.[46]

Der epigenetische Befund:
Besonders ein Gen fiel auf: IGF2, ein Schlüsselmolekül für Zellwachstum und Entwicklung. Bei den Betroffenen war die Methylierung an genau diesem Gen verändert – und diese Veränderung war stabil. Selbst im hohen Erwachsenenalter, Jahrzehnte nach dem Ende der Notzeit, blieb diese epigenetische Signatur erhalten. Als hätte der Körper nie ganz vergessen, dass einmal Mangel geherrscht hatte.

Coaching-Relevanz:
Wenn du mit Menschen arbeitest, die z. B. scheinbar »grundlos« mit Gewicht kämpfen, extrem auf Stress reagieren oder ständig auf »Sparflamme« laufen, dann lohnt es sich, genauer hinzusehen. Denn die Zelle erinnert sich nicht an das Jetzt. Sie erinnert sich an das, was sie einmal als »normal« erlebt hat. Ein Mangel in der Schwangerschaft kann die epigenetische Software des Kindes dauerhaft verändern. Er bestimmt mit, wie dieses Kind später als Erwachsener Nahrung verwertet, mit Stress umgeht oder auf Belastung reagiert.

Mausstudien: Angstvererbung durch Duft- und Schmerz-Konditionierung

In einem viel beachteten Experiment konditionierten Dias und Ressler (2014) männliche Mäuse darauf, einen bestimmten Duft (Acetophenon) mit einem Schmerzreiz zu verbinden. Das Ergebnis: Die Mäuse entwickelten eine ausgeprägte Angstreaktion auf den Duft. Soweit erwartbar. Doch dann kam das Unerwartete: Die Nachkommen dieser Mäuse – die nie selbst geschockt worden waren – zeigten dieselbe panikartige Reaktion, sobald sie Acetophenon rochen. Kein Training, kein Trauma, keine Lernerfahrung. Nur der Geruch – und das Erbe.[47]

Der epigenetische Befund:
In den Spermien der traumatisierten Mäuse fanden die Forscher veränderte Methylierungsmuster am Gen Olfr151, das für einen Geruchsrezeptor zuständig ist, also genau dort, wo die Reizverarbeitung beginnt. Und: Diese Veränderungen fanden sich auch bei den Nachkommen wieder. Angst wurde nicht nur gelernt, sondern biologisch mitvererbt.

Coaching-Relevanz:
Viele Menschen erleben diffuse Ängste, Reizüberflutung oder ein Gefühl ständiger innerer Alarmbereitschaft – ohne einen greifbaren Auslöser. Genau hier bietet die transgenerationale Epigenetik eine neue Perspektive. Wenn die Biologie auf eine Gefahr reagiert, die der Mensch nie erlebt hat, kann Coaching helfen, diese innere Widersprüchlichkeit einzuordnen. Denn: Wer versteht, warum sein Körper Alarm schlägt, obwohl es scheinbar nichts zu fürchten gibt, kann beginnen, sich selbst mit mehr Klarheit und Mitgefühl zu begegnen.

Umweltgifte wirken über Generationen – die Glyphosat-Studie

Eine der drastischsten Erkenntnisse stammt aus der Toxikologie: Trächtige Ratten, die einmalig mit Glyphosat (einem weltweit verbreiteten Herbizid) belastet worden waren, brachten Nachkommen zur Welt, bei denen zunächst keine dramatischen Auffälligkeiten auftraten. Doch dann kam die zweite Generation. Und die dritte. Plötzlich häuften sich gesundheitliche Auffälligkeiten: Reproduktionsprobleme, Übergewicht, Nierenschäden – und das bei Tieren, die selbst nie mit Glyphosat in Berührung gekommen waren.[48]

Der epigenetische Befund:
In den Keimzellen (v. a. den Spermien) der Nachkommen fanden sich massive Veränderungen in der DNA-Methylierung. Die Information war nicht durch Kontakt mit dem Gift entstanden, sondern durch vererbte Reaktion auf eine Belastung, die zwei Generationen zurücklag.
Coaching-Relevanz:
Bei chronischen Symptomen ohne erkennbare Ursache – etwa Hormonstörungen, Autoimmunreaktionen oder Erschöpfungssyndromen – kann eine transgenerationale Umweltbelastung Teil des Puzzles sein. Coaching heißt hier nicht therapieren, sondern Muster erkennen und bewusst neue Bedingungen setzen, durch Ernährung, Bewegung, Stressreduktion und nicht zuletzt durch innere Klarheit. Nicht um das Gestern zu tilgen. Sondern um dem Morgen eine andere Richtung zu geben.

Holocaust-Forschung – traumatische Erfahrung als biologisches Erbe

Auch beim Menschen hinterlassen Traumata Spuren, die weitergehen – über das persönliche Erleben hinaus.
Der epigenetische Befund:
In Studien mit Nachkommen von Holocaust-Überlebenden fanden Forschende veränderte Methylierungsmuster am Gen FKBP5, einem Schlüsselfaktor bei der Regulation der Stressantwort. Dieses Gen steuert, wie schnell sich unser System nach einer Belastung wieder beruhigt. Obwohl viele der Nachkommen in Sicherheit aufgewachsen waren, litten sie signifikant häufiger unter Angststörungen, Depressionen oder einer erhöhten Stresssensibilität. Sie trugen den Schmerz – nicht als bewusste Erinnerung, sondern als biologische Alarmbereitschaft.[49]
Coaching-Relevanz:
Starke traumatische Erfahrungen können die epigenetische Feinabstimmung des Stresssystems so verändern, dass sie generationsübergreifend weitergegeben werden. Manchmal zeigt sich das Echo eines alten Schmerzes in einer heutigen Überreaktion. In einer ständigen inneren Unruhe, die niemand erklären kann. Oder in einem Erschöpfungszustand, der sich durch keine aktuelle Lebenssituation rechtfertigen lässt.

Die gute Nachricht?

Epigenetik ist keine Einbahnstraße. Was einmal durch Umstände geprägt wurde, kann durch neue Umstände auch wieder zu einem gewissen Grad verändert werden. Die Vergangenheit lässt sich nicht umschreiben, aber die Gegenwart lässt sich gestalten. Genau dort beginnt Coaching: nicht mit der Frage »Was stimmt nicht mit mir?«, sondern mit »Welche Geschichte erzählt mein Körper – und wie kann ich sie weiterschreiben?«

Was vererbt wird – und wie

Die transgenerationale Epigenetik zeigt uns, dass Erfahrungen und emotionale Zustände biologische Spuren hinterlassen können, die über Generationen weitergegeben werden.

Im Coaching begegnen uns oft Phänomene, die sich nicht vollständig aus der Biografie des Klienten erklären lassen: unklare Symptome, diffuse Ängste, chronische Erschöpfung, Essverhalten, Beziehungsmuster oder tiefe innere Überzeugungen (»Ich darf nicht sichtbar sein«, »Ich muss stark sein«, »Ich bin immer schuld«). Vieles davon kann Ausdruck epigenetischer Prägung sein.

Vier Einflussbereiche epigenetischer Weitergabe

Im Coaching-Kontext lassen sich diese Prägungen grob in vier Kategorien unterteilen – ohne Anspruch auf strenge wissenschaftliche Trennung, sondern als praktisches Orientierungsmodell:

1. Nutri-Epigenetik: Prägung durch Ernährung

Die Art und Weise, wie sich Eltern und Großeltern ernährt haben – insbesondere in sensiblen Phasen wie Schwangerschaft oder Kindheit –, hat Auswirkungen auf die Stoffwechselregulation der nächsten Generation. Kinder, deren Mütter z. B. während der Schwangerschaft mangelernährt waren, zeigen häufig eine höhere Insulinsensitivität, veränderte Fettverwertung oder ein »Spar-Stoffwechsel«-Muster.

Im Coaching zeigt sich das u. a. in:

- ständigem Hunger oder früh einsetzender Sättigung
- starker Reaktion auf Diäten
- chronischem Energiemangel trotz »guter Werte«
- gestörtem Essverhalten ohne direkt zuordenbare psychologische Auslöser

2. Psycho-Epigenetik: emotionale Prägungen & Stressverarbeitung

Angst, Unsicherheit, Ohnmacht – besonders, wenn sie stark und lang anhaltend sind – wirken sich auf die Epigenetik des Stresssystems aus. Wird diese Prägung in der Keimbahn »mitgegeben«, kann sie in der nächsten

Generation als erhöhte Stresssensitivität, emotionale Reizbarkeit oder chronische Übererregung erscheinen.

Typische Anzeichen im Coaching:

- Überreaktionen auf kleine Auslöser
- Gefühl von »ständig unter Strom«
- ausgeprägtes Kontrollbedürfnis
- nicht erklärbare emotionale Muster (z. B. Scham, Rückzug, Angst vor Nähe)

3. Sozio-Epigenetik: Milieu, Bindung und Umweltfaktoren

Auch das soziale Umfeld, etwa Armut, Ausgrenzung, politische Verfolgung oder systemische Ungleichheit, hinterlässt epigenetische Spuren. Die Erfahrung von chronischer Unsicherheit, fehlender Zugehörigkeit oder Isolation kann sich in sozialen Überlebensstrategien niederschlagen, die unbewusst weitergegeben werden.

Im Coaching spürbar als:

- starker Anpassungswille, Perfektionismus
- Misstrauen gegenüber Systemen oder Autoritäten
- Gefühl, »nicht dazugehören zu dürfen«
- dauerhafte innere Anspannung in Gruppen

4. Physio-Epigenetik

Lebensstil und körperliche Prägung: Bewegungsmangel, chronische Reizüberflutung, Umweltgifte oder hormonelle Belastungen wirken sich nicht nur auf das eigene System aus, sie beeinflussen auch, wie die nächste Generation auf körperliche Reize reagiert.

Typische Erscheinungsbilder:

- niedriger Muskeltonus, Haltungsschwächen
- starke Reizsensibilität (Licht, Lärm, Berührung)
- hormonelle Dysbalancen trotz junger Lebensphase
- Erschöpfung ohne ersichtliche Ursache

Diese vier Bereiche treten selten isoliert auf. Meist wirken sie ineinander verwoben – als biologischer Hintergrund, auf dem die persönliche Geschichte abläuft. Genau deshalb ist der Blick in die epigenetische Vergangenheit nicht rückwärtsgewandt, sondern klärend. Denn wenn ein Mensch versteht, dass gewisse Muster vielleicht nicht ihm »gehören«, sondern vererbt wurden, entsteht Raum für Veränderung – ohne Schuld, ohne Scham, aber mit Verantwortung.

Veränderung beginnt nicht immer in der Biografie – manchmal beginnt sie im Stammbaum.

Was wir weitertragen und was wir verändern können

Die transgenerationale Epigenetik verändert unseren Blick: auf Vererbung, auf Identität, auf Entwicklung. Sie zeigt uns, dass wir mehr sind als unser genetischer Bauplan. Wir sind auch das Ergebnis jener Erfahrungen, Belastungen und Überlebensstrategien, die vor uns gelebt wurden – von Eltern, Großeltern, manchmal über viele Generationen hinweg.

Doch diese Erkenntnis ist kein Schicksal – sie ist eine Einladung. Denn epigenetische Prägungen sind veränderbar, wenn sich die Umwelt verändert. Und genau hier beginnt die Wirksamkeit des Coachings.

Manche Klientinnen und Klienten bringen Symptome oder Muster mit, für die es in ihrer Biografie keine »sichtbare« Ursache gibt. Hier hilft nicht zwingend ein weiteres Gespräch, sondern manchmal ein neuer Zugang: Ein Perspektivwechsel. Eine neue Ordnung. Eine bewusste Entscheidung. Und manchmal auch: ein ehrliches Innehalten.

Welche Techniken dafür sinnvoll sind, kann ganz unterschiedlich sein. Ob über Genogrammarbeit, Einzelaufstellungen, reflektierendes Schreiben, imaginative Dialoge, Arbeit mit inneren Anteilen oder achtsame Körperwahrnehmung: entscheidend ist nicht die Methode, sondern die Haltung. Die Haltung, dass Veränderung im Umgang mit Emotionen möglich ist – auch für Dinge, die nicht selbst erlebt wurden. Die Haltung, dass Verantwortung heute übernommen werden darf – ohne Schuld für gestern. Die Haltung, dass Coaching keine Reparatur ist, sondern Raum für Neuausrichtung.

Als Epigenetik-Coach begleitest du Menschen dabei, diese Zusammenhänge zu erkennen und sie in einen neuen Kontext zu stellen. Du stärkst das Bewusstsein dafür, dass die Geschichte, die uns prägt, nicht die Geschichte sein muss, die wir weitergeben. Denn jedes neue Verhalten, jeder neue Gedanke, jede neue Entscheidung ist ein Signal an die Zelle:

Die Welt hat sich verändert. Du darfst neu antworten.

Coaching-Praxis: auf Spurensuche

Folgende Techniken können bei der transgenerationalen Arbeit hilfreich sein:

Genogrammarbeit

Ein Genogramm sieht auf den ersten Blick aus wie ein Stammbaum, aber es ist viel mehr als das. Es ist eine grafische Landkarte über mehrere Generationen hinweg, die nicht nur zeigt, wer mit wem verwandt ist, sondern auch, was in einer Familie weitergegeben wurde: im Verhalten, im Körper, in der Sprache, im Schweigen.

Für das epigenetische Coaching eröffnet das Genogramm einen Zugang zu Fragen wie:

- Welche Erfahrungen gab es im Leben der Mutter, Großmutter, Urgroßmutter?
- Gab es Kriegs-, Hunger-, Gewalt- oder Fluchterlebnisse?
- Gibt es wiederkehrende Muster wie frühe Todesfälle, Missbrauch, Depression, Alkoholismus oder ungewollte Schwangerschaften?
- Wo zeigen sich Ähnlichkeiten – körperlich, emotional, in der Biografie?

Diese Fragen helfen nicht, um zu pathologisieren, sondern um Kontexte zu verstehen. Denn wenn jemand mit Symptomen kommt, die »keinen erkennbaren Ursprung« haben, liegt die Ursache vielleicht nicht im Heute – sondern in einem Damals, das weiterwirkt.

Oft erleben Klientinnen und Klienten Genogrammarbeit als tief bewegend: Sie erkennen, dass bestimmte Symptome, Konflikte oder Selbstbilder nicht »ihr Fehler«, kein persönliches Versagen sind, sondern in einem größeren Zusammenhang stehen. Das kann entlasten, aber auch zur Veränderung ermutigen.

Ein Beispiel:

Eine Klientin erzählt, dass sie sich ständig überfordert: Sie sagt nie »nein«, spürt ihre eigenen Grenzen kaum, stellt die Be-

dürfnisse anderer immer an erste Stelle. Im Genogramm zeigt sich: Ihre Mutter war selbst nie gesehen worden, wuchs in einem Umfeld auf, in dem Anpassung überlebenswichtig war. Die Großmutter hatte im Krieg mehrere Kinder verloren. Trauer, Verlust und Funktionieren prägten ihre Lebenswelt. Hier entsteht ein emotionales und epigenetisches Erbe von Anpassung, Rückzug, Selbstverlust. Erst durch das Sichtbarmachen dieses Zusammenhangs konnte sich die Klientin fragen:
Will ich dieses Muster fortsetzen – oder darf jetzt etwas Neues beginnen?

Wichtig:
Ein Genogramm ist kein Werkzeug zur Schuldverteilung. Kein stilles Urteil über Mutter oder Vater. Und schon gar kein »Ich bin eben so, weil meine Mutter ...«. Es ist kein Instrument der Einordnung, sondern der Erkundung. Die Frage lautet nicht: »Was ist schiefgelaufen?« Sondern: »Welche Geschichte wirkt in dir – und was möchtest du damit tun?«

Wie man ein epigenetisches Genogramm erstellt

Ein klassisches Genogramm zeigt Namen, Daten, Linien. Ein epigenetisches Genogramm geht tiefer: Es fragt nach dem, was nicht gesagt wurde. Nach Lücken, Brüchen, Wiederholungen. Nach Dingen, die weitergegeben wurden – ohne Worte:

Bei der systemischen Einzelaufstellung können transgenerationale Dynamiken erfahrbar werden.

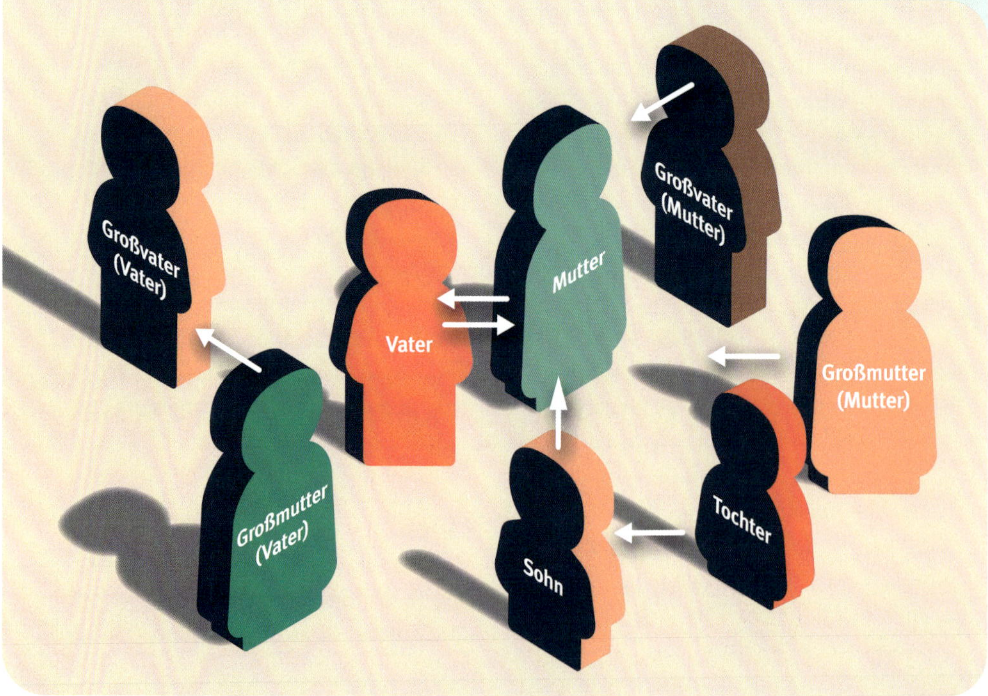

- Gab es einschneidende Lebensereignisse in der Familiengeschichte (Krieg, Flucht, Gewalt, Tod, Scham, Krankheit)?
- Gibt es generationenübergreifende Muster – z. B. bestimmte Symptome, Berufsbilder, Beziehungskonflikte, Schweigegebote oder Tabus?
- Welche Lebensumstände (Armut, Bildung, Milieu, Rollenbilder) prägten die jeweilige Generation?
- Gibt es Hinweise auf transgenerationale Prägung durch Trauma, Sucht, emotionale Unterversorgung oder Überforderung?

Wichtig:
Du arbeitest mit Hypothesen, nicht mit Fakten. Es geht nicht darum, eine Geschichte zu beweisen, sondern sie zu öffnen. Was fehlt? Was wiederholt sich? Was wurde nie erzählt?

Systemische Einzelaufstellung – wenn inneres Erleben sichtbar wird

Die systemische Einzelaufstellung ist ein Weg, innere Dynamiken in den Raum zu bringen, sichtbar zu machen und dadurch oft das Unaussprechliche in Bewegung zu bringen.
Im Unterschied zu klassischen Familienaufstellungen, bei der reale Menschen stellvertretend für Familienmitglieder in der Gruppe positioniert werden, nutzt die Einzelaufstellung symbolische Repräsentationen: Bodenanker, Figuren, Blätter, Kissen oder auch nur Imagination. Dabei werden Elemente eines Systems, z. B. Familienmitglieder, Symptome, innere Anteile, räumlich im Raum positioniert. Diese Positionierung folgt nicht einem mentalen Plan, sondern dem inneren Erleben des Klienten:

- »Wo fühlt sich deine Mutter in diesem Thema?«
- »Wo würdest du dich hinstellen, wenn du das Problem bist?«
- »Wo steht das Thema Kontrolle? Und was ist mit Scham oder Liebe?«

Durch diese Anordnung wird Beziehung erfahrbar – nicht kognitiv, sondern körperlich, emotional, intuitiv.

Was das bringt:
Viele transgenerationale Themen sind nicht sprachlich zugänglich. Sie wirken prä-verbal, oft gespeichert als Körpererinnerung oder »diffuses Wissen«. Sie leben in Muskelspannung, im Atem, im diffusen Gefühl von »Ich darf hier nicht sein«. Worte greifen oft zu kurz. Und genau hier öffnet die Einzelaufstellung einen anderen Zugang.
Einige typische Momente aus der Praxis:

- Ein Klient stellt sich auf – und erkennt plötzlich: »Ich stehe da, wo mein Vater stand.«
- Ein Symptom, das ihn seit Jahren begleitet, liegt näher bei der Großmutter als bei ihm selbst.
- Ein Glaubenssatz wie »Du musst stark sein« steht spürbar zwischen ihm und seinem Gefühl.

Solche Erfahrungen lassen sich nicht herbeizwingen, aber wenn sie auftauchen, wirken sie oft tiefer als jedes Gespräch. Nicht, weil sie etwas erklären. Sondern weil sie etwas erlebbar und bewusst machen.

Eine Aufstellung eignet sich zum Beispiel, wenn

- ein Thema sich »immer wiederholt«, z. B. im Beruf, in Beziehungen oder im Körper,

- ein Klient das Gefühl hat, »etwas ist da, aber ich kann es nicht benennen«,
- Gespräche festhängen und der kognitive Zugang blockiert ist,
- eine Offenheit für intuitive, nicht lineare Wege vorhanden ist.

Wichtig:
Nicht jeder Mensch ist bereit oder geeignet für diese Arbeit. Aufstellungen setzen eine gewisse emotionale Stabilität und Selbstwahrnehmung voraus. Auch hier ist deine wichtigste Kompetenz als Coach: achtsames Einschätzen. Erkenne den Punkt, an dem ein Therapeut, eine Therapeutin gefragt ist!

Grenzen achten: Einzelaufstellungen sind kein Therapieersatz

Im Coaching geht es bei systemischen Einzelaufstellungen nicht darum, alte Traumata zu »bearbeiten«. Das wäre therapeutische Arbeit und liegt außerhalb deines Rahmens als Coach. Was du stattdessen tust, ist etwas anderes. Und nicht weniger wirksam:

- Du schaffst Räume, damit etwas sichtbar werden darf.
- Du setzt Impulse, die in Bewegung bringen – ohne zu drängen.
- Du begleitest die Wahrnehmung, ohne sie zu bewerten.
- Und du schaust, was sich im System zeigt – ohne sofort eine Lösung zu erwarten.

Wenn es zu emotionaler Überflutung, körperlichen Reaktionen, Reinszenierungen oder gar Flashbacks kommt, ist eine Weiterempfehlung an therapeutische Fachpersonen absolut notwendig. Das ist kein Scheitern, sondern ein Ausdruck von Verantwortung.

Physioepigenetik

Bewegung ist mehr als Fitness – sie spricht mit deinen Genen und stellt epigenetische Weichen.

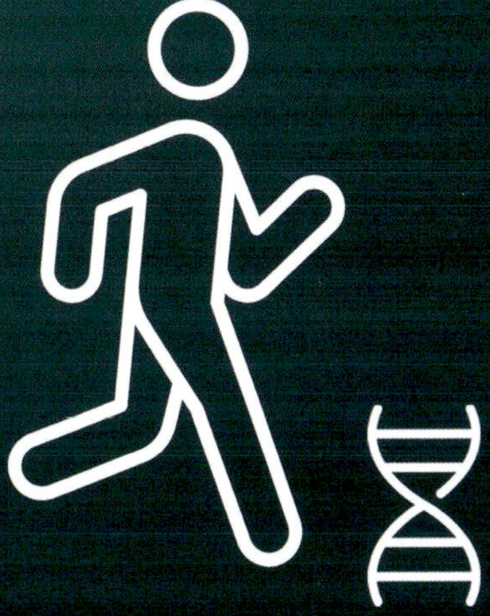

Was bedeutet Physioepigenetik?

Die Physioepigenetik erforscht, wie körperliche Reize epigenetische Schalter setzen und so Zellfunktionen und Gesundheit prägen.

Was wäre, wenn jede deiner Bewegungen, jeder Schritt, jede Dehnung, jede Muskelkontraktion, ein Echo tief im Inneren deiner Zellen hinterließe? Wenn körperliche Aktivität nicht nur Muskeln stärkt oder Kalorien verbrennt, sondern buchstäblich Spuren in deinem Erbgut hinterlässt? Genau hier beginnt das Feld der Physioepigenetik.

Die zentrale Idee: Bewegung wirkt nicht nur oberflächlich, sondern epigenetisch. Sie beeinflusst jene molekularen Mechanismen, die bestimmen, welche Gene aktiv sind und welche schweigen. Und das schneller, tiefgreifender und nachhaltiger, als lange angenommen wurde.

Bereits nach 20 Minuten körperlicher Aktivität lassen sich epigenetische Veränderungen nachweisen, etwa durch Demethylierung an Genen, die für den Energiestoffwechsel oder die Zellregeneration wichtig sind. Doch das ist nur der Anfang. Die Forschung zeigt ein breites Spektrum biologischer Anpassungen:

- **Muskel- und Fettzellen:** Regelmäßige Bewegung verändert das epigenetische Profil dieser Zellen nachhaltig und messbar – mit positiven Effekten auf Gewicht, Insulinempfindlichkeit und metabolische Gesundheit.
- **Zellspezifische Wirkung:** Nur jene Muskeln, die tatsächlich beansprucht werden, zeigen die epigenetischen Anpassungen. Die Wirkung ist also gezielt – nicht global.
- **Alterungsprozesse:** Bei älteren Menschen senkt sportliche Aktivität die epigenetische Alterung. DNA-Promotoren bleiben aktiver, Reparaturprozesse laufen stabiler ab.
- **Krebsprävention:** Bestimmte Bewegungsreize fördern epigenetische Schutzmechanismen, etwa durch Aktivierung von Tumorsuppressorgenen.
- **Entzündungsregulation:** Die Methylierung des ASC-Gens – ein Entzündungsschalter – steigt durch Bewegung, was entzündliche Prozesse messbar reduziert.
- **Mitochondrienfunktion:** Bewegung erhöht die Genexpression für mitochondriale Pro-

teine –, das verbessert die zelluläre Energieproduktion.

- **Neuroprotektion:** Bewegung wirkt auf das BDNF-Gen (Brain-derived neurotrophic Factor). Über DNA-Demethylierung und Histonacetylierung wird hier die neuronale Plastizität gestärkt.
- **Braunes Fettgewebe:** Sportliche Aktivität aktiviert das Gen Prdm16, das für die Bildung von braunem Fett verantwortlich ist, einem entscheidenden Schutzfaktor gegen Übergewicht und metabolische Dysfunktion.
- **Blutzuckerregulation:** Training fördert die Genexpression für Transportproteine wie GLUT4, die Glukose in die Zelle schleusen, ein zentraler Mechanismus in der Prävention von Typ-2-Diabetes.
- **Herz-Kreislauf-Gesundheit:** Bewegung moduliert epigenetisch die Gefäßspannung, beeinflusst entzündliche Marker und stärkt das kardiovaskuläre System.

In diesem Kapitel werfen wir einen Blick auf das Zusammenspiel zwischen körperlicher Aktivität und epigenetischer Regulation. Wir zeigen, wie Bewegung direkt auf molekularer Ebene wirkt, wie Biohacking-Methoden genutzt werden können, um regenerative Prozesse zu fördern, und warum moderne Konzepte wie die epigenetische Uhr oder die Herzratenvariabilität nicht nur Messgrößen, sondern echte Instrumente zur biologischen Selbstführung sind.

Doch es geht nicht um Leistungssport oder Selbstoptimierung. Es geht um etwas Fundamentaleres: die Erkenntnis, dass alltägliche Reize – sei es ein Spaziergang, bewusstes Atmen, leichtes Training oder sogar Kälteexposition – spürbare Effekte auf die Genaktivität haben können. Selbst kleine, regelmäßig gesetzte Bewegungsimpulse verändern epigenetische Muster. Sie senken entzündliche Prozesse, verbessern Stoffwechselwege und können sogar den Alterungsprozess verlangsamen.

Die Physioepigenetik öffnet damit eine neue Perspektive auf das, was der Körper wirklich kann – wenn wir ihn lassen. Und sie lädt uns ein, unsere tägliche Bewegung nicht länger nur als »Pflichtprogramm« zur Gewichtskontrolle oder Stressreduktion zu sehen, sondern als ein hochwirksames, epigenetisch aktives Werkzeug für Gesundheit, Prävention und langfristige Vitalität.

Abgrenzung zu anderen Lebensstilfaktoren

Epigenetische Prozesse lassen sich durch eine Vielzahl von Umweltfaktoren beeinflussen, darunter Ernährung, Schlaf, soziale Interaktionen, psychischer Stress, Umweltgifte und viele weitere. All diese Einflüsse wirken auf unterschiedlichen Ebenen in unsere Biologie hinein: teils chemisch, teils hormonell, teils neurologisch oder energetisch.

Die Physioepigenetik stellt innerhalb dieser Vielfalt einen spezifischen Wirkbereich dar: Sie beschäftigt sich mit physisch wirkenden Reizen, also Reizen, die über den Körper selbst, über Bewegung, Druck, Temperatur oder Licht auf epigenetische Regulationen einwirken.

Im Unterschied dazu:

Ernährungsbezogene Epigenetik untersucht, wie Mikronährstoffe, sekundäre Pflanzenstoffe oder Fastenzustände über Stoffwechselwege Einfluss auf Methylierung und Histonmodifikation nehmen.

Stressbezogene Epigenetik beleuchtet die Wirkung psychischer Belastung auf hormonelle Achsen wie die HPA-Achse, die das epigenetische Profil langfristig verändern können.

Soziale Epigenetik (Sozioepigenetik) erforscht, wie Bindung, Zugehörigkeit, Isolation oder soziale Unsicherheit molekulare Spuren hinterlassen, etwa in Stress- oder Immungenen.

Physioepigenetische Reize hingegen sind unmittelbar körperlich erfahrbar. Bewegung ist das bekannteste Beispiel, aber nicht das einzige. Auch Kälteexposition, Wärmereize, Atemmuster, Lichtregulation oder taktile Impulse wie Dehnung, Vibration oder Druck erzeugen messbare Veränderungen auf epigenetischer Ebene.

Was sagt die Wissenschaft?

Eine schwedische Studie aus dem Jahr 2012 konnte aufzeigen: Bereits ein kurzes Training auf dem Fahrrad-Ergometer führte bei den Probanden zu einer signifikanten Demethylierung bestimmter Gene in den Muskelzellen, also zu einer erhöhten Genaktivität. Besonders betroffen waren Gene, die im Energiestoffwechsel eine zentrale Rolle spielen. Je intensiver das Training, desto ausgeprägter der Effekt.[50]
Noch deutlicher zeigte sich das Ausmaß epigenetischer Veränderungen in einer Folgestudie nach einem sechsmonatigen Trainingsprogramm: In den Fettzellen der Probanden konnten Veränderungen an über 7000 Genen festgestellt werden, viele davon in Zusammenhang mit Übergewicht, Insulinresistenz und Typ-2-Diabetes. Besonders bemerkenswert: Die Veränderungen traten nur in den trainierten Körperregionen auf. Das macht deutlich: Epigenetische Anpassung ist nicht nur systemisch, sondern auch orts- und zellspezifisch – sie antwortet direkt auf die Aktivität in der Zielzelle.[51]
Auch im Kontext des Alterns zeigt sich ein klarer Zusammenhang: Eine Untersuchung an Männern im Alter von 60–65 Jahren konnte nachweisen, dass sportlich aktive Teilnehmer epigenetisch deutlich jünger wirkten als ihre inaktiven Altersgenossen. Untersucht wurden sogenannte DNA-Promotoren: Steuerbereiche auf der DNA, die über Methylierung die Genaktivität regulieren. Bei den sportlichen Probanden zeigten sich Veränderungen an über 700 Genorten, viele davon in Zusammenhang mit dem Zellstoffwechsel, der Mitochondrienfunktion und dem Schutz vor freien Radikalen.[52]

Körperbezogene epigenetische Interventionen

Wenn wir über körperlich wirksame Methoden zur Genregulation sprechen, denken viele zuerst an Sport. Doch der Werkzeugkasten ist viel größer.

Zwischen Hightech-Gadgets und uralten Gesundheitsritualen liegt ein weites Feld an Möglichkeiten, über den Körper direkten Einfluss auf die Genaktivität zu nehmen. Gemeinsam ist all diesen Interventionen: Sie wirken physisch spürbar und molekular messbar. Was wir tun, atmen, essen oder fühlen, hinterlässt Spuren – nicht nur im Geist, sondern auch im Zellgedächtnis.

Bewegung

Bewegung ist mehr als Kalorienverbrauch. Sie ist ein molekulares Sprachrohr. Je nach Art und Intensität sendet sie unterschiedliche Signale in die Zelle – Signale, die sich in Genexpression übersetzen.

Ausdauertraining (Gehen, Joggen, Radfahren) aktiviert Gene, die mit dem Energiestoffwechsel, der Blutzuckerregulation und Entzündungshemmung verknüpft sind. Schon regelmäßiges Gehen verändert epigenetische Marker.

Krafttraining sorgt nicht nur für Muskelaufbau, sondern verändert gezielt die Genexpression in den beanspruchten Muskelfasern. Außerdem regt es die Neubildung von Mitochondrien an – den »Kraftwerken« der Zellen – und wirkt der epigenetischen Alterung entgegen.

Intervall- und HIIT-Training: Durch kurze, intensive Belastungsphasen entsteht ein starker metabolischer Reiz mit besonders ausgeprägten epigenetischen Effekten.

Regulative Reize

Nicht jede Intervention muss schweißtreibend sein. Auch Temperatur, Licht oder andere physische Reize greifen in die molekulare Regulation ein – oft subtil, aber nachhaltig.

Kälteexposition (kalte Duschen, Kryotherapie) fördert die Aktivierung von Genen, die für Thermoregulation und die Umwandlung von weißem in braunes Fettgewebe zuständig sind – Letzteres besonders stoffwechselaktiv.

Lichtreize (z. B. Rotlicht, Infrarot) beeinflussen mitochondriale Prozesse und können Reparatur- und Regenerationsmechanismen anstoßen – besonders spannend im Kontext chronischer Erschöpfung.

Thermogenese-Training (Sauna, Wechselbäder, heiße/kalte Reize) trainiert die Anpassungsfähigkeit des Körpers – auch auf epigenetischer Ebene.

Neurophysiologisch gekoppelte Körpertechniken

Hier geht es nicht um Leistung, sondern um Verbindung – zwischen Atem, Bewegung, Nervensystem und Genregulation. Diese Methoden wirken oft still, aber tief.

Yoga, Qi Gong, Tai Chi: Ihre Wirkung liegt im Zusammenspiel aus Atem, Bewegung und innerer Ausrichtung. Studien zeigen Effekte auf das BDNF-Gen (wichtig für Neuroplastizität) und eine Stabilisierung epigenetischer Muster, die mit Stressverarbeitung zu tun haben.[53]

Atemtechniken beeinflussen autonom gesteuerte Prozesse wie Entzündungsreaktionen oder Mitochondrienaktivität.

Biohacking-Tools

Was früher als Spielerei belächelt wurde, wird heute zunehmend wissenschaftlich überprüft: Technologien, die gezielt epigenetisch relevante Körperprozesse unterstützen oder sichtbar machen.

Wearables & HRV-Tracking liefern Feedback über Schlaf, Regeneration, Herzratenvariabilität und machen biologische Prozesse messbar. Das verändert Verhalten – und darüber epigenetische Signale.

Licht- und Mikrostromgeräte setzen gezielte Reize zur Zellstimulation, etwa bei Regeneration oder Stressverarbeitung. Noch ist die Datenlage im Fluss, aber erste Studien zeigen klare Wirkansätze.

Was alle diese Methoden verbindet: Sie erzeugen spezifische, teils sehr lokalisierte epigenetische Signale, die sich dosieren, kombinieren und individuell steuern lassen. Für Epigenetik-Coaches heißt das: Je besser wir die Sprache dieser Reize verstehen, desto gezielter können wir sie für Veränderungsprozesse nutzen – nicht als »Toolbox«, sondern als fein abgestimmtes Resonanzfeld zwischen Körper, Umwelt und Identität.

Zielgewebe und epigenetische Effekte

Bewegung ist kein Gießkannenprinzip. Sie wirkt nicht flächendeckend, sondern zielgerichtet und differenziert – je nachdem, welches Gewebe aktiviert wird.

Muskeln senden andere epigenetische Signale als Fettzellen, das Nervensystem reagiert anders als das Immunsystem. Wer also glaubt, mit etwas Bewegung »den ganzen Körper« zu aktivieren, unterschätzt die Feinabstimmung des Systems. Jedes Gewebe hat seine eigene Sprache und reagiert auf ganz bestimmte Reize. Epigenetisch betrachtet ist der Körper ein Orchester und Bewegung der Taktgeber, der bestimmt, welches Instrument wann spielt.

Muskelzellen: Genaktivierung durch Bewegung

Muskelzellen gehören zu den reaktionsfreudigsten Zellen im Körper. Schon nach wenigen Minuten Bewegung beginnt die DNA damit, ihre Verpackung zu lockern: Gene, die für den Energiestoffwechsel verantwortlich sind, werden demethyliert, also besser ablesbar. Gleichzeitig verbessert sich die Funktion der Mitochondrien, was man in mehr Kraft, besserer Ausdauer und kürzeren Erholungszeiten spürt. Und es bleibt nicht bei kurzfristigen Effekten. Bei regelmäßigem Training verändern sich auch die Histone, also die Proteine, um die die DNA gewickelt ist. Genauer gesagt: Sie werden acetylisiert, was den Zugang zur genetischen Information langfristig erleichtert. Kurz gesagt: Je öfter du trainierst, desto stabiler wird dein molekulares »Trainingsgedächtnis«.

Fettzellen: Schutz vor metabolischen Erkrankungen

Fett ist nicht gleich Fett – und schon gar kein passives »Energiespeichergewebe«, wie es lange galt. Gerade das viszerale Fett, also jenes rund um die inneren Organe, ist biologisch hochaktiv und erstaunlich sensibel für Bewegung. Epigenetisch gesehen hat es eine eigene Stimme im Konzert der Gesundheit.

In einer schwedischen Studie[54] wurde nach sechsmonatigem Training eine signifikante Veränderung an über 7600 Genstellen in

Fettzellen festgestellt. Betroffen waren unter anderem Gene, die

- den Blutzucker- und Fettstoffwechsel steuern,
- die Insulinempfindlichkeit beeinflussen,
- und die darüber entscheiden, welcher Fettzelltyp entsteht: speicherndes weißes Fett oder aktivierbares braunes Fett.

Besonders spannend ist das Gen Prdm16. Es spielt eine Schlüsselrolle bei der Umwandlung von Vorläuferzellen in braunes Fettgewebe, eine spezielle Fettform, die Wärme produziert und Energie verbrennt. Bewegung erhöht die »Lesbarkeit« dieses Gens, also seine Expression. Und das bedeutet: Der Körper beginnt, mehr gesundes, stoffwechselaktives Fett zu bilden – ein natürlicher Schutz gegen Übergewicht und Insulinresistenz.

Das Entscheidende: Diese Prozesse laufen nicht global, sondern lokal ab – nur in jenen Fettdepots, die durch Bewegung aktiviert werden. Oder anders gesagt: Der Körper verändert sich dort, wo du ihn benutzt.

Nervensystem: Dünger für das Gehirn

Was passiert eigentlich im Kopf, wenn wir uns bewegen? Die Antwort ist: eine ganze Menge, und vieles davon wirkt direkt auf unsere Gene. Besonders gut untersucht ist dabei ein Gen mit dem etwas sperrigen Namen BDNF – das steht für Brain-derived neurotrophic Factor. Dahinter verbirgt sich ein Protein, das für die Wachstumsfähigkeit, Regeneration und Vernetzung von Nervenzellen verantwortlich ist. Man könnte sagen: BDNF ist der Dünger für dein Gehirn.

Und das Spannende: Körperliche Aktivität bringt dieses Gen auf Trab. Studien zeigen, dass Bewegung die Methylierung am BDNF-Gen reduziert – das macht es aktiver, lesbarer. Gleichzeitig sorgen Histonveränderungen (v.a. Acetylierung) dafür, dass sich die DNA in diesem Bereich »öffnet«, also leichter zugänglich wird.

Das Ergebnis:

- Mehr neuronale Plastizität, also eine erhöhte Fähigkeit des Gehirns, sich anzupassen, zu lernen, zu heilen.
- Bessere Stressresistenz, weil BDNF auch die Regulation der Stressachsen unterstützt.
- Verbesserte kognitive Leistung, von der Reaktionsgeschwindigkeit bis zur Gedächtnisbildung.

Und das gilt nicht nur für junge Menschen oder Hochleistungssportler. Auch im höheren Alter lassen sich diese epigenetischen Effekte nachweisen, oft schon durch moderate Bewegung: ein flotter Spaziergang, leichtes Intervalltraining, regelmäßige Dehnübungen. Der Körper bewegt sich und das Gehirn verändert sich mit. Auf molekularer Ebene.

Entzündungsregulation: das ASC-Gen

Im Inneren vieler Körper brennt ein leises, chronisches Entzündungsfeuer, das Zellen ermüdet, Organe belastet und langfristig krank macht. Besonders im Alter ist dieses Phänomen weit verbreitet, selbst bei Menschen, die sich ansonsten gesund fühlen. Das ASC-Gen (Apoptosis-associated speck-like Protein containing a CARD) spielt eine Schlüsselrolle in der Entzündungskaskade – vereinfacht gesagt: Wenn dieses Gen zu aktiv ist, wird das Immunsystem dauerhaft »scharfgestellt«, obwohl kein akuter Feind mehr da ist.

Mit zunehmendem Alter nimmt die Methylierung des ASC-Gens häufig ab, das macht es überaktiv. Das Ergebnis: Der Körper bleibt in Alarmbereitschaft, auch wenn keine Gefahr droht. Die gute Nachricht: Bewegung kann diesen Prozess umkehren.

Regelmäßige körperliche Aktivität – ob durch Ausdauertraining oder moderates Krafttraining – führt nachweislich zu einer Remethylierung des ASC-Gens. Das Gen wird dadurch wieder »leiser«, die Entzündungsprozesse im Körper nehmen ab, das Immunsystem entspannt sich. Oder anders gesagt: Bewegung löscht das stille Feuer.

Mitochondrien: Wie Bewegung deine Zellen auflädt

Sobald du in Bewegung kommst – sei es beim zügigen Spazierengehen, beim Tanzen oder beim Training, passiert etwas Faszinierendes: Gene in den Mitochondrien selbst und in deren Steuerzentrale im Zellkern verändern ihre Aktivität. Genauer gesagt: Ihre epigenetische Lesbarkeit verändert sich. Methylierungsmuster verschieben sich, Histone lockern sich und die Produktion von ATP wird effizienter. Mehr Energie bedeutet dabei nicht nur körperliche Leistungsfähigkeit, sondern auch geistige Wachheit und emotionale Stabilität.

Doch damit nicht genug: Bewegung aktiviert auch Gene, die antioxidative Schutzsysteme regulieren. Das bedeutet: Die Mitochondrien werden nicht nur leistungsfähiger, sondern auch widerstandsfähiger gegenüber oxidativem Stress – jenem inneren »Rost«, der Alterung, Zellschäden und chronische Erkrankungen begünstigen kann.

Regelmäßige Bewegung ist somit nicht nur ein Training für Muskeln oder Ausdauer, sondern eine direkte Verjüngungskur für die Zellenergie. Sie hilft den Mitochondrien, das zu tun, was sie am besten können: Energie bereitstellen, ohne dabei selbst auszubrennen.

Blutzuckerregulation & Insulinunabhängigkeit

Es klingt fast zu gut, um wahr zu sein: Muskelzellen, die Glukose aufnehmen – ganz ohne Insulin. Und doch ist genau das möglich. Nicht immer, aber unter bestimmten Bedingungen. Und das hat mit epigenetischen Prozessen zu tun.

Wenn wir uns bewegen, passiert in den Muskelzellen etwas Erstaunliches: Das Gen für den sogenannten GLUT4-Transporter wird besser lesbar. Dieses Gen sorgt dafür, dass Zucker – also Glukose – aus dem Blut in die Zellen geschleust wird. Normalerweise braucht es dafür Insulin. Doch durch gezielte Reize wie Bewegung wird GLUT4 auch unabhängig davon aktiv.

Der molekulare Hintergrund: Histonacetylierung. Klingt technisch – bedeutet aber im Kern, dass der Zugang zur genetischen Information erleichtert wird. Das Gen »öffnet« sich, die Zelle liest es häufiger und stellt mehr Transporter her. Die Folge: Zucker wird schneller aus dem Blut aufgenommen, der Blutzuckerspiegel sinkt, ohne dass die Bauchspeicheldrüse mehr Insulin ausschütten muss.

Für Menschen mit Typ-2-Diabetes oder insulinresistenter Stoffwechsellage ist das ein echter Gamechanger. Aber auch präventiv ist dieser Mechanismus Gold wert: Bewegung reguliert nicht nur den Blutzucker, sie wirkt direkt in die epigenetische Steuerung der Energieversorgung hinein.

Und das Schönste daran: Es braucht keine Marathons. Schon moderate, regelmäßige Aktivität reicht, um diesen Effekt auszulösen: ein Spaziergang, eine halbe Stunde Gartenarbeit, bewusstes Muskeltraining. Der Körper reagiert sofort, die Gene auch.

Coaching-Praxis: Bewegung als epigenetischer Hebel

Für das Epigenetik-Coaching bedeutet das: Jede gezielte Bewegung ist eine bewusste Information an die Zelle, ein Signal zur Selbstregulation und Gesundung. Die Kunst liegt darin, diese Prozesse zu erkennen, gezielt zu fördern und individuell auf die Klientin, den Klienten abzustimmen. Es geht nicht um Leistung, sondern um Botschaften. Um gezielte Reize, die dem Körper Orientierung geben – sanft, wiederholbar, individuell.

Regelmäßigkeit vor Intensität

Epigenetik reagiert schnell – aber sie liebt Wiederholung. Schon 20 Minuten moderate Bewegung am Tag reichen, um genetische Aktivität zu verändern. Der Körper merkt sich nicht, wie sehr du dich heute verausgabt hast, sondern ob du morgen wiederkommst.

Empfehlung:

Entwickle mit deinen Klientinnen und Klienten ein Bewegungsritual, das zur Lebensrealität passt. Ein Spaziergang nach dem Frühstück, leichtes Dehnen abends, Radfahren, leichtes Krafttraining, ein paar Treppenstufen statt des Aufzugs – kleine Impulse mit großer Wirkung.

Bewegung ganzheitlich betrachten – nicht nur als »Sport«

Das Wort »Sport« ist für viele Menschen mit Druck, Scham oder Versagen verknüpft. Es weckt Bilder von schweißtreibenden Fitnessstudios oder Pflichtläufen im Schulsport. Wer Bewegung anders benennt, macht sie zugänglich.

Empfehlung:

Sprich von Körperimpulsen, von einem epigenetischen Reset, von Zellkommunikation durch Bewegung. Solche Begriffe schaffen neue Bilder und damit neue Möglichkeiten.

Zielgerichtete Bewegung bei spezifischen Beschwerden

Epigenetische Effekte sind gewebespezifisch. Das bedeutet: Je nachdem, ob Klientinnen und Klienten unter Entzündungen, Müdigkeit, Gewichtszunahme oder mentaler Erschöpfung leiden, kannst du unterschiedliche Bewegungsschwerpunkte setzen.

Beispiele:

- **Erschöpfung?** Sanfte Ausdauerreize (Spazieren, Schwimmen) helfen den Mitochondrien auf die Sprünge.

- **Insulinresistenz?** Moderates Krafttraining verbessert die Glukoseaufnahme – und entlastet das Insulinsystem.
- **Entzündung?** Kurze Intervallreize regulieren immunaktive Gene wie das ASC-Gen – nachgewiesen, nicht nur vermutet.

Kälte, Licht und Atmung als ergänzende Impulsgeber

Neben Bewegung können auch physische Reize wie Kältetherapie, Rotlicht oder gezielte Atemtechniken epigenetisch wirksam sein.

Empfehlung:
Unterstütze den Einstieg mit niedrigschwelligen Maßnahmen, zum Beispiel kaltes Abduschen, kurze Rotlichtanwendungen oder Atemübungen. Achte auf individuelle Dosierung und die jeweilige Lebenssituation.

Selbstbeobachtung und Motivation durch Biofeedback

Tools wie der Tracker als Ring, Schrittzähler, HRV-Messung oder einfache Bewegungstagebücher helfen, Veränderungen sichtbar zu machen. Das stärkt die Motivation und Selbstwirksamkeit.

Empfehlung:
Integriere Reflexionsfragen in den Coaching-Prozess, etwa: »Was hat dir gutgetan?« – »Wie hat sich deine Energie nach Bewegung verändert?« – »Wie hast du geschlafen nach einem aktiven Tag?«

Epigenetik begreifbar machen – mit anschaulichen Metaphern

Epigenetik ist komplex. Aber sie lässt sich erzählen. Und manchmal genügt ein gutes Bild, um eine neue Sicht auf den eigenen Körper zu öffnen.
Mögliche Metaphern:

- »Mit jeder Bewegung setzt du ein epigenetisches Lesezeichen: Dieses Leben ist aktiv.«
- »Deine Muskeln schreiben gerade Mails an deine Mitochondrien – und sagen: Bleibt wach.«
- »Bewegung ist wie ein Software-Update für deine Zellen – nicht laut, aber wirkungsvoll.«

Bewegung ist ein wirkungsvolles, epigenetisch aktives Werkzeug zur Gesundheitsförderung. Die Aufgabe des Epigenetik-Coachings besteht darin, individuelle Wege zu finden, wie Menschen sie dauerhaft und sinnvoll in ihren Alltag integrieren können.

Biohacking – Körperintelligenz neu denken

Biohacking nutzt gezielte Reize wie Kälte, Licht oder Atem – um Gesundheit, Leistung und epigenetische Balance bewusst zu steuern.

Der Begriff »Biohacking« klingt vielleicht etwas futuristisch, ein bisschen nach einem Lifestyle-Trend aus dem Silicon Valley. Doch jenseits aller Schlagworte steckt dahinter eine tiefgreifende Idee: Den eigenen Körper bewusst zu beeinflussen, um Gesundheit, Leistung und Regeneration gezielt zu optimieren – und zwar mithilfe von Selbstbeobachtung, Technologie und konkreten biologischen Reizen.

Biohacking ist keine Methode – sondern eine Haltung

Es gibt keinen Biohacking-Plan, den man abarbeiten kann. Kein Standardprotokoll, das immer passt. Biohacking beginnt mit einer Haltung – und zwar einer sehr persönlichen. Es ist weniger ein Konzept als eine bewusste Beziehung zum eigenen Körper – ein Dialog zwischen Wissen, Wahrnehmung und Erfahrung.

Die typischen Grundprinzipien lassen sich trotzdem gut beschreiben:

- **Selbstverantwortung statt Fremdbestimmung:** Die Verantwortung für Gesundheit wird nicht »abgegeben«, sondern zurückgeholt – ins eigene Erleben.
- **Neugier statt Perfektion:** Biohacker experimentieren. Sie probieren aus, was ihnen guttut und lernen aus den Rückmeldungen des Körpers.
- **Verstehen statt kontrollieren:** Es geht nicht darum, den Körper zu optimieren wie eine Maschine, sondern darum, seine Sprache zu lernen. Biohacking stärkt Körperintelligenz, also die Fähigkeit, feine Signale zu hören, bevor sie laut werden.
- **Technologie als Spiegel – nicht als Ziel:** Tools wie der Tracker als Ring, HRV-Tracker oder Schlaf-Apps liefern messbare Daten. Aber sie ersetzen nicht das Gefühl, sie ergänzen es. Und sie helfen, subjektives Erleben mit objektiven Mustern zu verknüpfen.

Biohacking kann Hightech sein, aber das muss es nicht. Auch eine kalte Dusche am Morgen, eine bewusste Atemsequenz oder eine Stunde im Wald sind Biohacks.

Biohacking und Epigenetik: Was ist der Zusammenhang?

Die Verbindung zwischen Biohacking und Epigenetik liegt in der gemeinsamen Frage: Wie reagiert der Körper auf äußere Reize – und wie lassen sich diese Reaktionen langfristig positiv gestalten?

Die Epigenetik untersucht, wie Umweltfaktoren – darunter auch Bewegung, Licht, Temperatur, Schlaf und Stress – die Genaktivität beeinflussen, ohne die DNA-Sequenz selbst zu verändern. Biohacking nutzt genau diese Reize – kontrolliert, dosiert und bewusst –, um Gesundheit und Leistungsfähigkeit zu steigern. Damit wird Biohacking zu einer Form angewandter Epigenetik – ein Werkzeug, mit dem sich wissenschaftliche Erkenntnisse direkt in den Alltag übersetzen lassen.

Anders gesagt: Jeder effektive Biohack ist auch ein epigenetischer Impuls.

Einige Beispiele:

Kälteexposition: Aktiviert Gene, die an der Thermogenese und der Umwandlung von weißem in braunes Fettgewebe beteiligt sind, ein natürlicher Schutzmechanismus mit stoffwechselaktiver Wirkung.

Rotlichttherapie (Photobiomodulation): Stimuliert mitochondriale Signalwege, fördert die Zellregeneration und verbessert die Energieproduktion (ATP) – nachweislich auch auf epigenetischer Ebene.

Atemtechniken (z. B. nach Wim Hof oder Buteyko): Regulieren das autonome Nervensystem, wirken beruhigend auf die Stressachsen und beeinflussen epigenetisch relevante Hormonsysteme wie die HPA-Achse.

Fasten: Fördert epigenetische Reinigungsprozesse: Es aktiviert Gene für Zellreparatur, Stoffwechselregulation und Entzündungshemmung, unter anderem über veränderte Methylierungsmuster.

Ziel ist nicht, »Supermenschen« zu erschaffen. Vielmehr geht es darum, die natürlichen Regelsysteme des Körpers wieder zu aktivieren – auf eine Weise, die sich in das individuelle Leben integrieren lässt.

Tools und Methoden im Biohacking

In diesem Abschnitt lernst du einige der relevanten Tools und Methoden des Biohackings. Dabei betrachten wir immer die epigenetische Ebene mit, also nicht nur was wirkt, sondern warum es wirkt.

Ein Tracker als Ring – Schlaf, Erholung und Zellresilienz sichtbar machen

Wie gut hast du wirklich geschlafen? Bist du erholt oder funktionierst du nur? Ein Tracker als Ring hilft, genau diese Fragen zu beantworten – nicht aus dem Bauchgefühl heraus, sondern auf Basis biologischer Signale. Und das macht ihn zu einem wertvollen Tool für alle, die Gesundheit nicht nur fühlen, sondern auch verstehen wollen.

Der Ring ist ein tragbarer Sensor, der rund um die Uhr Daten über Schlafqualität, Herzfrequenz, Herzratenvariabilität (HRV), Körpertemperatur und Aktivitätslevel erfasst. Er unterscheidet sich von herkömmlichen Fitness-Trackern dadurch, dass er nicht die Aktivität in den Vordergrund stellt, sondern die Erholung. Er misst rund um die Uhr – aber besonders nachts – verschiedene Vitaldaten:

- während der Nacht: Ruheherzfrequenz, Atemfrequenz, HRV, Körpertemperatur, Schlafphasen
- tagsüber: Bewegung, Inaktivität, Kalorienverbrauch, Tagesform

Herzstück des Systems ist der sogenannte Readiness Score – eine Art Tagesbilanz deines Körpers. Er errechnet sich u. a. aus:

- der nächtlichen HRV (ein Marker für parasympathische Aktivität)
- dem Ruhepuls
- der Temperaturabweichung
- der Qualität des Schlafs

Die HRV – also die feine Variabilität zwischen einzelnen Herzschlägen – ist nicht nur ein Zeichen für Erholung, sondern auch ein molekulares Fenster in dein Stresssystem.

Coaching-Impuls: Ein solcher Ring eignet sich hervorragend als Einstieg in ein bewusstes Erholungsmanagement, insbesondere für Klientinnen und Klienten, die leistungsorientiert leben, aber keine bewusste Beziehung zu ihrer Regeneration haben.

Kältetherapie – Epigenetik durch kontrollierten Stress

Kälte tut weh. Zumindest kurz. Doch genau das macht sie so wirksam. Wenn der Körper plötzlich mit Kälte konfrontiert wird, reagiert er mit einem biologischen »Alarmruf« – die Herzfrequenz steigt, der Atem wird schneller, Adrenalin flutet das System. Was auf den ersten Blick nach Stress klingt, ist auf molekularer Ebene oft genau das Gegenteil: ein Weckruf für Selbstregulation, Zellaktivierung und epigenetische Stabilisierung.

Kältetherapie

- wirkt entzündungshemmend,
- ist schmerzlindernd, vor allem bei chronischer Entzündung,
- wirkt vorbeugend bei Muskelkater und ist somit besonders in Wettkampfsituationen geeignet,
- wirkt stimmungsaufhellend, vor allem im Winter und der dunklen Jahreszeit positiv
- und aktiviert Mitochondrien und das braune Fettgewebe.

Epigenetisch bedeutet das: Gene, die mit Entzündungshemmung, Stressregulation und Fettzellfunktion verknüpft sind, reagieren sensibel auf Kälte. Besonders bemerkenswert ist die Aktivierung des Prdm16-Gens, das die Bildung von braunem Fettgewebe fördert, jenem Fetttyp, der Kalorien verbrennt statt sie zu speichern.

Vorsicht: Kälte ist ein starker Reiz. Die Anwendung sollte behutsam, individuell angepasst und unter Berücksichtigung der Konstitution erfolgen. Sie ist nicht für jede und jeden geeignet. Die Würze liegt in der Kürze: Längere Exposition kann kontraproduktiv sein, vor allem für Menschen mit Kreislaufschwäche, Schilddrüsenproblemen oder Traumafolgen. Hier gilt: Dosieren statt dominieren. Kälte funktioniert am besten als kurzer, gezielter Reiz, nicht als Dauerzustand.

Infrage kommen:

- **Kalt duschen:** Eine einfache und problemlos zu Hause durchführbare Kältetherapie. Schon 30 Sekunden am Ende der Dusche können Wirkung zeigen.
- **Kneipp'sche Anwendungen:** Hier wird der Körper mit einem Wasserschlauch an Beinen, Armen und im Gesicht mit einem dicken, kalten Wasserstrahl langsam

umspült. Die Anwendung stärkt die Abwehrkräfte und wirkt entzündungshemmend.

- **Kaltes Wasserbad:** Beginnt bei Wassertemperaturen um ca. 15 °C. Wenige Minuten reichen.
- **Eisbad:** Wassertemperatur in der Regel weniger als ca. 5 °C. Anwendung vor allem, um kurzzeitige Kältereize zu setzen und um Entzündungsreizen nach dem Wettkampf vorzubeugen. Nur für Geübte!
- **Kryokammern/Kältekammern:** Kälteexposition bei einer Temperatur von etwa −110 bis max. −160 °C für wenige Minuten. Die Anwendung soll Regeneration und Stoffwechselvorgänge auf Zellebene beeinflussen. Hochintensiv, medizinisch begleitet – für gezielte therapeutische Anwendungen und Spitzensportlerinnen und -sportler.

Für robuste und neugierige Klientinnen und Klienten kann Kälte ein starkes Werkzeug zur Selbstregulation und Aktivierung sein, etwa als Ritual am Morgen oder als Reset bei mentaler Erschöpfung.

Rotlicht- und Infrarottherapie – Zellkommunikation über Licht

Licht kann mehr, als wir mit bloßem Auge sehen. Besonders Rotlicht und Infrarotlicht haben die Fähigkeit, tief in unseren Körper einzudringen, bis in das Gewebe unter der Haut. Dort trifft es auf die Mitochondrien – unsere zellulären Kraftwerke – und regt sie an, mehr ATP zu produzieren. ATP ist das, was die Zelle »antreibt«: Es liefert Energie für Heilung, Entgiftung, Regeneration. Deshalb kann Rotlicht dabei helfen, die Heilung von Gewebe zu unterstützen, Schmerzen zu lindern und das Energielevel zu steigern.

Das Besondere: Diese Wirkung ist nicht nur ein kurzfristiger Energieschub. Rotlicht kann biochemische Kaskaden auslösen, die langfristig die Genaktivität beeinflussen, etwa:

- eine erhöhte Produktion körpereigener Entgiftungsenzyme,
- eine Reduktion entzündlicher Signalwege
- sowie eine verbesserte Funktion mitochondrialer Gene.

Anders gesagt: Zellen merken sich das Licht, zumindest eine Zeit lang. Und sie passen ihre biochemischen Abläufe entsprechend an. Damit wird Licht zu einem epigenetischen Werkzeug.

Auch der Schlaf kann profitieren: Wird abends Rotlicht verwendet, unterstützt es die Bildung von Melatonin, unserem natürlichen Schlafhormon. Das liegt daran, dass es – im Gegensatz zu Blaulicht – nicht den Schlafrhythmus stört, sondern im Einklang mit unserem zirkadianen System arbeitet.

Praxis-Tipp für das Coaching: Rotlicht eignet sich besonders gut für Menschen mit Energieproblemen, schlechter Regeneration, Schlafstörungen oder chronischen Schmerzen. Die Anwendung ist einfach: Eine hochwertige Rotlichtlampe (z. B. mit 630–660 nm Wellenlänge) kann zu Hause regelmäßig eingesetzt werden – z. B. 10–15 Minuten morgens oder abends.

Atemtechniken – Biohacking des autonomen Nervensystems

Gezielte Atemtechniken – wie etwa die Wim-Hof-Methode, Buteyko-Atmung oder die sanfte 4–7–8-Methode – wirken wie molekulare Mikroimpulse. Sie regulieren das vegetative Nervensystem, beruhigen die Stressachse und beeinflussen epigenetische

Muster, ohne dass man dafür Geräte, Apps oder große Veränderungen braucht. Nur Luft. Und ein wenig Achtsamkeit.

Die wissenschaftlichen Effekte sind bemerkenswert:

- Regulation der HPA-Achse: Der Cortisolspiegel sinkt, das Stresssystem beruhigt sich messbar.
- Beeinflussung entzündungsbezogener Gene: Studien zeigen, dass bestimmte Atemrhythmen Gene modulieren können, die mit Entzündung und Immunregulation zusammenhängen.
- Aktivierung des BDNF-Gens: Der »neuronale Wachstumsfaktor« wird verstärkt exprimiert, was Neuroplastizität und emotionale Stabilität fördert.

Diese Effekte entstehen nicht durch extremen Atemstillstand oder Höchstleistungen – sondern durch wiederholte, kleine Reize. Wie ein zelluläres Flüstern, das sich über Zeit in nachhaltige Veränderung verwandelt.

Coaching-Impuls: Atemtechniken eignen sich ideal für Menschen, die schnell überfordert sind, wenig Zeit haben oder skeptisch gegenüber »großen« Maßnahmen sind. Atem ist niedrigschwellig – aber hochwirksam.

Konkret heißt das:

- **Morgens als Aktivierungsimpuls:** z. B. 3 Runden Wim-Hof-Atmung oder eine dynamische Atemsequenz mit Bewegung
- **Abends zur Beruhigung:** z. B. 4–7–8-Atmung im Bett, 5 Minuten lang
- **Zwischendurch als Reset:** 3 bewusste Atemzüge mit Verlängerung der Ausatmung – wirkt sofort auf den Vagusnerv

Die epigenetische Uhr

Die epigenetische Uhr zeigt, wie alt deine Zellen wirklich sind – und dass du dieses biologische Alter aktiv beeinflussen kannst.

Manche Menschen sehen mit 50 aus wie 40. Andere fühlen sich mit Mitte 30 bereits wie Ende 60. Die Zahl, die auf deinem Ausweis steht, sagt nichts darüber aus, wie »alt« du wirklich bist – zumindest nicht auf Zellebene. In der Epigenetik spricht man deshalb vom biologischen Alter, also dem Alter, das sich in der Aktivität deiner Gene, in der Methylierung deiner DNA und im Zustand deiner Zellen widerspiegelt.

Zwei Menschen, beide 45 Jahre alt, können sich biologisch um Jahrzehnte unterscheiden, abhängig davon, wie sie leben: wie sie sich ernähren, wie sie schlafen, wie viel sie sich bewegen, wie gut sie Stress regulieren und ob sie sich ausreichend regenerieren. Genau hier setzt das Konzept der epigenetischen Uhr an.

Was ist die epigenetische Uhr?

Die epigenetische Uhr ist ein wissenschaftlicher Algorithmus, der anhand charakteristischer Methylierungsmuster auf deiner DNA berechnet, wie alt dein Körper biologisch ist. Der Biostatistiker Steve Horvath war der Erste, der 2013 ein solches Modell entwickelte – mit einer Genauigkeit von etwa 3,6 Jahren. Seine Forschung zeigte erstmals, dass Altern kein starrer Prozess ist, sondern auf molekularer Ebene messbar und potenziell beeinflussbar bleibt.

Die Idee: Mit dem Älterwerden verändern sich bestimmte DNA-Regionen regelmäßig – manche werden stärker methyliert, andere weniger. Diese Veränderungen lassen sich in eine Alterszahl umwandeln. Inzwischen gibt es mehrere Varianten dieser Uhr und Firmen, die sie als Labortests anbieten.

Spannend daran: Das biologische Alter ist nicht in Stein gemeißelt. Es ist dynamisch. Verändert sich der Lebensstil, kann sich auch die epigenetische Uhr zurückstellen oder das Altern verlangsamen – zumindest ein Stück weit. Genau darin liegt ihr Potenzial. Sie ist damit weniger ein Urteil als ein Feedbacksystem – ein Spiegel, der zeigt, wie eng Lebensweise, Umwelt und Biologie miteinander verwoben sind.

Was kann die epigenetische Uhr leisten – und was nicht?

Was sie kann:

- Sie macht das Unsichtbare sichtbar: den inneren Zustand von Zellen, unabhängig vom Aussehen oder Gefühl.
- Sie motiviert: Wer biologisch jünger ist als gedacht, fühlt sich bestärkt. Wer »älter« abschneidet, wird neugierig – oder angespornt zur Veränderung.
- Sie eignet sich als Verlaufsparameter: Nach Coaching, Ernährungsumstellung oder Biohacking-Phase lässt sich überprüfen, ob sich auch etwas auf molekularer Ebene getan hat.

Was sie nicht kann:

- Sie liefert eine Momentaufnahme der letzten Monate bis Jahre, keine Langzeitprognose.
- Sie braucht Einordnung: Manche Menschen reagieren sensibel auf Zahlen – und ein »schlechtes« Ergebnis kann mehr Stress erzeugen als Motivation.
- Sie ersetzt keine Diagnose. Aber sie kann eine Einladung zum Gespräch sein: über Lebensstil, Prioritäten und das, was sich ändern lässt.

Wichtig im Coaching: Die epigenetische Uhr ist ein Tool, kein Orakel. Sie kann Impulse geben. Aber was zählt, ist das, was daraus gemacht wird. Die Frage lautet immer: Was mache ich mit dem Ergebnis und welche Handlung folgt daraus?

Wie lässt sich das biologische Alter beeinflussen?

Die vielleicht wichtigste Erkenntnis: Das biologische Alter ist veränderbar. Es reagiert – oft erstaunlich schnell – auf das, was wir essen, wie wir uns bewegen, wie wir schlafen, verhalten, atmen. Hier ein paar Einflussfaktoren, die in Studien mit einer Verlangsamung (manchmal sogar Rückentwicklung) des epigenetischen Alters in Verbindung gebracht wurden:

Beispielhafte Einflussfaktoren:

- moderates Krafttraining – besonders muskelaktivierende, zyklische Belastung
- metabolische Flexibilität – etwa durch intermittierendes Fasten oder kohlenhydratmodulierte Ernährung
- Pflanzenvielfalt – sekundäre Pflanzenstoffe wirken wie molekulare Schutzschilde.
- Kohärenzübungen – Meditation, bewusste Atmung, HRV-Training oder Naturkontakt
- Schlafqualität – als unterschätzter Hebel der Regeneration
- Vermeidung toxischer Einflüsse – Nikotin, Umweltgifte, chronischer Stress
- gezieltes Biohacking – z. B. Kälte, Rotlicht, Mikronährstoffoptimierung

Die epigenetische Uhr ist keine Drohung – sondern eine Chance, neu anzufangen. Sie erinnert uns daran: Was zählt, ist nicht nur das, was war, sondern das, was wir heute tun. Und morgen. Und übermorgen.

Coaching-Praxis: den Organismus auf Trab bringen

Unser Körper reagiert auf das, was er erlebt. Bewegung, Reize, Regeneration, all das lässt sich nicht nur messen, sondern gezielt einsetzen. Der Körper ist kein starrer Organismus, sondern ein dynamischer Resonanzraum. Und genau das kannst du nutzen.

Bewegung als epigenetisches Werkzeug im Coaching-Prozess

Bewegung ist weit mehr als ein »netter Gesundheitstipp«. Sie ist ein präziser Impulsgeber für epigenetische Regulation – und damit ein zentrales Werkzeug im Coaching-Prozess. Wer sich bewegt, spricht auf molekularer Ebene mit seinem Körper. Was das bedeutet: Du kannst Bewegung individuell so einsetzen, dass sie bestimmte epigenetische Systeme anspricht – etwa:

- die Entzündungsregulation
- die mitochondrialen Energiewege
- die Stabilität der Stressachse (HPA-Achse)

Praxisbeispiel:
Ein Klient kommt mit folgenden Themen: niedrige Energie, unruhiger Schlaf, Gereiztheit. Du entscheidest dich, mit ihm ein kleines Bewegungsritual zu etablieren: tägliches Spazierengehen (20 Minuten), zwei bewusste Atemeinheiten pro Woche und am Morgen ein kurzes Kaltwasser-Ritual. Kein »Fitnessprogramm«, sondern eine gezielte Aktivierung biologischer Ressourcen.

Wichtig für die Wirkung:
Nicht Intensität zählt, sondern Regelmäßigkeit. Epigenetische Effekte entstehen über die Wiederholung, nicht über Grenzerfahrungen.

Biohacking-Impulse gezielt auswählen und vermitteln

Nicht jede Klientin, jeder Klient will »biohacken«, und das muss auch nicht sein. Aber viele Menschen sehnen sich nach konkreten, greifbaren Möglichkeiten, um sich selbst zu regulieren. Hier kannst du als Coach Brücken bauen: zwischen Theorie und Alltag, zwischen biochemischer Wirkung und subjektivem Erleben.
Was das praktisch heißt:

- Du schlägst einfach umsetzbare Reize vor: etwa 3 Minuten kaltes Wasser am Morgen, eine Rotlichtlampe am Abend, ein 10-Minuten-Spaziergang nach dem Mittagessen.
- Du nutzt Tools wie einen Tracker als Ring oder HRV-Messgeräte, um Fortschritte sichtbar zu machen – nicht zur Kontrolle, sondern zur Stärkung von Selbstwirksamkeit.
- Du erklärst, warum etwas wirkt: Du verbindest das Erleben mit einem inneren Verständnis, zum Beispiel, wie ein Kältereiz dem Nervensystem hilft, sich neu zu regulieren.

Deine Haltung dabei ist zentral:
Du bist kein Performance-Coach, der Optimierung um jeden Preis betreibt. Du bist eine orientierende Instanz. Du hilfst, das Passende auszuwählen, nicht das Trendigste. Du achtest auf Lebensrealität, Tagesform und Konstitution. Entscheidend ist, auszuwählen, was zur Lebenssituation und Motivation passt und was langfristig durchhaltbar ist.

Testbasierte Individualisierung

Manche Dinge kann man spüren, andere kann man messen. Epigenetische Tests, etwa zur Bestimmung des biologischen Alters, liefern dabei wertvolle Momentaufnahmen: Sie zeigen, wo jemand gerade steht, und machen Fortschritte sichtbar.

Aber:

Diese Tests sind keine Noten. Sie sind kein Urteil, sondern ein Gesprächsanlass.

- Nutze Testergebnisse als Reflexionshilfe, nicht als Bewertung. Statt: »Du bist biologisch älter als dein Pass sagt.« Besser: »Was erzählt dein biologisches Alter über deinen Lebensstil? Was überrascht dich – was ist stimmig?«
- Stell die Ressourcen in den Vordergrund. Frage: »Was tust du vielleicht bereits, das wirkt – auch wenn es dir nicht bewusst war?« Und: »Welche kleine Veränderung könnte einen großen Unterschied machen – biologisch gesehen?«
- Verknüpfe Daten mit Motivation. Ein auffälliges Ergebnis kann wachrütteln – aber auch überfordern. Hilf dabei, den Fokus auf Entwicklung zu lenken: nicht auf Defizite, sondern auf Potenziale.

Tests können Türen öffnen, aber nur, wenn sie behutsam eingesetzt werden. Nutze sie als Werkzeug zur Selbstklärung, nicht zur »Optimierung«. In der richtigen Haltung angewendet, fördern sie nicht Leistungsdruck, sondern Verantwortung und Selbstfürsorge.

Typen erkennen und Strategien anpassen

Bewegung ist kein Medikament mit Standarddosierung. Deshalb ist ein zentrales Element im Epigenetik-Coaching: zu erkennen, mit wem man es zu tun hat und was dieser Mensch gerade wirklich braucht. Nicht jede Bewegung ist gleich wirksam – und nicht jede Empfehlung trifft ins Herz. Entscheidend ist, das »richtige Maß« an Reiz, Sprache und Einstieg zu finden. Hier eine hilfreiche Typologie:

Typ	Ziel	epigenetisch wirksam durch	Coaching-Strategie
Bewegungsmuffel	Einstieg, Motivation	Alltagsschritte, kurzes Krafttraining, Spazieren	Niederschwellige Gewohnheiten etablieren, Erfolge sichtbar machen.
Biohacker/ Biohackerin	Optimierung, Feedback	Kälte, Licht, Atem, Tracker	Reizvielfalt strukturieren, Fokus auf Qualität statt Quantität.
Stressklient/-klientin	Entlastung, Stabilität	sanfte Bewegung, Atem	Nervensystem beruhigen, Kohärenz-Routinen aufbauen.
ältere Menschen	Regeneration, Vitalität	Kraft-Ausdauer-Kombination, Licht, Schlafoptimierung	Sicherheit, Individualisierung, einfache Tools mit hohem Nutzen.

Es reicht nicht, Aktivität pauschal zu empfehlen – vielmehr geht es darum, zu erkennen, welche Reize bei welchem Menschen welche epigenetische Wirkung entfalten können. Coaching wird so zu einem hochindividuellen Prozess.

Die Bedeutung von Vitamin D

Vitamin D wirkt tief in die Genregulation: Es aktiviert Schutzgene, moduliert Immunantworten und beeinflusst epigenetische Programme.

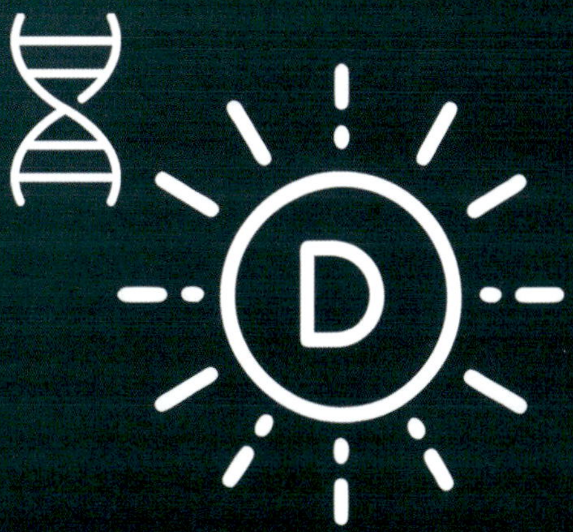

Das Sonnenhormon als Dirigent deiner Gene

Vitamin D steuert über 2000 Gene, formt Immun- und Hormonbalance – und ist ein Schlüssel in der epigenetischen Gesundheit.

Vitamin D – es ist in aller Munde, sei es in Form von Nahrungsergänzungsmitteln, Diskussionen um Sonnenschutz oder in populärwissenschaftlichen Gesundheitsblogs. Für die einen ist es ein unterschätzter Schlüssel zur ganzheitlichen Gesundheit, für die anderen ein überbewerteter Modetrend in Tablettenform. Doch jenseits der Meinungen gibt es Fakten und die lohnen einen genaueren Blick.

Vitamin D ist kein »gewöhnliches« Vitamin. Streng genommen ist es ein Hormon – oder genauer: ein Hormonvorläufer, der sich im Körper in seine aktive Form (Calcitriol) umwandelt und dann weitreichende biologische Prozesse steuert. Prozesse, die tief in unsere epigenetische Regulation eingreifen.

Lange galt Vitamin D vor allem als Garant für stabile Knochen und starke Zähne. Das ist nicht falsch, aber auch nicht die ganze Geschichte. Die moderne Forschung zeigt: Vitamin D wirkt in nahezu allen Geweben unseres Körpers. Es ist an der Immunabwehr beteiligt, beeinflusst Entzündungsprozesse, schützt die Mitochondrien, reguliert unsere Stimmung und greift über spezifische Rezeptoren direkt in die Genaktivität ein.

Mehr als 2000 Gene werden durch Vitamin D beeinflusst, nicht durch Zufall, sondern teilweise über gezielte Bindung an sogenannte Vitamin-D-Rezeptoren (VDR). Diese sitzen nicht nur in Immunzellen oder im Knochen, sondern auch im Gehirn, in der Leber, der Haut, den Eierstöcken, der Prostata – und in den Mitochondrien.

Das ist für dich als zukünftiger Epigenetik-Coach relevant. Viele Menschen, mit denen du arbeiten wirst, bringen Symptome mit, die diffus erscheinen: chronische Müdigkeit, Antriebslosigkeit, Entzündungsneigung, hormonelle Dysbalancen, depressive Verstimmungen. Oft fehlt ein klarer Befund. Blutwerte sind »im Normbereich«, die Beschwerden bleiben. In vielen dieser Fälle lohnt sich ein Blick auf das Vitamin-D-System – nicht isoliert, sondern eingebettet in den epigenetischen Kontext.

Denn es geht nicht nur um den Spiegel im Labor, sondern um:

- die Bioverfügbarkeit (Stichwort: VDBP – Vitamin-D-Bindeprotein),
- das Zusammenspiel mit anderen Mikronährstoffen wie Magnesium, Vitamin A oder K_2,
- genetische Varianten (z. B. im VDR-Gen),
- und nicht zuletzt: epigenetische Prägungen, die die Empfindlichkeit des Systems mitbestimmen.

In diesem Kapitel wollen wir genau das entschlüsseln:

- Was macht Vitamin D zu einem epigenetisch relevanten Signalstoff?
- Wie funktioniert der Stoffwechsel und welche Rolle spielt das VDBP?
- Welche Signalwege werden aktiviert – und was passiert, wenn sie entgleisen?
- Wie kann ein Coach sinnvoll diagnostisch und therapeutisch begleiten?

Du wirst lernen, wie du Vitamin D im Coaching differenziert betrachtest – jenseits pauschaler Empfehlungen und angsterfüllter Warnungen. Du wirst verstehen, wie du individuell beraten kannst, wenn Blutwerte nicht zum Befinden passen, wenn Retinol oder Magnesium fehlen oder wenn ein »normaler« Wert im Labor doch ein Problem signalisiert.

Begriffsklärung

Vitamin D ist kein Vitamin, sondern ein Hormon – ein epigenetischer Schlüssel, der Immunabwehr, Energie und Genaktivität steuert.

Obwohl es im allgemeinen Sprachgebrauch als Vitamin bezeichnet wird, handelt es sich streng genommen nicht um ein echtes Vitamin, sondern um ein Hormon, das unser Körper selbst herstellen kann. Und das hat Folgen: für unser Verständnis, unsere Diagnostik und unseren Umgang mit diesem Stoff.

Per Definition sind Vitamine organische Verbindungen, die lebensnotwendig sind, aber nicht vom Körper selbst gebildet werden können: Sie müssen mit der Nahrung zugeführt werden. Genau hier fällt Vitamin D aus dem Raster. Denn unser Körper hat eine bemerkenswerte Fähigkeit: Er kann Vitamin D selbst synthetisieren, und zwar mithilfe von Sonnenlicht.

Genauer: Wenn UVB-Strahlen auf die Haut treffen, wird aus einem Cholesterinvorläufer (7-Dehydrocholesterol) Cholecalciferol gebildet, die Vorstufe von Vitamin D. Diese wird über mehrere Schritte in Leber und Niere zur aktiven Form Calcitriol umgewandelt. Und dann beginnt das eigentlich Spannende:

Calcitriol wirkt nicht wie ein typischer Mikronährstoff, der einfach irgendwo gebraucht wird. Es dockt an spezifische Rezeptoren (VDR – Vitamin-D-Rezeptoren) in unseren Zellen an, gelangt in den Zellkern und beeinflusst dort die Aktivität von vielen Genen. Diese Wirkung entspricht der Wirkweise von Steroidhormonen, also Substanzen wie Cortisol oder Östrogen.

Vitamin D steuert keine Einzelreaktionen, sondern moduliert ganze biologische Programme:

- Es reguliert das Immunsystem,
- beeinflusst die Zellreifung,
- schützt unsere Mitochondrien
- und spielt eine zentrale Rolle im Energiemanagement des Körpers.

Dass wir Vitamin D bis heute »Vitamin« nennen, ist ein Relikt der Medizingeschichte – eine sprachliche Gewohnheit aus einer Zeit, in der seine hormonelle Wirkung noch unbekannt war. Doch diese falsche Bezeichnung ist nicht harmlos. Sie trägt dazu bei, dass Vitamin D in der Praxis oft unterkomplex betrachtet wird – als einfacher Nährstoff, den man »mal auffüllen kann«, wenn der Wert zu niedrig ist. Dabei ist Vitamin D kein Füllstoff, sondern ein Schlüsselregulator. Und: Es ist epigenetisch aktiv. Es entscheidet mit darüber, welche Gene gelesen werden und damit auch, wie unser Körper auf Stress, Infekte, Entzündungen oder psychische Belastung reagiert.

Historischer Wandel in der Bewertung von Vitamin D

Lange Zeit galt Vitamin D als eine Art »Knochenvitamin«, relevant für die Calciumaufnahme und die Verhinderung von Rachitis bei Kindern. In Lehrbüchern, ärztlichen Leitlinien und Gesundheitsratgebern war Vitamin D das Mittel gegen weiche Knochen – und sonst nichts.

Diese enge Perspektive bestimmte über Jahrzehnte die Supplementierungspraxis: niedrige Dosierungen, seltene Kontrollen, rein auf den Knochenstoffwechsel fokussiert. Der Referenzwert im Blut? Damals lag die »untere Grenze der Normalität« bei 20–30 nmol/l – ein Wert, der heute als deutlich zu niedrig gilt. Vitamin D war ein Nebenakteur. Wichtig, ja – aber nicht spannend.

Erst Anfang der 2000er Jahre begann ein Umdenken, ausgelöst durch eine unscheinbare, aber folgenreiche Erkenntnis: Der Vitamin-D-Rezeptor (VDR) findet sich fast überall im Körper. Nicht nur in Knochenzellen, sondern in:

- Immunzellen
- Nervenzellen
- Mitochondrien
- endokrinen Drüsen
- sogar in der Haut und im Darm

Und nicht nur das: Vitamin D reguliert über 2000 Gene, also rund 10 % unseres aktiven Genoms. Die Vorstellung von einem stillen Knochenvitamin war damit passé. Vitamin D wurde zu einem epigenetischen Orchesterleiter, der an unzähligen Stellen dirigiert: Immunbalance, Zellteilung, Energieproduktion, Entzündungshemmung, psychische Stabilität.

Mit dieser Entdeckung kam Bewegung in die Empfehlungen. Was früher als »ausreichend« galt, gilt heute oft als kritisch niedrig. Viele Fachgesellschaften empfehlen heute einen Zielwert von mindestens 75 nmol/l, in der Prävention und therapeutischen Begleitung sogar 100–150 nmol/l – eine dramatische Anhebung, die im Mikronährstoffbereich Seltenheitswert hat. Gleichzeitig hat sich die Forschung vervielfacht. Besonders im Kontext von:

- chronischer Erschöpfung,
- Autoimmunerkrankungen,
- Depression,
- Long Covid,
- und mitochondrialer Dysfunktion

zeigt sich: Ein gut eingestellter Vitamin-D-Stoffwechsel ist kein Wellness-Luxus, sondern ein fundamentaler Baustein biologischer Resilienz.

Epidemiologie: Vitamin-D-Mangel als stille Pandemie

Trotz all dieser Erkenntnisse leidet ein erheblicher Teil der Weltbevölkerung weiterhin an einem chronischen Vitamin-D-Mangel – meist unbemerkt, oft unbehandelt. Je nach Definition gelten zwischen 40 und 90 % der europäischen Bevölkerung als unterversorgt. In nördlichen Breitengraden wie

Deutschland, Skandinavien oder Kanada ist es sogar die Mehrheit – besonders im Winterhalbjahr. Doch auch im sonnigen Süden liegt die Versorgung oft unter dem Optimum. Wie kann das sein?

Die Antwort: Sonnenlicht allein reicht nicht aus. Entscheidend ist, wie der Körper mit diesem Licht umgeht – ob die Haut in der Lage ist, Vitamin D zu bilden, ob es richtig transportiert, gespeichert und aktiviert wird. All das ist ein fein orchestriertes System. Wenn ein Glied in der Kette schwächelt, kippt die gesamte Versorgung.

Besonders kritisch: Kinder, Jugendliche und ältere Menschen. Ausgerechnet jene Gruppen, bei denen Zellwachstum, Knochenbildung oder Immunregulation besonders sensibel auf Vitamin-D-Signale reagieren.

In der Praxis taucht der Mangel oft nicht als Diagnose, sondern als diffuse Beschwerdelage auf:

- anhaltende Müdigkeit
- Infektanfälligkeit
- Stimmungsschwankungen
- diffuse Muskel- und Gelenkbeschwerden
- Konzentrationsprobleme

Das Problem: Diese Symptome passen zu vielem – Stress, Wetter, Eisenmangel, Burnout, aber kaum jemand denkt an Vitamin D. Und so bleibt das Defizit still, schleichend und unbeachtet, manchmal über Jahre hinweg. Dabei bildet unsere moderne Lebensweise ein perfektes Rezept für Mangel. Wir leben heute in einer Welt, in der wir:

- kaum noch UVB-Strahlen ausgesetzt sind, weil wir überwiegend drinnen arbeiten,
- Sonne meiden oder blockieren, aus Angst vor Hautkrebs, Falten oder Pigmentflecken,
- immer fettärmer essen und tierische Quellen gemieden werden, obwohl Vitamin D fettlöslich ist,
- und chronisch gestresst sind, was die Umwandlung von Vitamin D negativ beeinflusst.

All das spielt dem Mangel direkt in die Karten.

Für dich als angehenden Epigenetik-Coach ist das mehr als nur ein Randthema. Vitamin D ist ein molekularer Schalter und seine Fehlfunktion zieht sich durch viele Beschwerdebilder. Deshalb gehört Vitamin D nicht nur ins Labor, sondern in dein Denken, und zwar systemisch:

- Wo im Körper könnte der Kreislauf blockieren (z. B. Leberbelastung, Fettstoffwechsel, Hormonungleichgewicht)?
- Fehlen wichtige Cofaktoren (Magnesium, Vitamin A, Vitamin K_2)?
- Ist die Transportkette gestört (z. B. durch niedriges Vitamin-D-bindendes Protein, VDBP)?
- Gibt es epigenetische Bremsen (z. B. durch Methylierungsprobleme, Stressachsenaktivierung, chronische Entzündung)?

Biosynthese und Stoffwechselpfade

Dein Körper baut Vitamin D aus Sonnenlicht – ein biologisches Wunderwerk für Energie, Immunität und Gensteuerung.

Dein Körper hat ein eingebautes Solarpanel. Kein technisches Gadget, sondern biologische Hightech pur: deine Haut. Sie ist nicht nur eine Hülle, sondern eine regelrechte Vitamin-D-Fabrik. Alles, was sie braucht: etwas Sonne, intakte Zellstrukturen und ein wenig Ruhe vor unserer modernen Schutzkultur.

Die Reise beginnt in den oberen Hautschichten, in der Epidermis. Dort liegt ein spezielles Molekül bereit: 7-Dehydrocholesterol – eine Art Cholesterin-Zwischenprodukt, das nur darauf wartet, von UVB-Strahlung (290–315 nm) geweckt zu werden. Trifft diese auf die Haut, passiert Magie – oder, etwas nüchterner: eine photochemische Umwandlung in Prävitamin D_3, das sich durch Körperwärme in Cholecalciferol (Vitamin D_3) verwandelt.

Aber: Dieses Cholecalciferol ist noch ein Rohstoff, wie ein Schlüssel ohne Schloss. Damit es aktiv wird, braucht es zwei weitere Schritte:

- In der Leber: Hydroxylierung zu 25(OH)D, auch Calcidiol genannt – die Speicherform.
- In der Niere (und teilweise in Immunzellen!): Weitere Hydroxylierung zu 1,25$(OH)_2$D, dem aktiven Calcitriol, das über den Vitamin-D-Rezeptor (VDR) direkt auf Gene einwirken kann.

Was klingt wie ein sauberer Weg, ist in Wirklichkeit eine komplexe Geschichte. Die körpereigene Vitamin-D-Produktion ist nicht so simpel, wie viele denken. Sie hängt von zahlreichen Faktoren ab, die im Alltag oft unterschätzt werden, wie

- Tageszeit und Sonnenstand (UVB-Strahlung ist nur zwischen 11 und 15 Uhr ausreichend stark – im Winter oft gar nicht.)
- Wetter und Luftverschmutzung (Wolken, Smog und selbst Fensterglas blockieren UVB fast vollständig.)
- Hauttyp (Je mehr Melanin, desto weniger UVB wird durchgelassen.)
- Alter (Die Fähigkeit zur Umwandlung nimmt mit den Jahren deutlich ab.)

- Cholesterinspiegel (Niedrige Werte, z. B. durch Statine, reduzieren die Ausgangsbasis.)
- Kleidung/Sonnenschutz (UVB-Filter ab LSF 15 blockieren bis zu 99 % der Synthese; Gesicht allein an der Sonne reicht nicht, es braucht Arme, Beine, idealerweise auch Rücken oder Bauch.)

Das heißt: Selbst wenn die Sonne scheint, wird die Synthese oft unbewusst blockiert – durch Sonnencremes mit UVB-Filter, durch Kleidung, durch Glas (z. B. am Fenster) oder schlicht durch zu kurze Aufenthalte draußen. Wer sagt: »Ich bin doch oft draußen«, kann trotzdem unterversorgt sein. Und wer Sonnenschutz als Dauerlösung nutzt, blockiert möglicherweise genau den physiologisch vor-

Sonnenschutz – Schutz für die Haut, Blockade für Vitamin D?

Sonnencreme ist aus der modernen Hautpflege kaum mehr wegzudenken – und das zu Recht: Sie schützt vor Sonnenbrand, frühzeitiger Hautalterung und Hautkrebs. Doch was viele nicht wissen: Die gängigen Lichtschutzfilter blockieren auch die UVB-Strahlung und genau die braucht unser Körper, um Vitamin D über die Haut zu bilden. Schon ein Lichtschutzfaktor von 8 reduziert die Vitamin-D-Synthese um über 90 %, ein LSF von 15 blockiert sie fast vollständig .

Ein Sonnenschutz, der UVB vollständig durchlässt, ist derzeit nicht auf dem Markt, da er nicht als wirksamer Sonnenschutz gelten würde. Es gibt jedoch Tagescremes oder leichte Emulsionen mit sehr niedrigem Lichtschutzfaktor, die UVB nur teilweise filtern und so unter bestimmten Umständen eine geringe Vitamin-D-Produktion ermöglichen. Sie sind aber nicht als Ersatz für klassischen Sonnenschutz gedacht, insbesondere nicht bei längeren Aufenthalten in direkter Sonne. Sie sollten deshalb nur gezielt und kurzzeitig eingesetzt werden, z. B. morgens bei einem Spaziergang oder beim bewussten Sonnenbaden in sicherem Zeitfenster.

Was ist die Alternative?

Als Coach kannst du folgende Strategien empfehlen:

- **Täglich bewusst ungeschützt in die Sonne – aber in Maßen:** Je nach Hauttyp 5 bis 30 Minuten mittags zwischen 11 und 15 Uhr – ohne Sonnencreme, aber mit Bedacht. Sobald die individuell »ungefährliche« Zeit überschritten ist: raus aus der Sonne oder eincremen.
- **Schatten statt Creme:** Der natürliche Schatten (z. B. unter Bäumen oder einem Hut) schützt zwar vor übermäßiger UV-Exposition, lässt aber immer noch genug Licht durch, um sanft Vitamin D zu bilden.
- **Bei längerer Sonnenzeit:** Danach Sonnenschutz verwenden – aber möglichst Produkte ohne bedenkliche Inhaltsstoffe. Einige konventionelle UV-Filter (z. B. Octinoxat, Oxybenzon, Homosalate) stehen im Verdacht, hormonell wirksam zu sein oder die Hautbarriere zu stören. Mineralische Filter wie Zinkoxid gelten als verträglicher, sollten aber nicht als Nano-Partikel vorliegen. Inzwischen gibt es zertifizierte Naturkosmetikprodukte mit rein mineralischem Schutz – das ist aktuell die sicherste Variante für längere Sonnenzeiten.

Exogene Zufuhr über Ernährung

10–20 % des Vitamin-D-Bedarfs

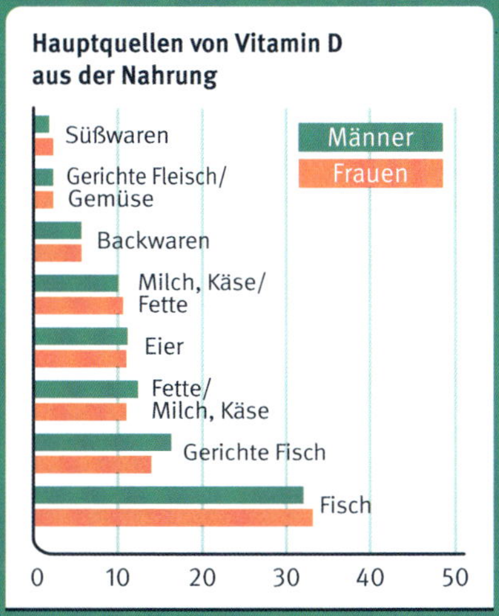

Daten basieren auf Nationaler Verzehrsstudie II: Ergebnisbericht Teil 1. Max Rubner-Institut Karlsruhe 2008

Bei 25(OH)D-Serumkonzentrationen ab 50 nmol/l (ab 20 ng/ml) wird von einer ausreichenden Versorgung zum Erhalt der Knochengesundheit ausgegangen. Serumwerte unter 50 nmol/l (unter 20 ng/ml) sind unzureichende (d.h. mangelhafte und suboptimale) Werte.

Prozentzahl an Personen, die das präventive Potenzial für die Knochengesundheit nicht ausschöpfen:

25(OH)D in nmol/l	25(OH)D in ng/ml	Kinder und Jugendliche (1–17 Jahre)	Erwachsene (18–79 Jahre)
‹ 50	‹ 20	45,6 %	56,0 %

Daten wurde retrospektiv standardisiert, basieren auf Studie zur Gesundheit von Kindern und Jugendlichen in Deutschland (KiGGS-Basiserhebung), Studie zur Gesundheit Erwachsener in Deutschland (DEGS 1)

Endogene Synthese über Sonnenbestrahlung

80–90 % des Vitamin-D-Bedarfs

Hauptquellen von Vitamin D

gesehenen Produktionsweg. Die Synthese ist also nicht nur abhängig vom Ob, sondern ganz klar vom Wie, Wann und Wieviel. Viele Menschen unterschätzen dabei, wie sensibel dieser Prozess auf äußere Bedingungen reagiert.

Ein Zuviel an Vitamin D bei natürlicher Aufnahme über die Sonne wiederum gibt es nicht! Der Körper schützt sich selbst vor Überdosierung. Nach einer bestimmten Menge stoppt er die Umwandlung, ganz ohne unser Zutun. Ein genialer natürlicher Regelmechanismus! Anders gesagt: Sonnenlicht kann keine Vitamin-D-Vergiftung auslösen. Genau das unterscheidet die natürliche Synthese von hochdosierten Nahrungsergänzungen. Hier zeigt sich, wie präzise der Körper seine eigenen Grenzen reguliert.

Vitamin D aus der Nahrung – eine (oft überschätzte) Quelle

Wenn es um Vitamine geht, denken viele sofort ans Essen: Karotten für Vitamin A, Orangen für Vitamin C, Nüsse für Vitamin E. Klar – Ernährung ist wichtig. Aber beim Thema Vitamin D führt diese Denkweise schnell in die Irre.

Denn: Vitamin D ist kein typisches Nahrungsvitamin. Die klassische Vorstellung »einfach gesünder essen« funktioniert hier nur sehr begrenzt. Auch wenn es in Tabellen und Listen auftaucht, die Ernährung allein kann den Bedarf nur in Ausnahmen decken.

Grundsätzlich gibt es zwei Formen von Vitamin D, die wir über Lebensmittel aufnehmen können:

- Vitamin D_3 (Cholecalciferol) – vor allem in tierischen Produkten wie fettem Fisch

(z. B. Lachs, Makrele, Hering), Leber, Eigelb oder Lebertran.
- Vitamin D_2 (Ergocalciferol) – in deutlich geringeren Mengen, vor allem in einigen Pilzsorten (z. B. Shiitake) und bestimmten Flechtenarten.

Der Körper kann beide Formen nutzen, wobei Vitamin D_3 etwas wirksamer und stabiler ist. Trotzdem ist der Gehalt in den meisten Lebensmitteln eher bescheiden. Selbst Fisch enthält in einer normalen Portion oft nur 200–400 IE – das reicht bei Weitem nicht aus, wenn man bedenkt, dass je nach Studienlage 2000–5000 IE täglich empfohlen werden, um optimale Blutwerte zu erreichen.

Lebensmittel	Vitamin-D-Gehalt (D_3) pro 100 g
Lebertran	ca. 10 000 IE
Hering	ca. 800–1000 IE
Lachs	ca. 600–1000 IE
Eigelb	ca. 200 IE
Butter	ca. 40 IE
Pilze (UV-bestrahlt)	bis 1000 IE (D_2)
Standard-Vollmilch	ca. 1–2 IE

Und hier liegt das Missverständnis: Viele Menschen glauben, sie würden sich »gesund ernähren« und damit automatisch auch genug Vitamin D aufnehmen. Doch selbst mit einer ausgewogenen Ernährung kommt man im besten Fall auf 10–20 % des Tagesbedarfs. Der große Rest müsste über die Haut produziert werden. Wenn das – wie bei vielen – nicht geschieht, entsteht langsam aber stetig ein Mangel.

Für dich als Coach bedeutet das: Eine vitaminreiche Ernährung ist wichtig, keine Frage, aber sie ersetzt nicht die körpereigene Synthese oder eine gezielte Supplementierung, wenn Bedarf besteht. Vor allem bei Menschen mit vegetarischer oder veganer Ernährung wird die Versorgung mit Vitamin D aus Lebensmitteln zur echten Herausforderung. Und selbst bei Menschen, die regelmäßig Fisch essen, kann es eng werden, wenn der restliche Lebensstil (z. B. Sonnenscheu, Indoor-Alltag, Sonnencreme) gegensteuert. Die Tabelle bietet einen kurzen Überblick zur Orientierung.

Fazit: Vitamin D über die Ernährung ist eher ein schöner Bonus, aber keine tragende Säule. Und genau deshalb sollte im Coaching das Gespräch über Sonne, Lebensstil und ggf. Supplementierung immer dazugehören.

Umwandlungsprozesse

Vom Sonnenvitamin zum Hormon: Leber & Niere verwandeln Cholecalciferol in Calcitriol – den epigenetischen Aktivator hunderter Gene.

Vitamin D im Körper zu haben, heißt noch lange nicht, dass es auch wirkt. Sobald wir es über die Haut (durch Sonne) oder die Nahrung aufgenommen haben, liegt es erst einmal in seiner Rohform vor: als Cholecalciferol, das Vitamin D_3. Und das ist, biologisch gesehen, erst mal wenig mehr als ein Platzhalter, der noch nichts nützt. Damit daraus ein aktiver Wirkstoff wird, muss unser Körper zwei entscheidende Schritte einleiten.

Schritt 1: Leber – Bildung von Calcidiol (25-OH-Vitamin D)

Der erste Halt auf dieser Reise ist die Leber. Hier wird das aufgenommene Cholecalciferol durch das Enzym 25-Hydroxylase in seine Speicherform umgewandelt: 25-Hydroxycholecalciferol, auch bekannt als 25(OH)D oder einfach Calcidiol. Diese Form ist zwar noch nicht aktiv, aber sie zirkuliert im Blut und gilt als der Wert, der in Labors standardmäßig gemessen wird, wenn es um den »Vitamin-D-Status« geht.

Doch Vorsicht vor voreiligen Rückschlüssen: Ein guter Calcidiol-Spiegel zeigt, dass genug Substanz vorhanden ist, aber nicht, ob sie auch dort wirkt, wo sie gebraucht wird. Die eigentliche Aktivierung passiert nämlich erst im nächsten Schritt. Und der entscheidet darüber, ob das, was im Blut ankommt, auch auf Zellebene seine epigenetische Wirkung entfalten kann.

Schritt 2: Niere – Bildung von Calcitriol

Nachdem das Vitamin D seinen Zwischenstopp in der Leber absolviert hat, geht es weiter zur Niere. Dort übernimmt ein weiteres Enzym, die sogenannte 1α-Hydroxylase, die nächste Umwandlung: Aus dem gespeicherten Calcidiol entsteht 1,25-Dihydroxycholecalciferol, besser bekannt als Calcitriol. Und dieses Calcitriol ist die biologisch aktive Form, quasi der Dirigent, der auf Zellebene an den Vitamin-D-Rezeptor andockt und über epigenetische Signalwege beeinflusst, welche Gene gelesen und umgesetzt werden.

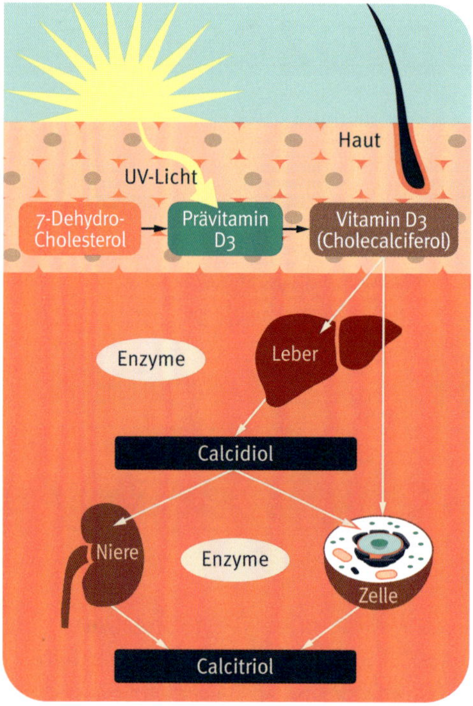

Die Bildung von Vitamin D ist komplex.

Was dabei besonders spannend ist: Diese Umwandlung passiert nicht nur in der Niere. Auch viele andere Gewebe können sich ihr eigenes Calcitriol herstellen – genau dann, wenn sie es brauchen. Dazu gehören unter anderem Immunzellen wie Makrophagen, aber auch Nervenzellen, Darm- und Hautzellen. Dieser dezentrale Stoffwechsel ermöglicht es dem Körper, sehr flexibel auf Herausforderungen wie Infektionen, Entzündungen oder Autoimmunprozesse zu reagieren, unabhängig vom zentralen Blutkreislauf.

Transport – das Bindeglied: VDBP

Sowohl Calcidiol als auch Calcitriol sind fettlöslich. Damit sie im wässrigen Blut transportiert werden können, binden sie an ein Transportprotein: Vitamin-D-Bindungsprotein (VDBP). Ohne dieses Eiweißmolekül würden die Vitamin-D-Formen einfach nicht dort ankommen, wo sie gebraucht werden.

Ein Mangel an VDBP – etwa durch Lebererkrankungen, Proteinmangel oder hormonelle Störungen – kann also dazu führen, dass trotz guter Calcidiol-Werte im Blut zu wenig aktives Vitamin D in die Zelle gelangt. In solchen Fällen spricht man von einem funktionellen Mangel – ein Zustand, bei dem auf dem Papier alles gut aussieht, die Wirkung aber ausbleibt.

Warum das für die Praxis wichtig ist

Im Coaching-Alltag sieht man oft folgendes Phänomen: Ein Mensch fühlt sich chronisch müde, kränklich, unruhig, doch der Laborwert für Vitamin D liegt im grünen Bereich.

Die Erklärung könnte im Verhältnis zwischen gespeicherter und aktiver Form liegen – oder im Transport. Wird das Cholecalciferol richtig umgewandelt? Kommt es dort an, wo es gebraucht wird? Gibt es genug Magnesium, genug Retinol, eine gesunde Leber? Und funktioniert das VDBP?

Für dich als Coach bedeutet das: Vitamin D ist kein fixer Laborwert, sondern ein dynamisches Netzwerk. Und dieses Netzwerk kann an verschiedenen Stellen gestört sein – manchmal subtil, manchmal massiv. Genau hinzuschauen, lohnt sich.

Zentrale vs. periphere Stoffwechselwege

Vitamin D wirkt doppelt: zentral für den Calciumhaushalt, peripher als epigenetischer Schalter in Zellen – ein oft übersehener Schlüssel.

Um die Wirkung von Vitamin D wirklich zu verstehen – vor allem in seinem epigenetischen Kontext – lohnt es sich, den Stoffwechsel in zwei Systeme zu unterteilen: den zentralen und den peripheren Kreislauf. Beide bedienen sich der gleichen Moleküle, aber sie unterscheiden sich deutlich in ihrer Funktion und ihrer Steuerung. Gerade in dieser feinen Unterscheidung liegt der Schlüssel zu seinem vielfältigen Wirkprofil. Und genau das wird in der Praxis oft übersehen.

Zentraler Vitamin-D-Stoffwechsel

Der zentrale Weg ist der, den die meisten aus Schulbüchern kennen: Vitamin D hilft, Calcium aus dem Darm aufzunehmen und in den Knochen einzubauen oder bei Bedarf auch wieder freizusetzen. Dieser Kreislauf war lange Zeit das einzige bekannte Wirkprinzip und hat den Ruf von Vitamin D als »Knochenvitamin« geprägt.

Schematisch sieht dieser Weg so aus:

1. Cholecalciferol wird in der Leber zu Calcidiol umgewandelt.
2. Calcidiol gelangt in die Niere, wo es in die aktive Form Calcitriol überführt wird.
3. Calcitriol wirkt auf:
   - Darmzellen → fördert die Calciumaufnahme aus der Nahrung.
   - Knochenzellen → Calcium wird in die Knochen transportiert.
   - Niere → reduziert die Calcium-Ausscheidung.

Gesteuert wird das Ganze vom Parathormon (PTH): Wenn der Calciumspiegel im Blut sinkt, steigt das PTH und kurbelt die Vitamin-D-Aktivierung an. Wenn genug Calcium da ist, übernimmt das Calcitonin die Gegensteuerung.

Der zentrale Kreislauf ist lebenswichtig, aber auch ein bisschen grob gestrickt. Er sorgt dafür, dass der Blutcalciumspiegel stabil bleibt – notfalls auch auf Kosten der Knochenstabilität.

Peripherer Vitamin-D-Stoffwechsel

Und jetzt wird's spannend: Denn parallel zum zentralen Kreislauf gibt es noch einen zweiten, feineren, lokalen Stoffwechselweg, der lange übersehen wurde. Dieser findet direkt in den Zellen statt: in Immunzellen, Nervenzellen, Haut-, Fett- und Muskelzellen. Hier stellen die Zellen ihr eigenes Calcitriol her, genau dann, wenn sie es brauchen. Unabhängig vom Blutcalcium oder vom Parathormon. Man könnte sagen: Jede Zelle bekommt ihr ganz persönliches Vitamin-D-Update.

Und genau hier passiert die epigenetische Magie. Denn das lokal gebildete Calcitriol aktiviert Zellprogramme, die Entzündungen regulieren, Zellen schützen, Energieprozesse anstoßen oder das Immunsystem modulieren.

Das bedeutet auch: Ein normaler Blutwert für Calcium oder Calcidiol heißt nicht automatisch, dass es in den Zellen gut läuft. Gerade bei Stress, Infektionen, chronischen Erkrankungen oder hormonellen Veränderungen steigt der Bedarf lokal – und das sieht man oft nicht im Standard-Laborbericht.

Warum die Unterscheidung wichtig ist

In der Praxis wird häufig nur der zentrale Kreislauf berücksichtigt – also, ob genug Calcitriol aus der Niere vorhanden ist, um den Calciumhaushalt zu regulieren. Doch gerade für dich als Epigenetik-Coach ist der periphere Kreislauf viel interessanter. Denn hier entfaltet Vitamin D seine genregulierende Wirkung, hier findet die eigentliche epigenetische »Feinsteuerung« statt.

Und genau in diesem Bereich entstehen viele Missverständnisse:

- Ein normaler Calciumspiegel im Blut bedeutet nicht, dass auf zellulärer Ebene alles gut läuft.
- Ein scheinbar »ausreichender« Vitamin-D-Spiegel kann trotzdem zu wenig Calcitriol in der Zelle bedeuten, etwa bei Magnesiummangel, Leberproblemen oder gestörter VDBP-Produktion.
- Und: Der Bedarf an Calcitriol steigt lokal bei Infektionen, Stress, Entzündungen oder hormonellen Dysbalancen – was in Laborwerten nicht immer direkt sichtbar wird.

Für deine Arbeit bedeutet das: Nicht nur nach Blutwerten schauen, sondern die Kontexte verstehen. Symptome, Begleiterkrankungen, Lebensstil und Mikronährstoffstatus liefern oft die besseren Hinweise darauf, ob der periphere Stoffwechsel funktioniert. Und genau dort liegt der Schlüssel zur epigenetischen Wirkung von Vitamin D.

Einflussfaktoren der Vitamin-D-Verwertung

Vitamin D wirkt nur im Team – Cofaktoren, Organe, Rezeptoren & Mikrobiom entscheiden, ob es seine epigenetische Kraft entfalten kann.

Es klingt so einfach: Ein bisschen Sonne, ein bisschen gesunde Ernährung und schon ist der Vitamin-D-Spiegel im grünen Bereich. Aber wer tiefer einsteigt, merkt schnell: So simpel ist es leider nicht. Vor allem im Kontext der epigenetischen Wirkung wird deutlich, wie viele kleine Stellschrauben diesen Prozess beeinflussen. Und jede davon kann den gesamten Stoffwechsel aus dem Takt bringen.

Als Epigenetik-Coach solltest du deshalb nicht nur auf den Laborwert blicken, sondern verstehen: Wo könnte es »klemmen« – und warum?

Magnesium – der unterschätzte Cofaktor

Magnesium ist so etwas wie der unsichtbare Motor im Hintergrund. Ohne ihn passiert weder die Umwandlung in der Leber noch die Aktivierung in der Niere. Wer unter Stress steht, sich einseitig ernährt oder viel schwitzt (z. B. durch Sport), verliert schnell Magnesium – oft, ohne es zu merken.

Brisant wird es, wenn jemand hochdosiert Vitamin D supplementiert. Denn dann verbraucht die Person mehr Magnesium – oft ohne es zu merken. In der Folge kann es trotz Vitamin-D-Einnahme zu symptomatischen Mangelzuständen kommen, weil die Aktivierung nicht funktioniert. Dann bleibt das Vitamin D inaktiv, trotz aller guten Vorsätze.

Coaching-Tipp: Immer den Magnesiumstatus mit im Blick behalten, vor allem bei »Nicht-Ansprechen« auf Vitamin-D-Präparate oder bei unerklärlichen Erschöpfungssymptomen.

Leber und Niere – die beiden Hauptschaltstellen

Beide Organe sind entscheidend für die Umwandlung: Die Leber macht aus Cholecalciferol das speicherfähige Calcidiol, die Niere aktiviert es weiter zu Calcitriol. Aber nicht nur das: Die Leber produziert auch VDBP, das Transportprotein für Vitamin D. Funktioniert einer dieser beiden Partner nicht richtig – sei es durch stillen Leberschaden, Medikamente oder eine bestehende Nierenerkrankung – kann das den ganzen Kreislauf empfindlich stören.

VDBP – das Vitamin-D-Transportprotein

Ist zu wenig VDBP vorhanden, bleibt das Vitamin D im Blut »stecken« und gelangt nicht an seinen Wirkort. Ein Mangel an VDBP kann durch verschiedene Faktoren begünstigt werden:

- Eiweißmangel (z. B. bei veganer Ernährung ohne ausreichende Aminosäuren)
- Lebererkrankungen
- hormonelle Dysbalancen (z. B. Östrogendominanz)
- genetische Varianten (SNPs im VDBP-Gen)

Coaching-Tipp: Auch bei normalen Vitamin-D-Werten im Labor kann es zu einem funktionellen Mangel kommen, wenn das Transportprotein fehlt oder nicht richtig funktioniert.

Vitamin A – der unterschätzte Co-Pilot

Damit Calcitriol im Zellinneren tatsächlich als Transkriptionsfaktor wirken kann, braucht es den Vitamin-D-Rezeptor (VDR). Und dieser wiederum funktioniert nur in Kombination mit einem weiteren Rezeptor: dem RXR, der auf aktives Vitamin A (Retinol) angewiesen ist. Nur wenn beide Rezeptoren aktiviert sind, kann die epigenetische Wirkung entfaltet werden.

Ein Mangel an Retinol – wie er vor allem bei veganer oder sehr fettarmer Ernährung häufig ist – kann deshalb die Wirkung von Vitamin D deutlich reduzieren, selbst wenn alle Blutwerte unauffällig erscheinen.

Coaching-Tipp: Denk bei Müdigkeit, Hormonproblemen oder »non-responsivem« Vitamin D immer auch an Retinol, besonders bei Klientinnen und Klienten mit tierproduktfreier Ernährung.

Das Mikrobiom – Verbindung über Butyrat

Unser Darm hat mehr mit Vitamin D zu tun, als man denkt. Denn bestimmte Bakterien, vor allem Butyrat-bildende Arten, können durch das gebildete Butyrat die Bildung von VDRs in der Zelle fördern. Einfach gesagt: Je gesünder dein Mikrobiom, desto besser kann deine Zelle auf Vitamin D reagieren. Nach Antibiotika, bei chronischen Verdauungsproblemen oder starker Dysbiose sinkt die Butyrat-Produktion und mit ihr auch die Vitamin-D-Sensitivität der Zellen.

Schwermetalle, Infektionen, Medikamente

Manchmal liegt das Problem gar nicht im Mangel, sondern in der Blockade. Schwermetalle wie Quecksilber oder Blei, Infektionen (z. B. EBV) oder Medikamente wie Kortison, Antiepileptika oder Cholesterinsenker stören die Funktion oder Expression des VDR und bremsen so die Wirkung von Vitamin D aus.

Das Labor sagt: alles okay. Aber der Körper sagt: Irgendwas läuft hier nicht rund.

Fazit: Ein Netzwerk statt ein Einzelwert

Vitamin D ist kein Einzelkämpfer. Es ist Teil eines fein abgestimmten Systems – mit Cofaktoren, Enzymen, Rezeptoren und Transportwegen. Und genau deshalb reicht es nicht, einfach Vitamin D aufzufüllen und auf Wunder zu hoffen.

Die entscheidende Frage ist: Kommt das Vitamin D in der Zelle an? Und kann es dort tun, wofür es gedacht ist?

Diese Perspektive unterscheidet epigenetisches Coaching von standardisierter Nährstoffberatung.

Vitamin D als epigenetischer Modulator

Calcitriol steuert über den VDR mehr als 2000 Gene – ein epigenetischer Schalter für Immunität, Zellschutz, Stoffwechsel & Energie.

Vitamin D kann viel. Aber erst in seiner aktiven Form – Calcitriol (1,25[OH]$_2$D$_3$) – zeigt es, was in ihm steckt: Es wirkt auf Zellebene als Transkriptionsfaktor, also als eine Art molekularer »Schalter«, der gezielt Gene ein- oder ausschaltet. Was bedeutet das konkret? Vitamin D übernimmt eine epigenetische Steuerfunktion. Es beeinflusst direkt, welche genetischen Programme in Gang gesetzt oder stillgelegt werden. Und das nicht nur im Immunsystem oder bei der Knochenbildung, sondern in fast allen Zelltypen des Körpers. Damit wird es zu einem zentralen Regulator für Gesundheit, Anpassungsfähigkeit und Zellbalance.

Der Vitamin-D-Rezeptor (VDR): Schaltzentrale der Wirkung

Vitamin D wirkt nicht willkürlich irgendwo im Körper. Es braucht eine Andockstelle – seinen Schlüsselbund, um überhaupt aktiv zu werden. Dieser Schlüsselbund heißt VDR (Vitamin-D-Rezeptor) – ein spezieller Rezeptor, der sich im Zellinneren befindet und zur Familie der nukleären Rezeptoren gehört. Das heißt: Er hat direkten Zugang zum Herzstück der Zelle: der DNA.

Und so läuft das Ganze ab: Calcitriol dockt an den VDR. Der Rezeptor verändert daraufhin seine Form – er »erwacht«. Doch allein schafft er es nicht: Er braucht einen Co-Partner, den sogenannten RXR (Retinoid-X-Rezeptor). Der RXR wiederum wird nur aktiv, wenn Vitamin A (Retinol) im Spiel ist. Erst wenn beide aktiviert sind – Calcitriol + Retinol –, schließen sie sich zusammen.

VDR (Vitamin-D-Rezeptor)
- sitzt im Zytoplasma der Zelle
- wird aktiviert durch Calcitriol, die aktive Form von Vitamin D
- wandert nach Aktivierung in den Zellkern

RXR (Retinoid-X-Rezeptor)
- ebenfalls ein nukleärer Rezeptor
- benötigt Retinol (aktive Form von Vitamin A), um aktiviert zu werden

Dieses Duo bildet einen sogenannten Heterodimer-Komplex, der in den Zellkern einwandert und sich dort gezielt an bestimmte Stellen der DNA heftet.

Der Komplex funktioniert wie ein epigenetischer Lichtschalter. Er bestimmt, ob ein Gen »hochgefahren« oder »heruntergedimmt« wird, ob entzündungshemmende Prozesse aktiviert, immunologische Reaktionen feinjustiert oder zelluläre Reparaturprogramme gestartet werden. So übersetzt Vitamin D chemische Signale in konkrete biologische Entscheidungen der Zelle. Damit wirkt es weit direkter als viele vermuten.

Manche dieser Effekte sind reversibel – sie passen sich flexibel den Bedingungen im Körper an. Andere wiederum prägen die Zelle dauerhaft und werden zum epigenetischen Gedächtnis.

In der Praxis bedeutet das: Folgen wie bei einem Vitamin-D-Mangel können auch dann vorliegen, wenn der Blutwert in Ordnung ist, nämlich dann, wenn Retinol fehlt, die Rezeptoren blockiert sind (z. B. durch Schwermetalle) oder der Zellstoffwechsel geschwächt ist. Besonders bei veganer Ernährung, Fettverwertungsstörungen oder chronischem Stress ist eine Unterversorgung mit Vitamin A keine Seltenheit, was die Wirkung von Vitamin D erheblich einschränken kann.

Über 2000 Gene unter Kontrolle

Es ist kaum zu überschätzen, wie tiefgreifend Vitamin D in unseren Zellstoffwechsel eingreift. Schätzungen zufolge beeinflusst es direkt oder indirekt über 2000 Gene – das entspricht etwa 10 % unseres gesamten Genoms. Besonders stark ist dieser Einfluss in folgenden Bereichen:

Immunsystem: Es reguliert entzündliche Prozesse, fördert die Differenzierung von Immunzellen (z. B. Makrophagen, NK-Zellen) und trägt zur Balance zwischen Immunaktivität und Immuntoleranz bei – ein entscheidender Faktor bei Autoimmunprozessen.

Zellteilung & Apoptose: Vitamin D kann das Zellwachstum kontrollieren und gezielte Zelltodprogramme aktivieren ein Mechanismus, der in der Krebsprävention von besonderem Interesse ist.

Gehirn & Neurotransmitter: Es beeinflusst die Bildung und Regulation von Botenstoffen wie Serotonin oder Dopamin und steht dadurch im Zusammenhang mit Depression, Schlafqualität und mentaler Klarheit.

Mitochondrien: Vitamin D reguliert die Funktion und Biogenese der Mitochondrien, also jener Zellorganellen, die für unsere Energieproduktion verantwortlich sind.

Darmbarriere: Es stärkt die Tight Junctions im Darmepithel und schützt so vor »Leaky Gut« – ein Risikofaktor für systemische Entzündungen.

Stoffwechsel: Es moduliert die Insulinsensitivität, beeinflusst den Fettstoffwechsel und wirkt auf Gene, die mit Übergewicht, Typ-2-Diabetes und metabolischem Syndrom in Verbindung stehen.

Das bedeutet konkret: Vitamin D steuert gezielt genetische Programme, die im Zentrum vieler chronischer Erkrankungen stehen.

Zellinterne Signalkaskaden

Vitamin D ist nicht gleich Vitamin D, jedenfalls nicht, was seine Wirkung innerhalb der Zelle betrifft. Entscheidend ist die Art und Weise, wie es dorthin gelangt. Genau hier liegt ein zentraler Unterschied:

- Wird Calcitriol (die aktive Form von Vitamin D) über das Vitamin-D-Bindungsprotein (VDBP) in die Zelle eingeschleust, gelangt es in den Zellkern und entfaltet dort seine epigenetische Wirkung. Das heißt: Es aktiviert gezielt Gene, die entzündungshemmend, zellschützend und regenerativ wirken.
- Zirkuliert Calcitriol hingegen ungebunden im Blut und dockt an Rezeptoren auf der Zellmembran an, aktiviert es kurzfristig den sogenannten MARS-Rezeptor, was einen Calciumeinstrom auslöst. Dieser Mechanismus kann in Akutsituationen (z. B. bei Infekten) sinnvoll sein, wirkt aber auf Dauer proentzündlich und belastet die Zelle. Chronischer Stress, stille Entzündungen oder gar Zelltod (Apoptose) können die Folge sein.

Das bedeutet: Ein hoher Vitamin-D-Wert im Blut klingt gut, ist aber nur dann wirklich hilfreich, wenn das Vitamin auch korrekt gebunden, transportiert und verarbeitet wird. Und das hängt von mehreren Faktoren ab:

- ausreichend VDBP, das in der Leber gebildet wird,
- ausreichend Aminosäuren und Proteine, damit VDBP überhaupt gebildet werden kann,
- eine stabile Leberfunktion, die diesen Prozess unterstützt,
- sowie ausreichend Retinol und Magnesium, damit die Wirkung in der Zelle überhaupt möglich ist.

Gerade bei Klientinnen und Klienten mit Autoimmunerkrankungen, chronischen Entzündungen oder unerklärlicher Erschöpfung lohnt sich ein genauerer Blick auf diesen Zusammenhang – nicht nur auf den Laborwert.

Was das für deine Arbeit bedeutet

Was folgt daraus? Ganz klar: Es reicht nicht, einfach »Vitamin D aufzufüllen«. Die eigentliche Frage ist: Kommt es in der Zelle an – und kann es dort auch wirken?

- Retinol (Vitamin A) ist essenziell – ohne aktiviert sich der Rezeptorenkomplex nicht. Besonders bei veganer oder fettarmer Ernährung fehlt diese Komponente häufig.
- Magnesium ist nicht optional, sondern notwendig, um Calcitriol überhaupt herzustellen. Gleichzeitig steigt der Bedarf durch die Supplementierung von Vitamin D.
- VDBP entscheidet, ob das Vitamin-D-Molekül den Zellkern überhaupt erreicht. Ein Mangel daran kann die Wirkung blockieren.
- Die Darmflora spielt mit, denn bestimmte Darmbakterien fördern über Butyrat die Expression des VDR-Rezeptors in der Zelle. Fehlt diese Unterstützung, bleibt der epigenetische Impuls schwach.

Diese Zusammenhänge sind keine abstrakten biochemischen Details, sondern konkrete Ansatzpunkte für dein Coaching. Denn gerade Menschen mit chronischer Müdigkeit, Infektanfälligkeit, Stimmungsschwankungen oder Autoimmunprozessen reagieren oft nicht wie erwartet auf Vitamin D – es sei denn, du betrachtest das ganze System.

Peripherer Vitamin-D-Kreislauf

Vitamin D ist wie ein Funke – erst im peripheren Stoffwechsel zündet er die epigenetischen Programme deiner Zellen.

Der periphere Vitamin-D-Stoffwechsel läuft außerhalb von Leber und Niere ab, also in all den Geweben, die sich selbst mit aktivem Vitamin D versorgen können. Dazu gehören:

- Immunzellen wie Makrophagen und T-Zellen
- Nervenzellen
- Hautzellen
- Fett- und Muskelgewebe
- Darmepithelzellen
- und sogar Mitochondrien

All diese Zellen verfügen über die nötigen Enzyme, um aus der Speicherform (Calcidiol) selbstständig Calcitriol herzustellen – bedarfsgesteuert, lokal und unabhängig vom Blutkreislauf.

Das ist aus epigenetischer Sicht ein echter Gamechanger. Denn diese »Zellintelligenz« ermöglicht fein abgestimmte Prozesse: Entzündungen regulieren, Energieproduktion anpassen, Zellschutz stärken – genau dort, wo es gebraucht wird.

Doch genau hier liegt auch die Krux: Wenn diese dezentrale Versorgung aus dem Gleichgewicht gerät – etwa durch Magnesiummangel, Retinolmangel, gestörte Mikrobiota oder fehlendes VDBP –, funktioniert die epigenetische Wirkung trotz guter Laborwerte nicht richtig.

Dieser Mechanismus erklärt auch, warum Menschen mit »guten« Blutwerten trotzdem an entzündlichen Erkrankungen oder Erschöpfung leiden können.

Retinol, RXR und epigenetische Feindifferenzierung

Die epigenetische Wirkung von Vitamin D hängt entscheidend davon ab, ob der intrazelluläre Signalweg vollständig aktiviert werden kann. Und dafür reicht Calcitriol allein nicht aus. Damit der Vitamin-D-Rezeptor (VDR) seine Funktion überhaupt ausüben kann, braucht er einen Partner: den Retinoid-X-Rezeptor (RXR). Dieser wiederum wird nur dann aktiviert, wenn genügend aktives Vitamin A – also Retinol – zur Verfügung steht.

Ein Mangel an Retinol (z.B. bei veganer Ernährung, Leberproblemen oder fettarmer Diät) blockiert also den zentralen Wirkmechanismus von Vitamin D auf unsere Gene – obwohl alle Laborwerte im Normbereich liegen könnten.

Coaching-Praxis: Vitamin D im funktionellen Kontext verstehen und gezielt nutzen

Für den epigenetischen Coaching-Ansatz ist der periphere Vitamin-D-Stoffwechsel weit mehr als ein Nebenschauplatz, er ist das eigentliche Wirkfeld. Denn gerade hier entscheidet sich, ob Vitamin D lediglich im Blut zirkuliert oder tatsächlich seine Funktion auf Zellebene erfüllt. In vielen Fällen sind es genau die Störungen in diesem Kreislauf, die bei chronischen Symptomen übersehen werden.
Der periphere Vitamin-D-Stoffwechsel ist das eigentliche Spielfeld der epigenetischen Regulation und damit enorm wichtig für Coaching-Ziele wie:

- Immunregulation – etwa bei Autoimmunerkrankungen, allergischen Reaktionen oder erhöhter Infektanfälligkeit
- Entzündungsreduktion – bei stillen Entzündungen, die labortechnisch oft nicht auffallen, aber systemisch spürbar sind
- mitochondriale Unterstützung – bei Fatigue, Burnout oder chronischem Erschöpfungssyndrom
- Neuroprotektion – bei depressiven Verstimmungen, Schlafstörungen oder Reizbarkeitsimmunregulation (v.a. bei Autoimmunerkrankungen, Allergien, Infektanfälligkeit)

Aber:
All diese Prozesse sind nur erreichbar, wenn bestimmte Voraussetzungen erfüllt sind. Es reicht nicht, pauschal Vitamin D zu supplementieren. Die zentrale Frage ist: Kommt das Vitamin in der Zelle an – und kann es dort wirken?
Entscheidend ist also, ob:

- der Transport über VDBP funktioniert,
- genug Retinol vorhanden ist, um den RXR zu aktivieren,
- Magnesium, Leber- oder Darmfunktionen eine ausreichende Umwandlung und Aufnahme ermöglichen.

Genau an dieser Stelle beginnt deine Arbeit als Epigenetik-Coach. Du betrachtest nicht nur Werte, sondern Systeme. Du erkennst funktionelle Blockaden, auch wenn die Zahlen im Normbereich liegen. Und du vermittelst Zusammenhänge – zwischen Mikronährstoffstatus, Signalwegen und Zellantwort. Das ist keine Diagnostik im klassischen Sinn, sondern eine Form von biologischer Kontextkompetenz. Und genau darin liegt die Kraft deiner Begleitung.

Epigenetische Bedeutung von VDR-Polymorphismen

Kleine Genvarianten am VDR können entscheiden, wie Vitamin D in unseren Zellen wirkt.

Dass Vitamin D über den Vitamin-D-Rezeptor (VDR) wirkt, ist bekannt. Weniger bekannt ist jedoch, dass dieser Rezeptor nicht bei jedem Menschen gleich aufgebaut ist. Genetische Varianten – sogenannte SNPs (Single Nucleotide Polymorphisms) – können dazu führen, dass der Rezeptor in seiner Funktion verändert ist. Und das hat direkte Auswirkungen: auf die Aufnahme, die Weiterleitung des Signals und letztlich auf die epigenetische Wirkung in der Zelle.

Polymorphismen sind kleine genetische Veränderungen an einem einzelnen Basenpaar – gewissermaßen minimale »Buchstabenänderungen« im genetischen Bauplan. Beim VDR-Gen gibt es mehrere solcher Varianten, die in der Bevölkerung weit verbreitet sind und den Bindungserfolg zwischen Calcitriol und VDR beeinflussen können. Die bekanntesten Varianten heißen:

- Fok-I
- Taq-I
- Apa-I
- Bsm-I

Diese Varianten können z. B. dazu führen, dass der Rezeptor weniger stabil ist, Calcitriol schwächer oder gar nicht bindet, die intrazelluläre Signalübertragung gestört ist und weniger Gene aktiviert werden.

Das bedeutet konkret: Selbst bei guten Blutwerten kann es sein, dass Vitamin D nicht seine volle epigenetische Wirkung entfaltet.

Dazu kommt: Die genetische Vielfalt betrifft nicht nur den VDR. Auch Enzyme, Transportproteine und Bindungspartner wie der R-X-Rezeptor oder das Vitamin-D-Bindungsprotein (VDBP) zeigen genetische Varianten. Manche Menschen bilden weniger VDBP, andere haben eine reduzierte Aktivität der 25-Hydroxylase in der Leber. Wieder andere bauen Calcitriol schneller ab oder können es schlechter in die Zelle transportieren. Das führt dazu, dass Vitamin D:

- schlechter aufgenommen wird,
- langsamer umgewandelt wird,
- schneller abgebaut wird
- oder nicht richtig in die Zelle gelangt.

Kurz gesagt: Der gesamte Vitamin-D-Stoffwechsel kann genetisch individuell »verschaltet« sein. Und das erklärt, warum manche Menschen auf hohe Dosen kaum reagieren, während andere schon auf kleinste Mengen empfindlich reagieren.

Coaching-Praxis: individuelle Strategien bei VDR-Polymorphismen

Auch wenn du als Epigenetik-Coach kein Genetiker bist, lohnt es sich, diese Unterschiede im Blick zu behalten. Denn sie liefern eine Erklärung für viele scheinbar widersprüchliche Verläufe. Coaching bedeutet in diesem Zusammenhang nicht, sofort genetische Tests zu fordern, sondern achtsam mit individuellen Reaktionsmustern umzugehen.

- Beobachte, wie Menschen auf Vitamin D reagieren: Verbessert sich der Zustand messbar (z. B. Schlaf, Energie, Stimmung)? Oder stagniert alles?
- Frage nach familiären Mustern: Gibt es in der Familie auffällig viele Vitamin-D-Mängel, Autoimmunerkrankungen, Depressionen oder Hautprobleme?
- Berücksichtige Reaktionsparadoxien: Manche Menschen vertragen selbst kleine Dosen nicht gut. Das kann ein Hinweis auf genetisch bedingte Rezeptorprobleme sein.

Coaching bedeutet in diesem Fall: nicht nach »Schema F« supplementieren, sondern individuelle Reaktionsmuster ernst nehmen. Und wenn möglich, bei unklaren Verläufen auch einmal eine genetische Analyse in Erwägung ziehen.

Auswirkungen eines Vitamin-D-Mangels

Ein Mangel an Vitamin D betrifft nicht nur Knochen oder Muskeln, er zieht sich wie ein stiller Störimpuls durch den gesamten Organismus – oft über Jahre hinweg.

Vitamin-D-Mangel ist schwer zu erkennen: Die Symptome sind selten dramatisch, aber häufig diffus, vielschichtig und im Alltag leicht zu übersehen.

Für dich als Epigenetik-Coach ist entscheidend: Ein funktioneller Mangel zeigt sich nicht immer im Labor. Häufig ist es die Gesamtschau aus Symptomen, Lebensstil, Mikronährstoffstatus und Reaktionsmustern, die das Bild rund macht.

Typische Symptome bei funktionellem Vitamin-D-Mangel

Ein funktioneller Mangel bedeutet: Es ist Vitamin D da, aber es kommt nicht zur Wirkung, weil z. B. Transport, Aktivierung oder Zellantwort gestört sind. Die Folge: Der Organismus läuft im Energiesparmodus, das System gerät aus dem Gleichgewicht. Viele der folgenden Beschwerden treten einzeln oder in Kombination auf – oft über Jahre hinweg. Sie gelten als »unspezifisch«, sind aber in Summe ein typisches Bild für einen stillen Mangel:

- chronische Müdigkeit, Erschöpfung, »Schweregefühl«
- Infektanfälligkeit, immer wiederkehrende Erkältungen
- depressive Verstimmung, Antriebslosigkeit
- Schlafstörungen, insbesondere frühes Erwachen
- Muskelverspannungen, Muskelschmerzen, Schwächegefühl
- Gelenkbeschwerden, diffuse Rückenschmerzen
- Nervosität, Reizbarkeit, Konzentrationsprobleme
- verlangsamte Regeneration, z. B. nach Sport oder Infekten
- Zyklusunregelmäßigkeiten, PMS, hormonelle Dysbalancen
- Hautprobleme, z. B. Neurodermitis, Ekzeme, trockene Haut

Diese Symptome sind oft nicht schwer, aber langfristig zermürbend und gerade deshalb in der Coaching-Praxis so häufig. In Kombination ergibt sich ein typisches Bild: Ein Organismus, der aus der Balance geraten ist. Nicht krank, aber auch nicht gesund. Keine Diagnose – aber deutlicher Leidensdruck.

Zelluläre und systemische Folgen eines Mangels

Ein Mangel an Vitamin D ist nicht einfach ein Zahlenwert im Labor. Er ist eine Kaskade, eine stille Verschiebung in der Zelle, die sich wellenartig durch den gesamten Organismus zieht. Und genau deshalb ist es so wichtig, nicht nur die Symptome zu behandeln, sondern den zugrunde liegenden Mechanismus zu verstehen.

Was genau passiert, wenn dem Körper zu wenig aktives Vitamin D zur Verfügung steht? Hier ein Überblick über die wichtigsten epigenetisch relevanten Auswirkungen:

Auf Zellebene:

Wenn dem Körper nicht genug aktives Vitamin D zur Verfügung steht, bleibt der Vitamin-D-Rezeptor (VDR) unbesetzt. Das bedeutet: Gene, die eigentlich entzündungshemmend, zellschützend oder regenerativ wirken könnten, bleiben still.

Die Folgen im Einzelnen:

- **Gestörte Genexpression:** Ohne aktives Calcitriol werden zentrale Schutz- und Reparaturprogramme in der DNA ggf. nicht aktiviert.

Die Symptome von Vitamin-D-Mangel sind vielfältig.

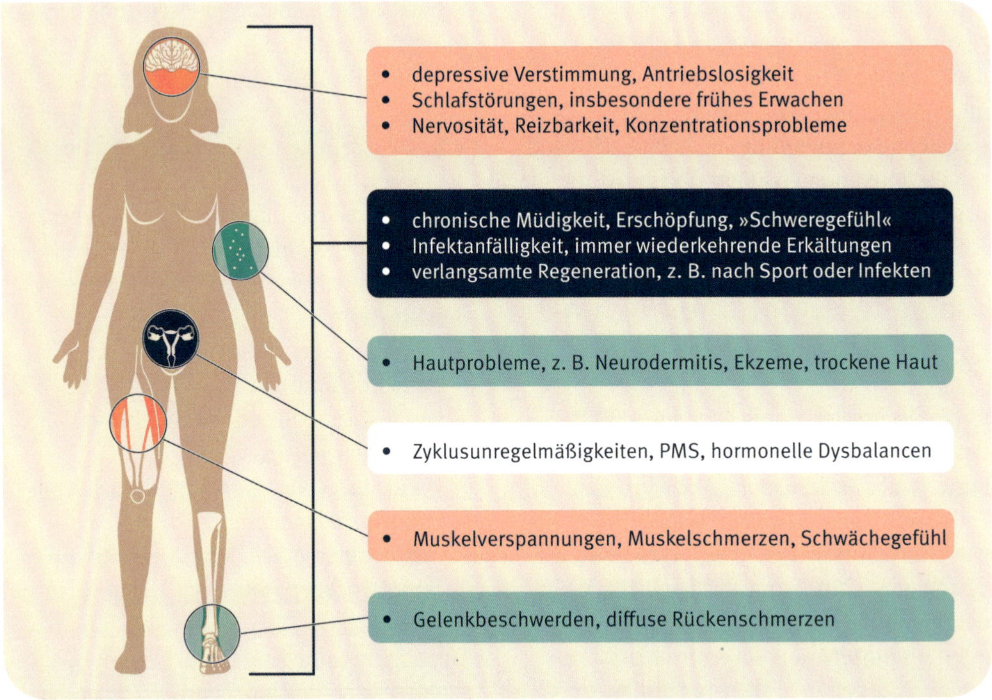

- **Immunfehlsteuerung:** T-Zellen reifen unvollständig aus, Makrophagen reagieren über – es entsteht ein entzündliches Milieu.
- **Mitochondriale Schwäche:** Die Energieproduktion sinkt, oxidativer Stress steigt – ein typisches Muster bei Fatigue oder Burnout.
- **Zellulärer Stress und Apoptose:** Ohne Schutzsignal ist die Zelle anfälliger für Schäden und programmierten Zelltod.
- **Verminderte Resilienz** gegenüber Umweltbelastungen, z. B. Schwermetalle, Infektionen oder emotionale Stressoren.

Auf Systemebene:

Was in der Zelle beginnt, bleibt nicht dort. Die epigenetische Wirkung von Vitamin D beeinflusst ganze Funktionskreise im Körper – mit Auswirkungen auf Immunsystem, Hormonhaushalt, Stoffwechsel, Psyche und Darmgesundheit.

- **Immunsystem:** Die Erstabwehr schwächelt, Infekte häufen sich. Gleichzeitig kann die Toleranz gegenüber körpereigenem Gewebe sinken – eine mögliche Grundlage für Autoimmunprozesse.
- **Hormonelle Steuerung:** Vitamin D wirkt als Modulator auf Hypothalamus-Hypophysen-Achse, Nebennieren und Gonaden. Ein Mangel kann die Cortisolregulation stören oder zur Dysbalance von Östrogen und Testosteron beitragen.
- **Psyche und Nervensystem:** Konzentrationsstörungen, »brain fog«, Reizbarkeit, depressive Tendenzen oder sogar ADHS-ähnliche Symptome können Ausdruck eines Mangels sein, besonders, wenn andere Faktoren ausgeschlossen sind.
- **Knochenstoffwechsel:** Calcium wird nicht effizient eingebaut, das Risiko für Osteomalazie oder spätere Osteoporose steigt – auch schon in mittleren Lebensjahren.
- **Stoffwechselregulation:** Die Insulinsensitivität nimmt ab, Entzündungsmarker steigen: ein bekanntes Frühzeichen bei Prädiabetes oder metabolischem Syndrom.
- **Darmgesundheit:** Vitamin D unterstützt die Integrität der Darmbarriere. Bei Mangel steigt die Durchlässigkeit (»Leaky Gut«) mit potenziellen Folgen für Immunsystem und Entzündungsgeschehen.

Mangel ist nicht gleich Mangel

Es gibt verschiedene Typen von Vitamin-D-Mangel und nicht jeder ist auf den ersten Blick im Labor sichtbar:

Typ	Ursache	Laborwert	Symptome
klassischer Mangel	zu wenig Sonne, keine Nahrungsergänzung	niedriger Calcidiol-Wert (25[OH]D)	deutlich
funktioneller Mangel	gestörte Umwandlung, fehlende Cofaktoren	normaler Calcidiol-Wert, aber Verhältnis zu Calcitriol zu hoch	oft unterschätzt
Transportstörung	VDBP-Mangel, Leberinsuffizienz	normaler Spiegel, Wirkung bleibt aus	diffus, anhaltend
Rezeptorblockade	Quecksilber, EBV, Entzündung	unauffälliger Wert, VDR funktioniert nicht	diffus

Gerade der funktionelle Mangel ist häufig und wird in der klassischen Diagnostik oft übersehen. Deshalb ist deine Beobachtung als Coach so entscheidend: Wie fühlt sich dein Klient? Welche Muster zeigen sich im Alltag? Welche Symptome passen – trotz »guter« Werte?

Relevanz in der Praxis: Risiko für chronische Erkrankungen

Ob sichtbar im Labor oder still im Zellstoffwechsel verborgen: Ein langfristiger Mangel kann zentrale Regelkreise im Körper destabilisieren und so die Entstehung oder Verschärfung zahlreicher chronischer Erkrankungen begünstigen.

Zu den häufigsten Zusammenhängen gehören:

- Autoimmunerkrankungen (Hashimoto, MS, Rheuma)
- Typ-2-Diabetes und metabolisches Syndrom
- kardiovaskuläre Erkrankungen, Bluthochdruck
- neurodegenerative Erkrankungen (Demenz, Alzheimer)
- hormonelle Störungen (z. B. PCOS, Östrogendominanz)
- Depressionen, Burnout, Angststörungen
- chronisches Erschöpfungssyndrom (CFS)
- entzündliche Darmerkrankungen, Leaky-Gut-Syndrom
- sogar bestimmte Krebsarten (z. B. Brust, Prostata, Darm)

Viele dieser Erkrankungen sind multifaktoriell, ein funktioneller Vitamin-D-Mangel ist selten die alleinige Ursache, aber häufig der entscheidende Katalysator. Er kann darüber entscheiden, ob ein Körper in der Lage ist, auf therapeutische Impulse zu reagieren oder ob er in einem dysfunktionalen Muster verharrt.

Diagnostik und Therapie

Der Laborwert allein reicht nicht – entscheidend ist die Wirkung auf Zellebene.

Vitamin D ist kein Wert, den man einmal misst »und dann passt es«. Gerade im Epigenetik-Coaching geht es nicht darum, mit Grenzwerten zu jonglieren, sondern zu verstehen: Wie funktioniert der Stoffwechsel hinter dem Wert? Welche Prozesse blockieren oder fördern die Wirkung von Vitamin D auf Zellebene? Denn erst das Zusammenspiel aller Faktoren entscheidet.

Der Klassiker: 25(OH)D – aber nicht allein aussagekräftig

Was im Labor meist gemessen wird, ist der 25(OH)D-Wert (Calcidiol). Das ist die Speicherform von Vitamin D – sie zirkuliert im Blut und gibt einen groben Hinweis darauf, ob jemand grundsätzlich gut versorgt ist.

Richtwerte (in ng/ml):

- < 10: starker Mangel
- 10–20: Mangel
- 20–30: Unterversorgung
- 40–60: optimaler Bereich
- 100: kritisch hoch (nur selten)

Aber Vorsicht: Dieser Wert sagt nichts darüber aus, ob das gespeicherte Vitamin D auch aktiv in der Zelle wirkt. Es ist, als würdest du den Ölstand im Auto messen – das sagt noch nichts darüber aus, ob der Motor anspringt, ob das Öl zirkuliert oder ob irgendwo ein Filter verstopft ist.

Der Schlüssel: 1,25(OH)$_2$D (Calcitriol) – die aktive Form

Was bringt ein voller Tank, wenn der Motor nicht anspringt? Genauso verhält es sich mit Vitamin D: Nur wenn die Speicherform (25[OH]D) in die aktive Form Calcitriol umgewandelt wird, kann Vitamin D tatsächlich auf die Gene wirken. Doch genau diese aktive Form wird in der Standarddiagnostik kaum erfasst – dabei ist sie oft der entscheidende Hinweisgeber.

Wenn der Calcitriol-Spiegel niedrig ist, obwohl der 25(OH)D-Wert im Normbereich liegt, deutet das auf Störungen im Umwandlungsprozess hin. Mögliche Ursachen:

- Magnesiummangel (Enzyme funktionieren nicht)
- Leber- oder Nierenschwäche
- Mangel an Cofaktoren (z. B. Retinol, VDBP)

Ein erhöhter Calcitriol-Spiegel bei niedrigem Calcidiol wiederum kann ein Hinweis sein auf:

- eine akute Entzündung oder Immunaktivität
- eine VDBP-Störung
- mögliche chronische Infektionen oder Rezeptorblockaden

Für die Coaching-Praxis bedeutet das: Der aktive Wert sagt dir, ob das System überhaupt arbeitet – oder ob es blockiert ist.

Das entscheidende Verhältnis: die Vitamin-D-Ratio

Richtig spannend wird es, wenn man die beiden Werte – Calcidiol und Calcitriol – ins Verhältnis setzt. Denn das offenbart, wie effizient das System wirklich funktioniert.

Vitamin-D-Ratio = Calcitriol/Calcidiol

Was sagt die Ratio aus?

- Ratio < 1 → gut funktionierende Umwandlung (idealer Zustand)
- Ratio > 1 → Hinweis auf enzymatische Störung oder funktionellen Mangel
- Ratio > 2 → stark gestörter Stoffwechsel, hohes Risiko für zellulären Mangel

Diese Ratio ist in der Praxis oft der erste Hinweis, dass im Hintergrund etwas aus dem Gleichgewicht geraten ist.

Weitere sinnvolle Parameter

Abhängig von der Konstitution und den Beschwerden deiner Klientinnen und Klienten kann es sinnvoll sein, weitere Werte ins Blickfeld zu rücken:

- Magnesium (idealerweise im Vollblut, nicht nur im Serum!)
- Calcium (gesamt & ionisiert)
- Retinol (Vitamin A)
- Parathormon (PTH) → erhöht bei funktionellem Mangel
- VDBP
- CRP, TNF-α, IL-6 → bei Verdacht auf chronische Entzündungen

Tipp für die Praxis: Du brauchst nicht immer das komplette Diagnostik-Paket. Aber wenn Symptome da sind und die Ratio auffällig ist, lohnt sich ein gezielter Blick – besonders auf Magnesium und Retinol, da sie häufig fehlen und zentral für die Vitamin-D-Wirkung sind.

Coaching-Praxis: Woran du funktionelle Störungen erkennst

Du brauchst nicht immer ein Labor, um zu erkennen, dass im Vitamin-D-System etwas nicht rundläuft. Oft zeigen sich funktionelle Störungen viel früher – wenn man genau hinhört, was der Körper (bzw. der Mensch) erzählt. Es geht um das große Ganze, nicht nur um den Zahlenwert auf dem Papier. Typische Hinweise, oder sagen wir ruhig Red Flags, auf die du achten solltest:

- Deutliche Symptome trotz guter Laborwerte (z. B. 25[OH]D ist »okay«, aber Energie und Immunlage sind mies).
- Menschen, die sensibel auf Sonne reagieren, aber keine spürbare Wirkung merken – kein Energieanstieg, kein Stimmungsschub.
- Infekte kommen und gehen, selbst wenn schon hochdosiert supplementiert wird – die Immunantwort bleibt schwach.
- Vitamin-D-Präparate helfen nicht – oder machen es sogar schlimmer: Schlaf verschlechtert sich, innere Unruhe steigt.
- Körperliche oder mentale Belastung haut überproportional rein – als ob der Körper keine Reserven mehr mobilisieren kann.
- Der Schlaf leidet unter höheren Dosen – ein mögliches Zeichen für Regulationsstörungen im Rezeptorsystem.

In all diesen Fällen gilt:
Stopp, genau hinschauen. Es geht dann meist nicht um die Menge, sondern um die Verwertung. Frage dich (und dein Gegenüber):

- Ist genug Magnesium da?
- Fehlt es an Retinol?
- Gibt es Leberbelastungen oder Verdauungsprobleme?
- Liegt vielleicht ein stiller Infekt oder eine Entzündung im Hintergrund?

Und wenn du das Gefühl hast: Da stimmt was nicht, aber ich sehe es noch nicht klar, dann kann ein gezieltes Laborprofil Licht ins Dunkel bringen. Nicht als Erstes, aber als zweiter Schritt – wenn Beobachtung, Gespräch und Intuition bereits Alarm schlagen.

Präparate, Dosierung und Coaching-Strategien

Wie kann Vitamin D im Alltag so zugeführt werden, dass es wirklich im System ankommt – und nicht einfach nur gemessen wird?

Eine pauschale »richtige« Dosierung gibt es nicht. Jeder Mensch bringt andere Voraussetzungen mit: Stoffwechseltyp, Lebensstil, Vorerkrankungen, Nährstoffstatus, Darmgesundheit. Genau hier kommt deine Rolle als Coach ins Spiel: Nicht bloß Werte managen, sondern Verbindungen erkennen und individuell übersetzen. Es geht darum, den Körper als dynamisches System zu verstehen – und Maßnahmen so zu wählen, dass sie wirklich ankommen.

Öl, Kapsel oder Kombi?

Vitamin D gibt es in unterschiedlichen Darreichungsformen, jede mit Vor- und Nachteilen. Entscheidend ist weniger die Form als vielmehr die Bioverfügbarkeit und Verträglichkeit.

Vitamin-D-Öl (Tropfen)

- beste Bioverfügbarkeit (fettlöslich!)
- einfach zu dosieren
- ideal bei höheren therapeutischen Dosen
- Achtung: Nicht erhitzen, möglichst mit fetthaltiger Mahlzeit einnehmen.

Kapseln/Tabletten

- praktisch für unterwegs
- oft mit Füll- und Zusatzstoffen (z. B. Magnesiumstearat), nicht immer gut verträglich
- Bioverfügbarkeit leicht reduziert im Vergleich zu Öl

Kombipräparate (D, A, K_2)

- Vorteil: Sinnvolle Cofaktoren bereits enthalten.
- Wichtig: Auf Dosierung und Qualität achten.
- ideal für Erhaltungsphasen oder »Alles-in-einem«-Lösungen

Praxis-Tipp: Viele vertragen Kombi-Produkte besser als isoliertes Vitamin D – vorausgesetzt, die Dosierung passt und es sind keine versteckten Zusätze enthalten.

Dosierung: bedarfsgerecht statt pauschal

Die optimale Dosierung hängt ab von:
- aktuellem Laborwert
- Körpergewicht
- Sonnenexposition
- genetischer Prädisposition (z. B. VDR-Polymorphismen)
- aktuellem Bedarf (z. B. Infekt, Schwangerschaft, Entzündung)

Allgemeine Richtwerte (pro Tag):

1. Startphase: auffüllen

Ziel ist es, den Vitamin-D-Spiegel zügig, aber verträglich in den optimalen Bereich zu bringen – in der Regel zwischen 40 und 60 ng/ml. Werte bis ca. 90 ng/ml sind auch okay.
- Dauer: 2–4 Wochen auffüllen und dann eine Erhaltungsdosis entsprechend dem Körpergewicht und des Alters
- Begleitung mit Magnesium (300–1000 mg pro Tag), ggf. Retinol & Vitamin K_2
- Beobachte: Schlaf, Stimmung, Muskeltonus, Haut

Gruppe	Dosierung (Erhaltung)	bei Mangel (therapeutisch)
Erwachsene	2 000–4 000 IE	5 000–10 000 IE (zeitlich begrenzt)
Schwangere	4 000–6 000 IE	nur nach Absprache + Labor
Kinder	400–1 000 IE	altersabhängig, vorsichtig dosieren

Wichtig: Bei höherer Dosierung immer Magnesium und Vitamin K_2 mitbedenken – und idealerweise Retinol (Vitamin A) ergänzen, um den epigenetischen Signalweg zu sichern. So kann der Körper das Vitamin überhaupt korrekt verwerten.

Supplementation strategisch begleiten

Die Gabe von Vitamin D ist keine Einmalmaßnahme, sondern ein dynamischer Prozess. Er verläuft in Phasen und jede davon verlangt Aufmerksamkeit, Reflexion und manchmal auch eine Kurskorrektur. Als Epigenetik-Coach begleitest du nicht »die Einnahme eines Mikronährstoffs«, sondern einen Anpassungsprozess des gesamten Systems – Schritt für Schritt und immer kontextabhängig.

2. Erhaltungsphase

Nach dem Auffüllen geht es darum, die erreichte Versorgung zu halten, vor allem über den Winter oder in stressreichen Phasen.
- Dosis: individuelle Anpassung je nach Gewicht, Jahreszeit, Lebensstil
- Coaching-Inhalte: Ernährung, Sonnenexposition, Belastung, Darmsituation

3. Reaktion auf Veränderungen

Das System bleibt nicht statisch, deshalb brauchst du die Fähigkeit zur Justierung:
- Bei Infekten, Erschöpfung, Stimmungstiefs: vorübergehend erhöhen.
- Bei starken Entzündungen: Ratio + CRP prüfen → gezielte Unterstützung.

Wichtig: Du arbeitest nicht nur mit Zahlen, sondern mit Menschen. Nutze Labordaten als Orientierung, aber verlasse dich nie ausschließlich auf sie. Symptome, Tagesrhythmus, Gefühl für Belastung und Regeneration sind oft die besten Indikatoren.

Häufige Fehler vermeiden

Viele Supplementierungen scheitern nicht an der Dosis, sondern an Denkfehlern. Hier ein paar typische Stolpersteine:

- Nur den Calcidiol-Wert betrachten, ohne Calcitriol zu messen → die tatsächliche Zellwirkung bleibt verborgen.
- Magnesium vergessen → die Umwandlung von Vitamin D stockt, Symptome bleiben oder verschlechtern sich.
- Retinol-Mangel übersehen → der VDR/RXR-Komplex funktioniert nicht, die epigenetische Wirkung bleibt aus.
- Kombipräparate mit zu niedriger Dosierung verwenden → gut gemeint, aber ohne therapeutische Wirksamkeit.
- Sonnenlicht konsequent meiden → der körpereigene Syntheseweg bleibt stillgelegt.
- Symptome falsch einordnen → z. B. »Das ist halt das Alter« statt »Das ist vielleicht ein funktioneller Mangel«.

Coaching-Praxis: Was du deinen Klientinnen und Klienten mitgeben kannst

Nicht jeder Mensch möchte biochemische Details, aber viele spüren intuitiv, dass etwas nicht rundläuft. Hier kannst du durch Wissen und Haltung Orientierung geben:

- Sonne ist kein Feind. Sie ist Voraussetzung für Gesundheit – mit Augenmaß und Respekt, aber ohne Angst.
- Nicht die Menge zählt, sondern die Verwertung. Ein hoher Wert auf dem Papier nützt nichts, wenn das Vitamin nicht in die Zelle gelangt.
- Die körpereigene Synthese ist der Goldstandard. Wer sich regelmäßig natürliches Licht gönnt, aktiviert ein evolutionär bewährtes System.
- Kein Mikronährstoff wirkt isoliert. Retinol, Magnesium, K_2, Darmflora, Leberfunktion – all das gehört zur Vitamin-D-Wirkung dazu.
- Messbare Wirkung zeigt sich im Leben, nicht im Labor. Wenn Schlaf tiefer wird, Energie zurückkommt, Infekte seltener werden und die Stimmung sich stabilisiert, dann wirkt das System.

Vorsicht, Überdosierung!

Auch wenn es in der Praxis viel häufiger zu einem Mangel kommt, solltest du als Coach die Möglichkeit einer Vitamin-D-Überversorgung im Blick behalten, besonders bei Menschen, die »auf eigene Faust« hochdosiert supplementieren oder sich stark an Online-Empfehlungen orientieren. Wenn zusätzlich Cofaktoren wie Magnesium oder Vitamin A fehlen, gerät das fein abgestimmte System aus der Balance.

Eine echte akute Überdosierung ist selten, kann aber ohne Kontrolle und ohne Ausgleich durch Cofaktoren durchaus auftreten, insbesondere, wenn gleichzeitig Magnesium- oder Vitamin-K_2-Mangel vorliegt. Kritisch wird es meist ab Werten von:

- >100 ng/ml: erste Warnstufe
- >150 ng/ml: toxischer Bereich

Vitamin D ist fettlöslich – das heißt, es wird nicht einfach ausgeschieden, sondern im Fettgewebe gespeichert. Überdosierungen führen zu einer Hypercalcämie, also zu einem pathologisch erhöhten Calciumspiegel im Blut – mit potenziell ernsten Folgen.

Mögliche Symptome:

- Übelkeit, Erbrechen
- Müdigkeit, Schwäche, Verwirrtheit
- Herzrhythmusstörungen
- Nierenschäden durch Calciumablagerungen
- Gelenkschmerzen, Muskelverspannungen
- vermehrter Durst, häufiges Wasserlassen

Die Symptome sind oft schleichend – was sie besonders tückisch macht. Viele Menschen fühlen sich »irgendwie komisch«, denken aber nicht an eine Vitamin-D-Überladung.

Auch wenn Vitamin D heute überall diskutiert wird und viele Menschen es ohne Rücksprache einnehmen, gehört eine solche Supplementierung unbedingt in die fachliche Begleitung.

Vitamin D im epigenetischen Lebensstilkonzept

Vitamin D wirkt nicht isoliert. Seine Rolle als epigenetischer Modulator entfaltet sich in einem fein abgestimmten Zusammenspiel mit anderen Faktoren.

Wer nur den Blutwert optimiert, übersieht, dass die eigentliche Wirkung von Vitamin D nicht im Labor, sondern im Alltag entsteht.

Verbindung zu Schlaf, Ernährung, Stress, Bewegung

Schlafqualität, Mikronährstoffstatus, Stressresilienz, Bewegung und Darmgesundheit spielen im Kontext mit Vitamin D eine entscheidende Rolle:

Schlaf

Guter Schlaf ist nicht nur Regeneration, sondern neuroepigenetische Feinarbeit. Vitamin D nimmt hier eine stille, aber wirksame Rolle ein: Es beeinflusst die Produktion von Melatonin, dem zentralen Schlafhormon. Ist der Vitamin-D-Spiegel zu niedrig, kommt es häufiger zu Einschlafproblemen, oberflächlichem Schlaf und einem gestörten zirkadianen Rhythmus. Umgekehrt zeigt sich in Studien: Wer gut mit Vitamin D versorgt ist, erlebt häufig eine bessere Tiefschlafqualität – ein Bereich, in dem die Zellregeneration besonders aktiv ist. Für Menschen mit Schlafstörungen lohnt sich also nicht nur der Blick auf Abendroutinen, sondern auch auf ihren Vitamin-D-Status.

Ernährung

Vitamin D ist fettlöslich – ohne gesunde Fette, Retinol und ausreichend Magnesium kann es nicht richtig aufgenommen oder aktiviert werden. Besonders bei fettarmen Diäten oder veganer Ernährung sind das entscheidende Engpässe. Aber auch umgekehrt wirkt Vitamin D auf den Stoffwechsel zurück: Es beeinflusst z. B. die Insulinsensitivität und reguliert bestimmte Enzyme, die Entzündungsreaktionen dämpfen.

Stress

Chronischer Stress ist einer der stärksten Störfaktoren im Vitamin-D-Stoffwechsel. Er erhöht den Cortisolspiegel, was direkt auf die Umwandlungsenzyme wirkt – insbesondere die 1α-Hydroxylase in der Niere. Gleichzeitig verbraucht Stress Magnesium, das für die Produktion von Calcitriol unverzichtbar ist. Das Spannende: Vitamin D wirkt selbst stressdämpfend. Es moduliert das sympathische Nervensystem und beeinflusst epigenetisch die Reaktion auf Stressoren. So entsteht ein Kreislauf, in dem Stress den Mangel fördert – und der Mangel wiederum die Stressresilienz schwächt. Ein guter Vitamin-D-Status ist also nicht nur Folge eines gesunden Nervensystems – er ist auch ein aktiver Baustein der individuellen Stressresilienz.

Bewegung

Sie verbessert die Durchblutung, steigert die Rezeptorsensitivität und fördert die Aufnahme von Mikronährstoffen. Gleichzeitig wirken mechanische Reize epigenetisch aktivierend, z. B. über Myokine, die gemeinsam mit Vitamin D die Muskelregeneration, Entzündungshemmung und Mitochondrienaktivität fördern. Regelmäßige Bewegung potenziert somit die Wirkung von Vitamin D.

Wirkung auf das Mikrobiom

Vitamin D wirkt nicht nur im Blut, es wirkt tief im Darm. Dort beeinflusst es maßgeblich die Zusammensetzung und Funktion des Mikrobioms, also jener Billionen von Mikroorganismen, die unsere Verdauung, unser Immunsystem und unsere Psyche mitsteuern. Besonders spannend: Butyrat, eine kurzkettige Fettsäure aus der Fermentation pflanzlicher Ballaststoffe, stärkt nicht nur die Darmbarriere, sondern fördert auch die Expression des Vitamin-D-Rezeptors (VDR) in den Darmzellen. So erhöht Butyrat die zelluläre Sensitivität für Vitamin D. Umgekehrt kann Vitamin D das Mikrobiom positiv beeinflussen, jedoch ist ein direkter Effekt auf die Butyratbildung bislang nicht eindeutig nachgewiesen.

Was bedeutet das in der Praxis? Je besser der Darm besiedelt ist, desto sensibler reagiert der Körper auf Vitamin D – ein echter Verstärkereffekt. Umgekehrt gilt: Ist die Darmflora geschwächt, etwa nach Antibiotika, durch chronische Entzündungen oder zuckerreiche Ernährung, kann Vitamin D seine Wirkung nicht richtig entfalten, selbst wenn der Blutspiegel im Normbereich liegt. Die Botschaft kommt nicht an, weil der Empfänger fehlt.

Bedeutung für Prävention chronischer Erkrankungen

Ein gesunder Vitamin-D-Stoffwechsel kann in vielen Bereichen zur Prävention beitragen – oft nicht isoliert, sondern durch Synergieeffekte mit anderen Lebensstilfaktoren. Seine präventive Wirkung zeigt sich unter anderem durch:

- eine geringere Neigung zu chronischen Entzündungen
- mehr Stabilität im Hormonsystem
- eine besser ausbalancierte Immunantwort
- Schutzmechanismen gegen oxidativen Zellstress
- eine Förderung zellulärer Regeneration und Differenzierung

Das Entscheidende: Vitamin D wirkt als Taktgeber, nicht als Solist. Es orchestriert Prozesse, die über epigenetische Mechanismen auf lange Sicht darüber entscheiden, ob Gesundheit erhalten bleibt oder ob stille Risikofaktoren zu klinischen Symptomen werden.

Psychische Gesundheit und Neuroepigenetik

Vitamin D spielt eine wichtige Rolle in der Neurotransmitterregulation. Es beeinflusst die Produktion und Reaktivität von Neurotransmittern wie Serotonin, Dopamin und Noradrenalin – Botenstoffe, die unsere Stimmung, Motivation und Stressresilienz prägen.

Gleichzeitig wirkt Vitamin D im zentralen Nervensystem neuroprotektiv. Es schützt Nervenzellen vor Entzündungen, stabilisiert das Gleichgewicht im Hypothalamus-Hypophysen-Nebennieren-System und unterstützt die Funktion der Mitochondrien, den Energiezentren der Nervenzellen.

Die Neuroepigenetik zeigt immer deutlicher: Vitamin D ist mitverantwortlich für die epigenetische Prägung von Hirnfunktionen – etwa für den Umgang mit Belastung, für den Schlaf-wach-Rhythmus, für emotionale Verarbeitung und sogar für das Lernverhalten. Das erklärt, warum Menschen mit Depression, Erschöpfung, Reizdarm oder chronischem Stress so oft von einer gezielten Vitamin-D-Therapie profitieren, vorausgesetzt, sie wird in den Kontext eingebettet.

Ein funktionierender Vitamin-D-Stoffwechsel ist kein Ein-Punkt-Thema. Er ist ein Gradmesser dafür, wie gut der Organismus in der Lage ist, mit äußeren Reizen umzugehen – auf hormoneller, immunologischer, zellulärer und psychischer Ebene. Deine Aufgabe als Coach ist es, das größere Bild sichtbar zu machen: Wie hängt das Sonnenhormon mit der Lebensführung zusammen und wo liegen die Stellschrauben, um epigenetisch wirksame Veränderungen in Gang zu setzen?

Coaching-Praxis: Wie Wissen ins Leben kommt

Laborwerte, Rezeptorwege, Mikronährstoffe – all das ist wichtig. Doch im Alltag deiner Klientinnen und Klienten geht es nicht um Fachbegriffe, sondern um Lebensqualität. Um Energie am Morgen, um weniger Infekte im Winter, um erholsamen Schlaf nach einem vollen Tag. Genau hier entfaltet sich die Kraft von epigenetischem Coaching: nicht im Erklären, sondern im Verbinden von Erkenntnis und Erfahrung. Vitamin D eignet sich dafür besonders gut. Es ist konkret, verständlich, spürbar und öffnet gleichzeitig die Tür zu einer tiefergehenden Betrachtung von Gesundheit.

Typische Fallkonstellationen im Coaching-Alltag

Die wenigsten Menschen kommen mit dem konkreten Anliegen: »Ich möchte meinen Vitamin-D-Spiegel optimieren.« Viel häufiger treten sie mit diffusen Beschwerden an dich heran: Symptomen, die weder eindeutig noch schwerwiegend erscheinen, aber langfristig belasten und Lebensqualität rauben. Häufig genannte Themen sind:

- chronische Müdigkeit trotz ausreichend Schlaf
- Stimmungsschwankungen oder diffuse Erschöpfung
- ständige Infekte oder Immunschwäche
- PMS, Schlafprobleme, Antriebslosigkeit
- Gefühl, »nicht mehr richtig zu regenerieren«

Diese Muster sollten dich hellhörig machen, insbesondere, wenn Blutwerte als »normal« eingestuft wurden, aber das subjektive Erleben nicht passt. Genau hier setzt das epigenetische Coaching an: Was passiert auf Zellebene? Welche Bedingungen fehlen? Welche Blockaden könnten die Wirkung verhindern?

Beratungshilfen, Fragenkataloge, Aufklärung

Ein guter Coaching-Prozess beginnt mit einem offenen Ohr – und mit klugen Fragen, die nicht nur Symptome abfragen, sondern Kontexte sichtbar machen. Im Bereich Vitamin D bewährt sich ein sanfter, neugieriger Einstieg. Zum Beispiel so:

- Wie viel Tageslicht bekommen Sie im Alltag – und zu welchen Uhrzeiten?
- Wie gehen Sie mit Sonne um – genießen Sie sie, meiden Sie sie eher oder ist es unterschiedlich?
- Nehmen Sie aktuell Vitamin D – wenn ja, in welcher Form und Dosierung?
- Gab es in letzter Zeit Phasen von Erschöpfung, häufigen Infekten oder Stimmungstiefs?
- Wie ist Ihre Verdauung? Haben Sie in den letzten Monaten Antibiotika eingenommen oder hatten Sie Verdauungsprobleme?
- Wie würden Sie Ihre Schlafqualität beschreiben – Einschlafen, Durchschlafen, Erholung am Morgen?

Diese Fragen dienen nicht der Diagnose, sondern der Aufmerksamkeitslenkung: Sie helfen, Muster zu erkennen und erste Hypothesen zu formulieren – ohne dass gleich ein Laborblatt auf dem Tisch liegen muss.

Coaching-Tools: Symptomtagebuch, Laborauswertung, Sonnenroutine

Symptomtagebuch:
Lass Klientinnen und Klienten über zwei bis vier Wochen dokumentieren, wann sie draußen waren, wie ihr Befinden war (Energie, Stimmung, Schlafqualität, Verdauung) und ob sie ein Supplement genommen haben. Oft wird so erst deutlich, wie eng Stimmung und Licht zusammenhängen.

Laborauswertung:
Wenn du mit Laboren zusammenarbeitest oder die Auswertung begleitest, achte darauf, mehr zu betrachten als nur den Calcidiol-Wert. Ideal ist eine Kombination aus 25(OH)D, $1{,}25(OH)_2D$, Vitamin-D-Ratio, Magnesium, Retinol, ggf. VDBP und CRP. Besonders wertvoll ist der Vergleich von subjektivem Befinden und objektiven Werten.

Sonnenroutine:
Ermutige Klientinnen und Klienten zu einer bewussten Sonnenroutine: 5–20 Minuten tägliche Sonnenzeit, ungeschützt an Armen und Gesicht, je nach Hauttyp und Tageszeit. Am besten: fest im Tagesablauf verankern. Nutze das Bild eines inneren »Sonnenakkus«, der regelmäßig aufgeladen werden will – das schafft Verständnis ohne Belehrung.

Vitamin D ist mehr als ein Blutwert. Es ist ein Sensor, ein Regulator und ein Vermittler zwischen Umwelt und Biologie. Es zeigt, wie Licht, Ernährung, Zellgesundheit und Lebensstil miteinander verknüpft sind – nicht nur biochemisch, sondern auch in ihrer Bedeutung für Resilienz, Heilung und Entwicklung.
Für dich als Coach ist Vitamin D damit mehr als ein Einstiegsthema. Es ist ein Fenster in die Tiefe: in zelluläre Prozesse, hormonelle Muster, emotionale Balance und funktionelle Blockaden. Wer hier genau hinsieht, lernt nicht nur, Laborwerte besser zu verstehen, sondern den Menschen dahinter.
Ein guter Vitamin-D-Status ist deshalb kein Ziel an sich. Er ist ein Gradmesser dafür, wie gut ein Körper mit Licht, Rhythmus, Nahrung und Belastung umgehen kann. Und wo genau es vielleicht hakt.

Deine Aufgabe als Epigenetik-Coach ist es, diese Zusammenhänge greifbar zu machen – nicht mit Angst, sondern mit Neugier. Nicht mit Standardprotokollen, sondern mit echtem Interesse am Menschen. Vitamin D ist dabei nicht das Ziel, sondern der Startpunkt. Für Veränderung. Für Selbstwirksamkeit. Für eine tiefere Verbindung zur eigenen Biologie.

Anwendung der Epigenetik in Medizin und Gesundheit

Gesundheit ist veränderbar – Epigenetik und Coaching zeigen den Weg.

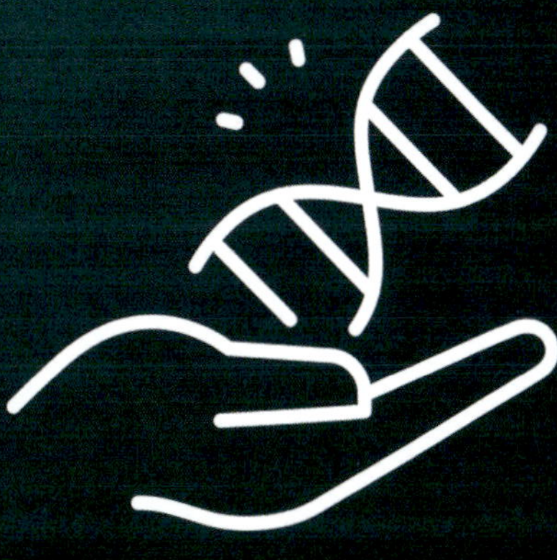

Von Molekül zu Mensch

Epigenetik bietet eine reelle Chance, Menschen zu einer höheren Lebensqualität zu verhelfen.

Die Medizin ist präzise – und manchmal paradox. Wir wissen heute mehr über den menschlichen Körper als je zuvor. Die Technik ist raffiniert, die Diagnostik scharf wie nie. Und trotzdem steigt die Zahl chronischer Erkrankungen. Therapien scheitern. Menschen fühlen sich krank, obwohl ihre Blutwerte völlig in Ordnung sind. Nie zuvor war der medizinische Blick so tief – und dennoch bleibt das Gefühl, dass etwas Wesentliches übersehen wird.

Was fehlt? Vielleicht nicht noch mehr Daten – sondern ein anderer Blick. Einer, der Gesundheit nicht nur als »krankheitsfrei« versteht. Einer, der den Menschen nicht in Organe und Prozesse zerlegt, sondern als lebendiges Ganzes sieht, biologisch, psychisch, sozial. Und eben auch: epigenetisch. Denn zwischen Diagnose und Erleben, zwischen Laborwert und Lebenswirklichkeit klafft oft eine Lücke – und genau dort beginnt das, was Heilung wirklich ausmacht: die Fähigkeit des Körpers, sich selbst zu regulieren.

Genau hier setzt die Epigenetik an. Sie baut Brücken – zwischen Makro und Mikro, zwischen Biochemie und Biografie. Sie zeigt, wie Alltag, Ernährung, Gedanken, Schlaf, Emotionen tief in die Zellprogramme eingreifen. Sie verbindet das Wissen der modernen Molekularbiologie mit dem uralten Verständnis, dass Gesundheit immer auch Beziehung ist – zur Umwelt, zu anderen, zu uns selbst. Und sie liefert das wissenschaftliche Fundament für etwas, das längst überfällig ist: ein neues Verständnis von Prävention, Therapie – und Coaching im Verständnis, das Verantwortung nicht delegiert, sondern zurückgibt. Das nicht auf Reparatur setzt, sondern auf Regulation. Und das Gesundheit nicht als Zustand begreift, sondern als lebendigen Prozess.

Chronische Erkrankungen epigenetisch erklärt

Warum werden wir gefühlt immer chronisch kränker – und wie kann die Epigenetik Abhilfe schaffen?

Chronische Erkrankungen sind fast schon Alltag. In Industrieländern lebt inzwischen jede und jeder Zweite mit einer Dauerdiagnose: Diabetes, Herzprobleme, Autoimmunreaktionen, Depression, Burnout – die Liste wird länger. Die klassische Medizin reagiert routiniert: Medikamente, Operationen, Verhaltenstipps. Doch viele spüren: Das reicht nicht. Symptome werden vielleicht gedämpft, aber die eigentliche Frage bleibt offen. Warum? Vielleicht, weil wir zu sehr auf einzelne Organe schauen – und zu wenig auf die Mechanismen, die sie miteinander verbinden.

Epigenetik: das fehlende Bindeglied

Die Epigenetik liefert Antworten dort, wo die Genetik oft schweigt. Sie zeigt, dass Krankheiten nicht einfach »ausbrechen«, weil man sie in den Genen trägt. Sondern weil Umwelteinflüsse und Lebensgewohnheiten an molekularen Schaltern drehen – und damit Gene aktivieren oder deaktivieren. Nicht die genetische Hardware, sondern die epigenetische Software entscheidet über den Verlauf.

Stress, Fehlernährung, Schlafmangel, Umweltgifte, all das verändert die Art, wie unsere Gene gelesen werden. Und genau dort entstehen viele chronische Erkrankungen: nicht zufällig, sondern im Zusammenspiel von Anlage und Alltag.

Was daraus folgt, ist ein Paradigmenwechsel: Chronische Erkrankungen sind kein statisches Schicksal, sie sind ein Resultat biologischer Steuerungsprozesse, die beeinflussbar sind. Und dieses Wissen macht Prävention, Therapie und Coaching nicht nur effektiver, sondern auch persönlicher.

Inflammaging und stille Entzündung

Ein stiller Begleiter des Alterns trägt einen sperrigen Namen: Inflammaging. Ein Kunstwort aus »inflammation« (Entzündung) und »aging« (Altern) – und ein Konzept, das in den letzten Jahren an Bedeutung gewonnen hat. Es beschreibt eine schleichende, unterschwellige Entzündungsaktivität im Körper, die mit dem Älterwerden zunimmt. Viele merken davon nichts. Und genau das ist das Problem.

Diese Entzündung brennt nicht hell wie bei einer akuten Infektion, sondern glimmt leise im Hintergrund. Keine Rötung, kein Fieber, kein Schmerz. Aber sie wirkt. Still, systemisch, dauerhaft. Sie sabotiert Reparaturmechanismen, befeuert oxidativen Stress, blockiert zelluläre Kommunikation und hinterlässt ihre Spuren im epigenetischen Programm.

Was nach außen hin kaum sichtbar ist, kann auf Zellebene langfristig großen Schaden anrichten. Und das macht diese Form der Entzündung zu einem Schlüsselthema in der modernen Präventionsmedizin.

Die epigenetische Basis von Inflammaging

Epigenetisch betrachtet, ist Inflammaging kein bloßer Nebeneffekt des Alterns – sondern eine aktive Reaktion auf das, was wir Leben nennen. Chronischer Stress, Umweltgifte, Fehlernährung, zu wenig Schlaf, zu wenig Bewegung: All das wirkt wie ein ständiger Reizstrom. Und der Körper? Der passt sich an. Auf molekularer Ebene. Dauerhaft.

Die Gene, die Entzündungsreaktionen steuern, werden dabei epigenetisch umprogrammiert, vor allem durch veränderte Methylierung. Der Körper »lernt« regelrecht, im Entzündungsmodus zu bleiben. Ein biologischer Autopilot, der irgendwann nicht mehr abschaltet.

Bei Menschen mit chronischer Entzündungsneigung zeigen sich klare epigenetische Spuren. Etwa eine reduzierte Methylierung entzündungshemmender Gene. Oder eine Überaktivität bestimmter microRNAs, die Entzündungsprozesse anheizen. Solche Marker gelten heute als Frühwarnsysteme für Erkrankungen, die mit dem Alter immer häufiger auftreten: Arteriosklerose, Alzheimer, Typ-2-Diabetes, Krebs.

Warum Inflammaging früh erkannt werden sollte

Das Tückische: Inflammaging kann jahrzehntelang still verlaufen und trotzdem tiefgreifende biologische Veränderungen hervorrufen. Es schwächt das Immunsystem, macht Zellen anfälliger für Schäden, beschleunigt das biologische Altern und erhöht das Risiko für viele chronische Erkrankungen.

Ein erhöhter epigenetischer Entzündungsindex ist heute messbar, etwa durch spezielle Bluttests, die DNA-Methylierungsmuster entzündungsrelevanter Gene und spezifische microRNAs analysieren. Solche Marker lassen sich oft verbessern – nicht durch Medikamente allein, sondern durch gezielte Lebensstilmaßnahmen: eine entzündungshemmende Ernährung, Stressreduktion, mehr Bewegung, besserer Schlaf.

Coaching-Praxis: Inflammaging als Coaching-Thema

Für das Epigenetik-Coaching ergibt sich daraus eine zentrale Aufgabe: Die stille Entzündung sichtbar machen und dem Klienten verständlich erklären, wie seine täglichen Entscheidungen auf diesen molekularen Zustand wirken. Es geht nicht nur ums Interpretieren von Laborwerten. Sondern ums Begreifen. Ums Erkennen. Und darum, Mut zu machen zur aktiven Mitgestaltung des eigenen biologischen Alterns. Wer seine Ernährung umstellt, regelmäßig Bewegung in den Alltag integriert, Stress wirksam reduziert und auf gesunden Schlaf achtet, kann epigenetische Marker für Entzündung messbar verbessern. Studien belegen beispielsweise, dass pflanzenbasierte, antioxidativ reiche Ernährung die Methylierung von Genen verbessert, die entzündungshemmende Prozesse fördern[55]. Auch Meditation, Atemtechniken oder achtsame Bewegung (z. B. Yoga, Tai Chi) können die Expression entzündungsrelevanter microRNAs positiv beeinflussen.[56] Nicht selten sieht man in Verlaufsanalysen von epigenetischen Tests, etwa bei einem Healthy-Aging-Profil oder einem Stress Monitor Panel, nach wenigen Monaten gezielter Interventionen messbare Verbesserungen:

- niedrigere Entzündungs-Scores,
- regulierte microRNA-Profile,
- oder ein »verjüngtes« epigenetisches Alter.

Das Coaching-Ziel: Entzündung verstehen und verwandeln

Im Epigenetik-Coaching bedeutet das: Wir begleiten Menschen dabei, die Logik ihrer inneren Entzündung zu erkennen und sie aktiv umzuschreiben. Jeder Schritt hin zu einem ausgeglichenen Lebensstil kann die zelluläre Entlastung fördern – ganz gleich, ob es um das Weglassen von Zucker, das Wiedereinführen von Pausen, ein tägliches Dankbarkeitsritual oder einen Abendspaziergang geht. Die Wirkung dieser kleinen Entscheidungen summiert sich – epigenetisch sichtbar und biologisch relevant.

Personalisierte Prävention und Therapie

Immer mehr Menschen suchen nicht nach der nächsten Therapie, sondern nach einer Erklärung, warum sie sich fühlen, wie sie sich fühlen.

Gesundheits- und Präventionsempfehlungen sind oft gut gemeint, aber selten wirklich individuell. »Ernähren Sie sich ausgewogen«, »Bewegen Sie sich regelmäßig«, »Reduzieren Sie Stress«: Diese Ratschläge füllen Ratgeberseiten, Plakatkampagnen und ärztliche Sprechstunden. Doch sie bleiben an der Oberfläche, wenn sie nicht auf den Menschen abgestimmt sind, der sie umsetzen soll.

Gerade in der Prävention arbeiten viele Gesundheitssysteme mit statistischen Durchschnittswerten: Referenzbereiche, Normspannen, pauschale Empfehlungen. BMI hier, Cholesterinwert da, Blutdruck dort. Doch was bedeutet es, wenn ein Laborwert »noch im Normbereich« liegt, die betroffene Person sich aber erschöpft, reizbar oder ständig krank fühlt? Solche Diskrepanzen zwischen objektiven Befunden und subjektivem Erleben sind Alltag, besonders bei chronischen Beschwerden, unspezifischen Symptomen oder funktionellen Störungen.

Was fehlt, ist eine wirklich personalisierte Perspektive: Eine Diagnostik, die erkennt, wie ein individueller Körper auf Belastung, Ernährung, Stress, Schlafmuster oder emotionale Dynamiken reagiert – und nicht nur, ob etwas außerhalb der Norm liegt.

Von der genetischen Theorie zur epigenetischen Praxis

Genetische Tests sagen: Da ist ein Risiko. Für Brustkrebs vielleicht. Oder Diabetes. Aber ob diese Risikogene tatsächlich aktiv sind, das zeigt erst die epigenetische Diagnostik. Sie arbeitet nicht mit Wahrscheinlichkeiten, sondern mit Wirklichkeit. Sie misst, was im Körper jetzt gerade geschieht.

Was dabei sichtbar wird, sind molekulare Prozesse, die der klinischen Diagnose oft Jahre vorausgehen:

- stille Entzündungen
- schleichende Alterung
- hormonelles Ungleichgewicht

- gestörte Methylierung
- entgleiste microRNAs

All das geschieht nicht im luftleeren Raum. Es reagiert auf das Leben: Ernährung, Schlaf, Belastungen, Medikamente, emotionale Erfahrungen, Umweltreize. Epigenetik ist kein Befund. Sie ist Bewegung. Ein biologisches Echo auf das, was uns prägt – und was wir verändern können.

Wer seine epigenetischen Marker kennt, sieht mehr als nur einen Laborwert. Er sieht, wo er steht. Und wo er ansetzen kann. Denn der Lebensstil ist kein starrer Faktor, sondern oft der größte Hebel.

Für Coaching und Therapie bedeutet das:
Nicht mehr im Nebel stochern, sondern gezielt arbeiten. Und genau das macht personalisierte Prävention nicht nur wirksam, sondern auch glaubwürdig und motivierend. Denn die epigenetische Analyse zeigt nicht abstrakte Gesundheitsideale, sondern konkrete Ansatzpunkte zur biologischen Selbstregulation.

Epigenetische Diagnostik – Wegweiser statt Etikett

Moderne Labordiagnostik kann heute viel mehr als nur Blutwerte messen. Sie macht sichtbar, was lange verborgen blieb: epigenetische Marker, wie Methylierungsmuster oder microRNAs, aber auch genetische Varianten, funktionelle Blutwerte und das Mikrobiom. Aus diesen Puzzleteilen entsteht ein biologisches Bild, das weit über Symptome hinausgeht. Es zeigt, wo Ungleichgewichte entstehen: bei Entzündung, Hormonregulation, Methylierung – und liefert gleichzeitig Hinweise, wie man gezielt gegensteuern kann.

An die Stelle allgemeiner Empfehlungen treten damit maßgeschneiderte Gesundheitspläne: individuell, evidenzbasiert, alltagsnah. Und egal, ob Ärztin, Therapeut oder Coach, alle profitieren davon, wenn sich molekulare Mechanismen entschlüsseln lassen. Denn wer die Ursache erkennt, behandelt mehr als nur das Offensichtliche.

Gerade für das Epigenetik-Coaching bedeutet das: ein Rollenwechsel. Der Coach wird zur Übersetzerin biologischer Muster. Und zur echten Begleitung – nicht im Labor, sondern im Leben. Denn am Ende zählt nicht nur, was der Test sagt, sondern was daraus gemacht wird. Die besten Daten nützen wenig, wenn sie unverstanden bleiben oder im Alltag untergehen.

Healthy-Aging-Profil – das biologische Alter als Spiegel der Lebensweise

Zwei Menschen mit identischem Geburtsdatum können sich biologisch in ganz unterschiedlichen Zuständen befinden: Der eine fühlt sich fit, regeneriert schnell und hat stabile Vitalwerte. Die andere ist oft müde, anfällig für Infekte oder leidet an chronischen Entzündungen. Genau hier setzt das Healthy-Aging-Profil an.

Dieser epigenetische Test misst unter anderem:

- Das biologische Alter, basierend auf der Telomerlänge und der sogenannten epigenetischen Uhr – einem Methylierungsmuster, das verrät, wie »alt« der Körper wirklich ist.
- Marker für stille Entzündungen, lange bevor klassische Blutwerte auffällig werden.
- Hinweise auf Stabilität der DNA.

Die Analyse erfolgt meist aus einer einfachen Blutprobe aus der Fingerbeere und ergibt ein mehrseitiges Auswertungsprofil. Dieses zeigt nicht nur Abweichungen vom Referenzbereich, sondern ordnet die Befunde im Kontext von Lebensstilfaktoren ein – Ernährung, Stress, Bewegung, Schlaf.

Die Klientin oder der Klient bekommt mehr als nur einen Wert. Sie bekommen ein klares Bild: Wie alt fühlt sich ihr Körper auf Zellebene? Wo steht er im Hinblick auf Entzündung, Regeneration, Vitalität? Aus dieser Momentaufnahme entstehen keine Allgemeinplätze, sondern konkrete Empfehlungen. Priorisiert, nachvollziehbar, machbar. Was wirkt zuerst, was am stärksten, was nachhaltig? Und genau daraus wächst ein Coaching-Prozess, der dort ansetzt, wo Veränderung spürbar wird: in der Biologie. Und im Leben.

Stressmonitor-Panel – microRNAs als Signatur innerer Anspannung

Stress ist keine Einbildung. Und auch keine reine Gefühlssache. Er hinterlässt Spuren – tief im molekularen System. Genau dort setzen moderne epigenetische Stresspanels an. Ihr Fokus: microRNAs, kurz miRNAs.

Du erinnerst dich: miRNAs sind winzige, nicht codierende RNA-Moleküle. Sie steuern, welche Gene aktiv bleiben und welche abgeschaltet werden. Und manche von ihnen reagieren sensibel auf psychische Belastung. Angst, Schlafmangel, depressive Verstimmung oder stille Entzündung, all das kann sich in spezifischen microRNA-Profilen widerspiegeln.

Ein typisches Stressmonitor-Panel misst die Konzentration von miRNAs im Blut – allesamt eng mit chronischem Stress verknüpft. Es liefert:

- Eine funktionelle Auswertung, wie stark der Körper aktuell unter Belastung steht, selbst wenn die Person dies subjektiv nicht mehr klar wahrnimmt.
- Hinweise auf mögliche Regulationsstörungen in Stress-, Entzündungs- und Reparaturprozessen.
- Empfehlungen zur gezielten Stressreduktion durch Lebensstil, Ernährung oder Phytotherapie.

Was das fürs Coaching bedeutet? Stress bekommt eine Sprache. Und er bekommt Daten. Als Coach kannst du Belastungen nicht nur ansprechen, sondern auf Zellebene erklären. Und die Klientin, der Klient merkt: Was sie/er fühlt, ist nicht »nur psychisch«. Es ist messbar. Es ist biologisch. Und: Es ist veränderbar.

COMT, Telomere, Entzündungsindex und microRNAs

Neben den umfassenden Testprofilen wie dem Healthy Aging oder dem Stressmonitor-Panel gibt es eine Reihe weiterer Marker, die in der epigenetischen Diagnostik zunehmend an Bedeutung gewinnen. Sie ermöglichen einen noch genaueren Blick auf das, was Menschen individuell belastet, und eröffnen neue Ansätze für gezielte Veränderung.

Telomere – der Takt der zellulären Alterung

Telomere sind so etwas wie die Schutzkappen unserer Chromosomen: kleine biologische Puffer, die unsere Erbinformation bei jeder Zellteilung sichern. Doch mit jeder Teilung werden sie kürzer. Ein natürlicher Prozess, der sich allerdings beschleunigen oder verlangsamen kann. Und genau das hängt mit unserem Lebensstil zusammen.

Kurze Telomere gelten heute als Marker für beschleunigtes Altern. Studien bringen sie in Verbindung mit einem erhöhten Risiko für Erkrankungen wie Herz-Kreislauf-Leiden, Diabetes oder Demenz.

Einige Tests kombinieren Telomerlänge und epigenetische Marker und liefern damit ein präzises Bild davon, wie der Körper altert. Für das Coaching ist das Gold wert: Denn daraus lassen sich nicht nur Maßnahmen ableiten – etwa zur Förderung von Regeneration, Stressabbau oder Schlafqualität. Sondern es entsteht auch etwas anderes: Motivation. Denn wer sieht, dass sich Telomere unter guten Bedingungen stabilisieren – vielleicht sogar verlängern – können, spürt: Ich kann etwas verändern. Auf Zellebene. Im Alltag. Und das ist Selbstwirksamkeit in ihrer direktesten Form.

Epigenetischer Entzündungsindex – stille Prozesse sichtbar machen

Klassische Entzündungsmarker wie CRP oder IL-6 schlagen oft erst dann aus, wenn es richtig brennt, bei akuten Infekten oder starken Entzündungsreaktionen. Doch viele Entzündungsprozesse laufen im Verborgenen. Und genau dafür gibt es den epigenetischen Entzündungsindex.

Er analysiert bestimmte Methylierungsmuster – zum Beispiel an Genen wie TNF-α oder IL-6, die unsere Entzündungsregulation steuern. Ist der Index erhöht, deutet das auf sogenannte Low-Grade Inflammations hin – stille Entzündungen, die über Jahre hinweg wirken können. Ohne klassische Symptome. Aber mit großen Folgen: für Herz, Hirn, Stoffwechsel.

Das Gute: Diese Prozesse sind beeinflussbar. Und genau deshalb ist der Entzündungsindex so wertvoll im Coaching. Er zeigt, wo es leise brodelt und wo gezielte Veränderung möglich ist. Ernährung, Bewegung, Schlaf, Stressbalance – all das kann wirken. Und lässt sich messen.

microRNAs im Überblick – molekulare Feinsteuerung

Im Stressmonitor-Panel wurden sie bereits erwähnt. Doch ihr Potenzial geht weit darüber hinaus. Ein gezieltes microRNA-Profiling – zum Beispiel bei Burnout, chronischem Stress oder hormonellen Störungen – kann Hinweise liefern, die der betroffenen Person oft gar nicht mehr bewusst sind. Weil der Körper längst reagiert, bevor der Kopf es merkt.

Für Coaching und Therapie öffnen sich dadurch neue Räume. Es entstehen Gespräche, die nicht bei Symptomen stehen bleiben, sondern zu den tiefen Regelsystemen des Körpers führen. Und zu gezielten Interventionen, die dort ansetzen, wo die Balance aus dem Takt geraten ist.

Maßgeschneiderte Medizin – und was sie braucht

Johannes (Seite 306) ist kein Einzelfall. Immer mehr Menschen erleben: Allgemeine Empfehlungen bringen wenig, wenn sie nicht zur eigenen Lebensrealität passen. Was wirklich hilft, ist Wissen über den eigenen Körper und eine Begleitung, die daraus etwas macht.

Fallbeispiel aus dem Coaching

Wie sieht es konkret aus, wenn epigenetische Diagnostik und Coaching-Praxis zusammenkommen? Ein Fallbeispiel aus dem Alltag verdeutlicht, wie präzise Analyse und persönliche Begleitung ineinandergreifen können und wie daraus ein Gesundheitsweg entsteht.

Der Klient

Johannes, 48 Jahre alt, Projektmanager in einem internationalen Konzern. Auf den ersten Blick: sportlich, leistungsfähig, ernährungsbewusst. Und doch fühlt er sich seit Monaten »nicht ganz wie er selbst«: chronische Müdigkeit, diffuse Gelenkschmerzen, ein zunehmendes Gefühl innerer Gereiztheit, schlechter Schlaf. Die Hausärztin findet keine Auffälligkeiten – Blutwerte im Normbereich, Schilddrüse unauffällig, Belastungs-EKG ohne Befund. Johannes ist frustriert, aber auch entschlossen. Er will wissen, was los ist – und entscheidet sich für einen tieferen Blick: eine epigenetische Analyse.

Die Analyse

Im Rahmen eines erweiterten Präventions-Coachings werden mehrere Marker getestet – und das Bild, das sich zeigt, ist eindeutig:

- biologisches Alter: +5 Jahre im Vergleich zum chronologischen Alter
- erhöhter epigenetischer Entzündungsindex
- Dysregulation stressrelevanter microRNAs
- kurze Telomere im unteren Altersreferenzbereich

Zusätzlich wird ein Mikrobiom-Screening durchgeführt, das eine reduzierte Diversität zeigt – ebenfalls ein Hinweis auf ein chronisch belastetes inneres Milieu.

Die Intervention

Zusammen mit seinem Coach entwickelt Johannes einen individuellen, alltagstauglichen Weg – konkret, aber nicht überfordernd:

Ernährung:
mediterran, bunt, polyphenolreich. Weniger tierisch, mehr pflanzlich. Plus gezielte Mikronährstoffe: Omega-3, Magnesium, B-Vitamine, epigenetisch wirksame Phytoceuticals.

Bewegung:
keine Maximalleistung – sondern Balance. Spaziergänge, ruhiges Krafttraining, Yoga.

Stressregulation:
tägliche Atemübungen, digitale Pausen am Abend, feste Offline-Zeiten.

Schlafqualität:
individuell angepasstes Schlafprotokoll – mit Melatonin-Vorstufen, Lichtmanagement, Schlafhygiene.

Der Verlauf

Nach 6 Monaten erfolgt eine Re-Testung. Das Ergebnis:

- Der epigenetische Entzündungsindex hat sich deutlich verbessert.
- Die microRNA-Profile haben sich normalisiert.
- Das biologische Alter ist nun nur noch +1 Jahr gegenüber dem tatsächlichen Alter.
- Johannes sagt: »Ich bin wacher. Klarer. Und ich reagiere nicht mehr auf alles so heftig wie früher.«

Vor allem aber ist etwas Grundlegendes geschehen: Er hat das Gefühl, die Prozesse in seinem Körper zu verstehen und selbst beeinflussen zu können.

Personalisierte Prävention ist dabei nicht nur Methode. Sie ist Haltung. Sie bedeutet: den Menschen nicht in Formeln pressen, sondern verstehen. Nicht fragen: Was wirkt im Durchschnitt? Sondern: Was wirkt bei diesem Menschen, genau jetzt, in diesem Leben, in diesem Moment?

Genau hier treffen sich funktionelle Medizin, Epigenetik und Coaching:

- Die funktionelle Medizin liefert den systemischen Blick auf Ursachen.
- Die Epigenetik macht diese Ursachen sichtbar – als molekulare Signaturen.
- Coaching bringt all das ins Leben: verständlich, machbar, menschlich.

Die Analyse ist nur der Anfang – der entscheidende Schritt ist die Umsetzung. Was nützt ein epigenetischer Befund, wenn er nicht verstanden wird? Wenn er niemanden erreicht?

Ein Epigenetik-Coach wird hier zur Übersetzerin biologischer Zusammenhänge und zur Begleiterin auf einem Weg, der nicht im Labor endet, sondern in neuen Routinen beginnt.

Gemeinsam mit dem Klienten entstehen Strategien, die passen: Ernährung, Bewegung, gezielte Nährstoffe, Schlaf, Stressbalance. Was daraus wächst, ist kein Protokoll von der Stange, sondern ein individueller Weg.

Die Zukunft der Prävention ist individuell – und beginnt jetzt

Das Wissen ist vorhanden. Die Technik ist da. Und die ersten Coaches, Therapeutinnen und Ärzte setzen sie bereits ein – nicht als Modeerscheinung, sondern als Werkzeug, um Menschen wirklich zu begleiten. Nicht mit standardisierten Lösungen, sondern mit individualisierten Wegen.

Denn genau das suchen viele heute: keine Pille gegen alles, sondern eine Praxis, die ihnen hilft, ihr eigenes Potenzial zu leben. Schon bald wird es ganz selbstverständlich sein, dass Menschen mehr über sich wissen: nicht nur ihren BMI oder Blutdruck, sondern auch, wie ihre Gene auf Stress oder Schlafmangel reagieren, welche microRNAs mit Entzündung verbunden sind oder was ihr biologisches Alter über ihren Gesundheitszustand aussagt. Und aus diesem Wissen entstehen Entscheidungen – konkret und alltagsnah: Was tut mir gut? Was esse ich? Wann erhole ich mich? Welche Belastung ist noch gesund – und welche schadet mir?

Doch Technik allein reicht nicht. Was es braucht, ist eine Haltung – eine, die den Menschen nicht nur misst, sondern ernst nimmt. Eine, die Verantwortung nicht nach oben delegiert, sondern sie teilt: zwischen Fachpersonen und Klientinnen/Klienten, zwischen Systemen und Individuen. Personalisierte Prävention heißt auch: zuhören, verstehen, begleiten und manchmal den Mut haben, neue Wege zu gehen, wenn alte nicht mehr passen. Die Zukunft der Prävention ist nicht nur intelligenter, sie ist auch menschlicher. Die Epigenetik liefert dafür das biologische Vokabular – doch die Geschichte muss jeder selbst schreiben.

Wie Epigenetik-Coaching medizinische Maßnahmen ergänzt

Viele medizinische Empfehlungen scheitern nicht an ihrem Inhalt, sondern an der Umsetzung im Alltag: Was nützt ein detaillierter Mikronährstoffplan, wenn die Ernährung im Stress untergeht? Oder eine Darmsanierung, wenn der Betroffene sich zwischen Dienstreisen und Schulbrotboxen verliert?

Epigenetik-Coaching motiviert zur Verhaltensänderung und begleitet Schritt für Schritt bei der Umsetzung, ohne Therapie zu ersetzen, aber ergänzend und alltagstauglich.

Ein Beispiel:

Ein Arzt empfiehlt einer Patientin mit chronischer Erschöpfung eine gezielte Nährstoffkur und mehr Schlaf. Der Epigenetik-Coach analysiert gemeinsam mit ihr:

- Was blockiert erholsamen Schlaf?
- Welche Rituale könnten helfen?
- Welche epigenetisch aktiven Lebensmittel lassen sich in ihren Tagesplan einbauen?

Am Ende entsteht kein allgemeiner Ratschlag, sondern ein individueller Handlungsplan.

Synergien statt Einzelmaßnahmen

Unser Körper denkt nicht in Modulen. Er denkt in Zusammenhängen. Stoffwechsel, Hormonsystem, Immunsystem, Nervensystem – sie reagieren auf Muster, nicht auf Einzelreize.

Gesundheit entsteht nicht aus Einzelmaßnahmen, sondern aus ihrem Zusammenspiel. Schlaf beeinflusst den Hormonhaushalt, der wiederum wirkt auf die Nährstoffaufnahme. Chronischer Stress verändert den Blutzuckerstoffwechsel und stört die Regeneration. Bewegung kann heilend oder belastend wirken, je nachdem, wie sie eingebettet ist: in Ernährung, Schlafqualität, mentale Balance.

Aus epigenetischer Sicht ist der Lebensstil kein Puzzle aus Verhaltensbausteinen, sondern ein Regiesystem. Es orchestriert biologische Abläufe – oft subtil, aber wirksam. Und genau das bringt uns zu einem zentralen Gedanken: Nicht die Einzelmaßnahme zählt, sondern das Zusammenspiel.

Lebensstil als epigenetischer Dirigent

In der Epigenetik gleicht der Lebensstil einem Dirigenten vor einem fein abgestimmten Orchester aus molekularen Prozessen. Jeder Impuls zählt: Bewegung, Nahrung, Stress, Ruhe. Alles sendet Signale. Und diese Signale steuern, welche Gene aktiv sind und welche schweigen. Selbst kleinste Veränderungen in Tempo oder Ton – also im Lebensrhythmus – können den gesamten Klang des Systems verschieben.

Aber wie in einem Orchester reicht ein einziger falscher Einsatz, und die gesamte Harmonie gerät ins Wanken. Auch in unseren Zellen ist das Zusammenspiel entscheidend, nicht der Einzelton.

Die Beispiele sind eindrücklich: Schlafmangel beeinflusst nicht nur die Erholung, sondern auch Gene für Entzündungsregulation und Insulinsensitivität. Chronischer Stress kann über microRNAs Reparaturgene blockieren. Bewegungsmangel senkt entzündungshemmende Signalwege und lässt Telomere schrumpfen. Und eine einseitige Ernährung führt zu Methylgruppenmangel – mit Folgen für die epigenetische Anpassungsfähigkeit des Körpers.

Das Entscheidende ist: Diese Effekte greifen ineinander. Wer schlecht schläft, isst oft unausgewogener, bewegt sich weniger, wird reizbarer und gerät in eine biologische Rückkopplung. Die Zellen merken das. Und sie reagieren.

Deshalb reicht es nicht, nur an einem Hebel zu ziehen. Ein gesunder Lebensstil wird erst dann wirklich wirksam, wenn er als System verstanden wird, als Zusammenspiel, nicht als Sammlung einzelner Maßnahmen.

Wie Lebensstilfaktoren epigenetisch zusammenwirken

Schlaf ist mehr als Erholung, er steuert zentrale Prozesse im Körper. Wer zu spät ins Bett geht, schlecht durchschläft oder dauerhaft nicht in die Tiefschlafphasen kommt, verändert damit seine Zellen. Schon eine einzige verkürzte Nacht kann die Methylierung von Genen beeinflussen, die mit Entzündungen, Insulinsensitivität und mentaler Leistungsfähigkeit zu tun haben. Bei dauerhaftem Schlafmangel sinkt zudem die Aktivität regenerativer microRNAs, gleichzeitig werden Stresspfade aktiviert, die den Körper auf Dauer belasten.

Ernährung spielt dabei eine doppelte Rolle. Sie beeinflusst den Schlaf – etwa über Neurotransmitter wie Serotonin und Melatonin – und wirkt gleichzeitig auf die epigenetische Regulation. Ein Mangel an Methylspendern wie Folat, B_{12} oder Cholin kann diese Prozesse stören. Umgekehrt fördern Pflanzenstoffe – etwa aus Beeren, Brokkoli oder grünem Tee – stabile Methylierungsmuster, schützen Telomere und unterstützen die Zellregeneration.

Bewegung wirkt wie ein molekularer Impulsgeber: Schon nach wenigen Stunden körperlicher Aktivität lassen sich epigenetische Veränderungen nachweisen, vor allem an Genen, die Entzündung, Immunantwort und Zellstoffwechsel regulieren. Moderate Bewegung verbessert auch die Methylierung von Genen, die oxidativen Stress ausgleichen oder DNA-Schäden reparieren. Zudem fördert sie die Bildung von BDNF, einem Wachstumsfaktor, der nicht nur für das Gehirn, sondern auch für das emotionale Gleichgewicht eine zentrale Rolle spielt.

Psyche und innere Haltung wirken ebenfalls tief ins Zellgeschehen hinein. Dauerhafte Überforderung, ungelöste Konflikte oder emotionale Isolation beeinflussen hormonelle Regelkreise, fördern die Ausschüttung von Stresshormonen und verändern epigenetische Muster, etwa durch microRNAs. Positives Erleben hingegen – Dankbarkeit, soziale Nähe, Meditation – aktiviert Schutzprogramme auf Zellebene: entzündungshemmend, reparaturfördernd, regenerativ.

Fazit: Gesundheit entsteht nicht durch einzelne Maßnahmen, sondern durch das Zusammenspiel. Ernährung, Schlaf, Bewegung und emotionale Balance wirken wie miteinander verbundene Zahnräder. Sie greifen ineinander, beeinflussen sich gegenseitig und bestimmen gemeinsam, in welche Richtung sich der biologische Kompass stellt.

Epigenetisch gesehen zählt nicht die einzelne Entscheidung, sondern die Kohärenz im Alltag.

Synergieeffekte und evidenzbasierte Empfehlungen

Wenn wir Lebensstilveränderungen isoliert betrachten, unterschätzen wir ihre eigentliche Kraft. Gesunde Ernährung, regelmäßige Bewegung, weniger Stress – all das wirkt. Aber erst im Zusammenspiel entfaltet sich die volle Dynamik. Denn biologische Prozesse sind vernetzt, nicht modular. Und genau hier liegt die Chance.

Wenn mehrere Lebensstilbereiche gezielt kombiniert werden – Ernährung, Bewegung, Achtsamkeit etwa –, lassen sich epigenetische Effekte deutlich verstärken. In einer Studie führte genau so ein Programm innerhalb von nur acht Wochen dazu, dass sich das biologische Alter messbar senkte (z. B. nach Horvath- oder GrimAge-Uhr).[57] Gleichzeitig verbesserte sich die Stoffwechsellage.

Solche Ergebnisse deuten darauf hin: Veränderung wirkt nicht linear, sondern synergetisch – vor allem dann, wenn Maßnahmen sinnvoll aufeinander abgestimmt sind.

Warum Synergie zählt – auch im Coaching

Im Coaching geht es nicht um den perfekten Ernährungsplan oder die eine wirksame Atemübung, sondern darum, wie alles ineinandergreift. Ein Klient, der abends auf Bildschirmzeit verzichtet, schläft besser und hat dadurch mehr Energie, isst bewusster, bewegt sich lieber. Wer regelmäßig spazieren geht, ist emotional ausgeglichener und trifft bessere Entscheidungen. Ernährung beeinflusst das Mikrobiom und das wiederum Stimmung, Schlaf, Immunbalance.

Synergie heißt nicht: mehr tun. Sondern: besser verbinden.

- Schlaf fördert Regeneration – und macht Bewegung leichter.
- Bewegung senkt Stress – der sonst Entzündung antreiben würde.
- Ernährung liefert Methylgruppen – zentral für epigenetische Regulation.
- Innere Ruhe reguliert Hormone, Immunsystem, Zellreparatur.

Ein effektiver Gesundheitsplan denkt in Wechselwirkungen, nicht in Disziplin. Kleine Schritte, die sich gegenseitig verstärken: Das ist nachhaltig. Und menschlich.

Evidenz trifft Alltag

Evidenzbasiert zu arbeiten heißt nicht, dogmatisch zu sein. Sondern zu verstehen: Was sagt die Forschung – und was davon passt wirklich in den Alltag? Deshalb wirken Empfehlungen am besten, wenn sie:

- individuell sind – abgestimmt auf Lebensrealität und epigenetisches Profil;
- machbar sind – kleine Schritte statt radikaler Umstellungen;
- motivieren – verständlich, lösungsorientiert, positiv formuliert;
- verbunden sind – nicht isoliert, sondern als Teil eines größeren Zusammenhangs.

Denn Veränderung ist keine Frage von Willenskraft, sondern von guter Begleitung und kluger Struktur.

Coaching-Praxis: Coaching als verbindendes Element zwischen Wissen und Wandel

In einer Welt voller Gesundheitsinformationen wird nicht Wissen zum Problem, sondern Orientierung. Viele wissen längst, was ihnen guttäte. Und trotzdem passiert oft nichts. Zwischen Einsicht und Veränderung klafft eine Lücke. Genau dort beginnt die eigentliche Arbeit des Epigenetik-Coachings. Ein Epigenetik-Coach ist kein Ratgeber mit Checkliste. Er ist jemand, der komplexe Erkenntnisse aus Labor und Forschung übersetzt – in Worte, in Alltag, in Verhalten. Denn selbst die spannendste Analyse nützt wenig, wenn sie im Leben nicht ankommt. Oder dort nicht umgesetzt werden kann.

Coaching bedeutet nicht, den Menschen noch effizienter zu machen. Es bedeutet, ihn zu begleiten – empathisch, strukturiert, mit Blick fürs Ganze. Es geht darum, wissenschaftliches Wissen so anzuwenden, dass es berührt. Und wirkt.
Zum Beispiel:

- Wo entsteht bei diesem Menschen die größte Hebelwirkung?
- Welche Maßnahme ist nicht nur sinnvoll, sondern auch machbar – gerade jetzt?
- Was blockiert Veränderung wirklich – innerlich, emotional, biografisch?

Ein guter Coach liest nicht nur Befunde, sondern auch Zwischentöne. Er/sie hört zu, wenn der Mensch zwischen den Zeilen spricht – mit alten Mustern, inneren Zweifeln, dem Wunsch, es endlich anders zu machen.

Coaching schafft Raum:
Raum für Verantwortung ohne Druck. Für neue Routinen ohne Perfektionsanspruch. Und für Rückhalt, wenn alte Muster wieder auftauchen oder neue Gewohnheiten noch wackeln.
Denn das, was epigenetische Gesundheit wirklich trägt, ist nicht nur Molekularbiologie. Es ist Beziehung. Zwischen Systemen. Zwischen Zellen. Und: zwischen Menschen.

Ausblick: die Zukunft epigenetischer Gesundheit

Die Medizin der Zukunft beginnt, bevor Krankheit entsteht – und nutzt Epigenetik als Schlüssel.

Die Medizin der Zukunft wird früher ansetzen. Nicht erst, wenn Symptome laut werden, sondern dann, wenn erste Ungleichgewichte sichtbar sind. Sie wird erkennen, was aus der Balance gerät. Und helfen, den Körper in die Selbstregulation zurückzubringen, bevor Krankheit entsteht.

Die Epigenetik liefert dafür das Werkzeug. Sie blickt nicht nur in unsere genetische Anlage, sondern in das, was jetzt gerade aktiv ist: welche Gene angeschaltet sind, welche stumm – und warum. Und sie zeigt, wie Lebensstilfaktoren darauf einwirken können. Was wir essen, wie wir schlafen, wie wir denken, all das formt unser molekulares Jetzt.

Zunehmend rücken dabei Marker wie Methylierungsmuster, microRNAs oder weitere epigenetische Tests in den Fokus. Sie machen sichtbar, wie der Körper altert. Wie er mit Stress umgeht. Wie entzündlich oder regenerativ das innere Milieu ist – messbar, verstehbar, beeinflussbar.

Und auch in der Therapie tut sich etwas: Pflanzenstoffe wie EGCG, Sulforaphan oder Resveratrol, Fastenphasen, Bewegung, Kälteimpulse, all das sind nicht nur Trends. Es sind Werkzeuge, um epigenetische Signalwege gezielt zu beeinflussen.

So entsteht langsam eine neue Form von Medizin: individuell, präventiv, tief verankert in der Biologie. Und zugleich zutiefst menschlich.

Visionen für eine neue Gesundheitskultur

Gesundheit ist mehr als die Abwesenheit von Krankheit. Sie ist Ausdruck eines dynamischen Gleichgewichts, zwischen Körper, Psyche, Umwelt und sozialem Kontext. Die Initiative HealVersity formuliert aus dieser Überzeugung ein neues Gesundheitsideal: Menschen werden nicht länger nur »behandelt«: Sie gestalten ihre Biologie mit, lernen, mit ihrer epigenetischen »Software« umzugehen. Nicht als Ersatz für die Medizin, sondern als Ergänzung.

Im Zentrum steht dabei nicht das Symptom, sondern die Stärkung der Lebensenergie. Das Ziel: ein Gesundheitssystem, das Resilienz aufbaut, statt Pathologie zu verwalten. Frühzeitige epigenetische Diagnostik, personalisierte Strategien und integrative Konzepte machen genau das möglich. Nicht perfekt. Aber messbar. Und trainierbar.

HealVersity steht für eine Medizin, die Alterungsprozesse verlangsamen und vielleicht sogar zurückdrehen kann. Eine Medizin, die Immunbalance und epigenetische Steuerung als selbstverständlich begreift. Und die Beziehung wieder in den Mittelpunkt stellt: zwischen Ärztin und Patient, Coach und Klientin, Mensch und Umwelt.

Das verändert nicht nur die Art, wie wir behandeln, sondern auch, wie wir denken. Wenn Menschen verstehen, dass Verhalten bis auf Zellebene wirkt, entsteht eine neue Form von Gesundheitskompetenz.

Bildung und Forschung neu denken

Damit dieser Wandel gelingen kann, braucht es neue Bildungswege. HealVersity entwickelt ein Curriculum, das Epigenetik nicht nur als Forschungsfeld vermittelt, sondern als Werkzeug für den Alltag.

Zukünftige Coaches, Therapeutinnen und Therapeuten, Ärztinnen und Ärzte lernen, Menschen nicht nur zu behandeln, sondern sie zu befähigen. Sie darin zu bestärken, Verantwortung für ihre Gesundheit zu übernehmen – Schritt für Schritt. Die alte Rollenteilung zwischen »Behandler« und »Behandeltem« löst sich auf. Aus Patientinnen und Patienten werden Mitdenkende, aus Diagnosen Gespräche.

Das Ziel ist keine neue Methode. Es ist ein neues Selbstverständnis: evidenzbasiert, menschlich, alltagstauglich. Eine Medizin, die nicht bei Symptomen stehenbleibt, sondern Gesundheit stärkt. Im Leben. Nicht nur in der Theorie.

Quellenangaben

1 RKI. (2025). *GBE – Chronisches Kranksein (ab 18 Jahre).* www.gbe.rki.de/DE/Themen/Gesundheitszustand/Krankheitsfolgen/Funktionseinschraenkungen/ChronischesKranksein/chronischesKranksein_node.html?darstellung=0&kennzahl=1&zeit=21&geschlecht=0&standardisierung=0 (Stand 01.09.2025); Stiftung Gesundheitswissen. *Menschen mit chronischen Erkrankungen über Jahrzehnte beeinträchtigt.* www.stiftung-gesundheitswissen.de/presse/immer-mehr-menschen-mit-chronischen-erkrankungen-ueber-jahrzehnte-beeintraechtigt(Stand 01.09.2025)

2 Heijmans, B. T., Tobi, E. W., Stein, A. D., Putter, H., Blauw, G. J., Susser, E. S., Slagboom, P. E. & Lumey, L. H. (2008). Persistent epigenetic differences associated with prenatal exposure to famine in humans. *Proceedings Of The National Academy Of Sciences,* 105(44), 17046–17049. doi.org/10.1073/pnas.0806560105 (Stand 01.09.2025)

3 Nilsson, E., Vavakova, M., Perfilyev, A., Säll, J., Jansson, P. A., Poulsen, P., Esguerra, J. L. S., Eliasson, L., Vaag, A., Göransson, O., & Ling, C. (2021). Differential DNA Methylation and Expression of miRNAs in Adipose Tissue from Twin Pairs Discordant for Type 2 Diabetes. *Diabetes*, *70*(10), 2402–2418. doi.org/10.2337/db20-0324 (Stand 01.09.2025)

4 Newell, M. E., Aravindan, A., Babbrah, A., & Halden, R. U. (2025). Epigenetic Biomarkers Driven by Environmental Toxins Associated with Alzheimer's Disease, Parkinson's Disease, and Amyotrophic Lateral Sclerosis in the United States: A Systematic Review. *Toxics*, *13*(2), 114. doi.org/10.3390/toxics13020114 (Stand 01.09.2025); Hodjat, M., Rahmani, S., Khan, F., Niaz, K., Navaei-Nigjeh, M., Mohammadi Nejad, S., & Abdollahi, M. (2017). Environmental toxicants, incidence of degenerative diseases, and therapies from the epigenetic point of view. *Archives of toxicology*, *91*(7), 2577–2597; Chung, F. F., & Herceg, Z. (2020). The Promises and Challenges of Toxico-Epigenomics: Environmental Chemicals and Their Impacts on the Epigenome. *Environmental health perspectives,128*(1), 15001. doi.org/10.1289/EHP6104 (Stand 01.09.2025); Marsit C. J. (2015). Influence of environmental exposure on human epigenetic regulation. *The Journal of experimental biology*, *218*(Pt 1), 71–79. doi.org/10.1242/jeb.106971 (Stand 01.09.2025)

5 Shang, J., Nie, X., Qi, Y., Zhou, J., & Qi, Y. (2023). Short-term smoking cessation leads to a universal decrease in whole blood genomic DNA methylation in patients with a smoking history. *World journal of surgical oncology*, *21*(1), 227. doi.org/10.1186/s12957-023-03099-2 (Stand 01.09.2025); Wilson, R., Wahl, S., Pfeiffer, L., Ward-Caviness, C. K., Kunze, S., Kretschmer, A., Reischl, E., Peters, A., Gieger, C., & Waldenberger, M. (2017). The dynamics of smoking-related disturbed methylation: a two time-point study of methylation change in smokers, non-smokers, and former smokers. *BMC genomics*, *18*(1), 805. doi.org/10.1186/s12864-017-4198-0 (Stand 01.09.2025); Wu, X., Huang, Q., Javed, R., Zhong, J., Gao, H., & Liang, H. (2019). Effect of tobacco smoking on the epigenetic age of human respiratory organs. *Clinical epigenetics*, *11*(1), 183. doi.org/10.1186/s13148-019-0777-z (Stand 01.09.2025)

6 Heijmans, B. T., Tobi, E. W., Stein, A. D., Putter, H., Blauw, G. J., Susser, E. S., Slagboom, P. E. & Lumey, L. H. (2008). Persistent epigenetic differences associated with prenatal exposure to famine in humans. *Proceedings Of The National Academy Of Sciences,* 105(44), 17046–17049. doi.org/10.1073/pnas.0806560105 (Stand 01.09.2025)

7 Yehuda, R., Daskalakis, N. P., Bierer, L. M., Bader, H. N., Klengel, T., Holsboer, F., & Binder, E. B. (2016). Holocaust Exposure Induced Intergenerational Effects on FKBP5 Methylation. Biological psychiatry, 80(5), 372–380. doi.org/10.1016/j.biopsych.2015.08.005

8 González-Becerra, K., Ramos-Lopez, O., Barrón-Cabrera, E., Riezu-Boj, J. I., Milagro, F. I., Martínez-López, E., & Martínez, J. A. (2019). Fatty acids, epigenetic mechanisms and chronic diseases: a systematic review. *Lipids in health and disease*, *18*(1), 178. doi.org/10.1186/s12944-019-1120-6 (Stand 01.09.2025)

9 Mehta, R., Singh, A., Bókkon, I., & Nath Mallick, B. (2016). REM sleep and its Loss-Associated Epigenetic Regulation with Reference to Noradrenaline in Particular. *Current neuropharmacology*, *14*(1), 28–40. doi.org/10.2174/1570159×13666150414185737 (Stand 01.09.2025)

10 Rabstein, S. & Behrens, T. & Pallapies, D. & Eisenhawer, C. & Brüning, T. (2020). Schichtarbeit und Krebserkrankungen: Über zirkadiane Störungen, epidemiologische Evidenz und Berufskrankheiten-Kriterien. *Zentralblatt für Arbeitsmedizin, Arbeitsschutz und Ergonomie.* 70. doi.org/10.1007/s40664-020-00398-3 (Stand 01.09.2025)

11 Prather, A. A., Janicki-Deverts, D., Hall, M. H., & Cohen, S. (2015). Behaviorally Assessed Sleep and Susceptibility to the Common Cold. *Sleep*, 38(9), 1353–1359. doi.org/10.5665/sleep.4968 (Stand 01.09.2025)

12 Veler H. (2023). Sleep and Inflammation: Bidirectional Relationship. *Sleep medicine clinics*, 18(2), 213–218. doi.org/10.1016/j.jsmc.2023.02.003 (Stand 01.09.2025)

13 Cordis. (2006). WHO: Umweltfaktoren ursächlich für ein Viertel aller Krankheiten. *CORDIS | European Commission.* cordis.europa.eu/article/id/25842-a-quarter-of-all-disease-caused-by-environmental-factors-says-who/de (Stand 01.09.2025)

14 Singh, N., Gupta, V. K., Kumar, A., & Sharma, B. (2017). Synergistic Effects of Heavy Metals and Pesticides in Living Systems. *Frontiers in chemistry*, 5, 70. doi.org/10.3389/fchem.2017.00070 (Stand 01.09.2025)

15 Cheng, M., Wang, B., Yang, M., Ma, J., Ye, Z., Xie, L., Zhou, M., & Chen, W. (2020). microRNAs expression in relation to particulate matter exposure: A systematic review. *Environmental pollution* (Barking, Essex: 1987), 260, 113961. doi.org/10.1016/j.envpol.2020.113961 (Stand 01.09.2025)

16 Body Burden: The pollution in newborns. (2005). *Environmental Working Group*.www.ewg.org/research/body-burden-pollution-newborns (Stand 01.09.2025)

17 Anway, M. D., Cupp, A. S., Uzumcu, M., & Skinner, M. K. (2005). Epigenetic transgenerational actions of endocrine disruptors and male fertility. *Science* (New York, N.Y.), 308(5727), 1466–1469. doi.org/10.1126/science.1108190 (Stand 01.09.2025)

18 Schmiedeler, S. (2024). Das Potenzial der Achtsamkeit – trotz Risiken und Nebenwirkungen. *Die Psychotherapie*.link.springer.com/article/10.1007/s00278-023-00706-1 (Stand 01.09.2025)

19 Schutte, N. S., & Malouff, J. M. (2014). A meta-analytic review of the effects of mindfulness meditation on telomerase activity. *Psychoneuroendocrinology*, 42, 45–48. doi.org/10.1016/j.psyneuen.2013.12.017 (Stand 01.09.2025)

20 EFT Universe. (2021). Study finds EFT tapping lowers cortisol significantly – EFT Universe. eftuniverse.com/press-releases/study-finds-eft-tapping-lowers-cortisol-significantly (Stand 01.09.2025)

21 Bach, D., Groesbeck, G., Stapleton, P., Sims, R., Blickheuser, K., & Church, D. (2019). Clinical EFT (Emotional Freedom Techniques) Improves Multiple Physiological Markers of Health. *Journal of evidence-based integrative medicine*, 24, 2515690X18823691. doi.org/10.1177/2515690X18823691 (Stand 01.09.2025)

22 Laborde, S., Allen, M. S., Borges, U., Dosseville, F., Hosang, T. J., Iskra, M., Mosley, E., Salvotti, C., Spolverato, L., Zammit, N., & Javelle, F. (2022). Effects of voluntary slow breathing on heart rate and heart rate variability: A systematic review and a meta-analysis. *Neuroscience and biobehavioral reviews*, 138, 104711. doi.org/10.1016/j.neubiorev.2022.104711 (Stand 01.09.2025)

23 Nicolson, N. A., Peters, M. L., & In den Bosch-Meevissen, Y. M. C. (2020). Imagining a positive future reduces cortisol response to awakening and reactivity to acute stress. *Psychoneuroendocrinology*, 116, 104677. doi.org/10.1016/j.psyneuen.2020.104677 (Stand 01.09.2025)

24 Conklin, Q. A., King, B. G., Zanesco, A. P., Lin, J., Hamidi, A. B., Pokorny, J. J., Álvarez-López, M. J., Cosín-Tomás, M., Huang, C., Kaliman, P., Epel, E. S., & Saron, C. D. (2018). Insight meditation and telomere biology: The effects of intensive retreat and the moderating role of personality. *Brain, behavior, and immunity*, 70, 233–245. doi.org/10.1016/j.bbi.2018.03.003 (Stand 01.09.2025)

25 Baikie KA, Wilhelm K. (2005). Emotional and physical health benefits of expressive writing. *Advances in Psychiatric Treatment*, 11(5):338–346. dx.doi.org/10.1192/apt.11.5.338 (Stand 01.09.2025)

26 Wilkinson, R., Marmot, M. & Weltgesundheitsorganisation. Regionalbüro für Europa. (2004). Soziale Determinanten von Gesundheit: die Fakten, 2. Ausgabe. *Weltgesundheitsorganisation. Regionalbüro für Europa*.iris.who.int/handle/10665/328106 (Stand 01.09.2025)

27 Garrafa, V. (2020). Epigenetic poverty & Intervention Bioethics in Latin America. *Global Journal of Human-Social Science*. 29. 64. 10.34257/GJHSSAVOL20IS10PG65; Palma-Gudiel, H., Córdova-Palomera, A., Leza, J. C., & Fañanás, L. (2015). Glucocorticoid receptor gene (NR3C1) methylation processes as mediators of early adversity in stress-related disorders causality: A critical review. *Neuroscience and biobehavioral reviews*, 55, 520–535. doi.org/10.1016/j.neubiorev.2015.05.016 (Stand 01.09.2025)

28 Graf, G. H. J., Aiello, A. E., Caspi, A., et al. (2024). Educational Mobility, Pace of Aging, and Lifespan Among Participants in the Framingham Heart Study. *JAMA Netw Open*, 7(3):e240655. jamanetwork.com/journals/jamanetworkopen/fullarticle/2815654(Stand 01.09.2025); Fiorito, G., McCrory, C., Robinson, O., Carmeli, C., Rosales, C. O., Zhang, Y., Colicino, E., Dugué, P. A., Artaud, F., McKay, G. J., Jeong, A., Mishra, P. P., Nøst, T. H., Krogh, V., Panico, S., Sacerdote, C., Tumino, R., Palli, D., Matullo, G., ... the LIFEPATH consortium (2019). Socioeconomic position, lifestyle habits and biomarkers of epigenetic aging: A multi-cohort analysis. *Aging*, 11(7), 2045–2070. doi.org/10.18632/aging.101900 (Stand 01.09.2025)

29 Golding, J., Pembrey, M., Jones, R., & ALSPAC Study Team (2001). ALSPAC – the Avon Longitudinal Study of Parents and Children. I. Study methodology. *Paediatric and perinatal epidemiology*, 15(1), 74–87. doi.org/10.1046/j.1365-3016.2001.00325.x (Stand 01.09.2025)

30 The Dunedin Study – Dunedin Multidisciplinary Health & Development Research Unit. dunedinstudy.otago.ac.nz/ (Stand 01.09.2025)

31 Craig, F., Tenuta, F., Rizzato, V., Costabile, A., Trabacca, A., & Montirosso, R. (2021). Attachment-related dimensions in the epigenetic era: A system-

atic review of the human research. *Neuroscience and biobehavioral reviews,* 125, 654–666. doi.org/10.1016/j.neubiorev.2021.03.006 (Stand 01.09.2025); Johnson, A. B., Mliner, S. B., Depasquale, C. E., Troy, M., & Gunnar, M. R. (2018). Attachment security buffers the HPA axis of toddlers growing up in poverty or near poverty: Assessment during pediatric well-child exams with inoculations. *Psychoneuroendocrinology*, 95, 120–127. doi.org/10.1016/j.psyneuen.2018.05.030 (Stand 01.09.2025); Bosmans, G. & Young, J. & Hankin, B. (2017). NR3C1 Methylation as a Moderator of the Effects of Maternal Support and Stress on Insecure Attachment Development. *Developmental Psychology*. 54. doi.org/10.1037/dev0000422 (Stand 01.09.2025)

32 LoParo, D., & Waldman, I. D. (2015). The oxytocin receptor gene (OXTR) is associated with autism spectrum disorder: a meta-analysis. *Molecular psychiatry,* 20(5), 640–646. doi.org/10.1038/mp.2014.77 (Stand 01.09.2025); Kumsta, R., Hummel, E., Chen, F. S., & Heinrichs, M. (2013). Epigenetic regulation of the oxytocin receptor gene: implications for behavioral neuroscience. *Frontiers in neuroscience,* 7, 83. doi.org/10.3389/fnins.2013.00083 (Stand 01.09.2025)

33 Weaver, I. C., Cervoni, N., Champagne, F. A., D'Alessio, A. C., Sharma, S., Seckl, J. R., Dymov, S., Szyf, M., & Meaney, M. J. (2004). Epigenetic programming by maternal behavior. *Nature neuroscience*, 7(8), 847–854. doi.org/10.1038/nn1276 (Stand 01.09.2025); Szyf, M., Weaver, I., & Meaney, M. (2007). Maternal care, the epigenome and phenotypic differences in behavior. *Reproductive toxicology* (Elmsford, N.Y.), 24(1), 9–19. doi.org/10.1016/j.reprotox.2007.05.001 (Stand 01.09.2025)

34 Cecil, C. A., Smith, R. G., Walton, E., Mill, J., McCrory, E. J., & Viding, E. (2016). Epigenetic signatures of childhood abuse and neglect: Implications for psychiatric vulnerability. *Journal of psychiatric research,* 83, 184–194. doi.org/10.1016/j.jpsychires.2016.09.010 (Stand 01.09.2025); Collins, N. & Phillips, N. & Reich, L. & Milbocker, K. & Roth, T. (2020). Epigenetic Consequences of Adversity and Intervention Throughout the Lifespan: Implications for Public Policy and Healthcare. *Adversity and Resilience Science.* 1. 10.1007/s42844–020–00015–5; Schiele, M. A., Gottschalk, M. G., & Domschke, K. (2020). The applied implications of epigenetics in anxiety, affective and stress-related disorders – A review and synthesis on psychosocial stress, psychotherapy and prevention. *Clinical psychology review*, 77, 101830. doi.org/10.1016/j.cpr.2020.101830 (Stand 01.09.2025)

35 Li, P., & Yan, Z. (2023). An epigenetic mechanism of social isolation stress in adolescent female mice. *Neurobiology of stress*, 29, 100601. doi.org/10.1016/j.ynstr.2023.100601 (Stand 01.09.2025); Grigoryan, G. A., Pavlova, I. V., & Zaichenko, M. I. (2022). Effects of Social Isolation on the Development of Anxiety and Depression-Like Behavior in Model Experiments in Animals. *Neuroscience and behavioral physiology,* 52(5), 722–738. doi.org/10.1007/s11055–022–01297–1 (Stand 01.09.2025)

36 Arzate-Mejía, R. G., Lottenbach, Z., Schindler, V., Jawaid, A., & Mansuy, I. M. (2020). Long-Term Impact of Social Isolation and Molecular Underpinnings. *Frontiers in genetics,* 11, 589621. doi.org/10.3389/fgene.2020.589621 (Stand 01.09.2025); Skyberg, A. M., Newman, B. T., Graves, A. J., Goldstein, A. M., Brindley, S. R., Kim, M., Druzgal, T. J., Connelly, J. J., & Morris, J. P. (2023). An epigenetic mechanism for differential maturation of amygdala-prefrontal connectivity in childhood socio-emotional development. *Translational psychiatry,* 13(1), 91. doi.org/10.1038/s41398–023–02380-y (Stand 01.09.2025)

37 Gardini E. S., Schaub S., Neuhauser A., et al. (2022). Methylation of the glucocorticoid receptor promoter in children: Links with parents as teachers, early life stress, and behavior problems. *Development and Psychopathology*, 34(3):810–822. doi.org/10.1017/s0954579420001984 (Stand 01.09.2025)

38 Heim, C. & Nemeroff, C. B. (2001). The role of childhood trauma in the neurobiology of mood and anxiety disorders: preclinical and clinical studies. *Biological psychiatry,* 49(12), 1023–1039. doi.org/10.1016/s0006–3223(01)01157-x (Stand 01.09.2025); Houtepen, L. C., Hardy, R., Maddock, J., Kuh, D., Anderson, E. L., Relton, C. L., Suderman, M. J. & Howe, L. D. (2018). Childhood adversity and DNA methylation in two population-based cohorts. *Translational psychiatry*, 8(1), 266. doi.org/10.1038/s41398–018–0307–3 (Stand 01.09.2025)

39 Dube, S. R., Fairweather, D., Pearson, W. S., Felitti, V. J., Anda, R. F. & Croft, J. B. (2009). Cumulative childhood stress and autoimmune diseases in adults. *Psychosomatic medicine,* 71(2), 243–250. doi.org/10.1097/PSY.0b013e3181907888 (Stand 01.09.2025); Danese, A. & J Lewis, S. (2017). Psychoneuroimmunology of Early-Life Stress: The Hidden Wounds of Childhood Trauma. Neuropsychopharmacology: official publication of the *American College of Neuropsychopharmacology*, 42(1), 99–114. doi.org/10.1038/npp.2016.198 (Stand 01.09.2025)

40 Zhao, W., Lin, L., Kelly, K.M., Opsasnick, L.A., Needham, B.L., Liu, Y., Sen, S., Smith, J.A. (2025). Epigenome-wide association study of perceived discrimination in the Multi-Ethnic Study of Atherosclerosis (MESA). *Epigenetics,* 20:1, 2445447, doi.org/10.1080/15592294.2024.2445447 (Stand 01.09.2025)

41 Ruiz-Narváez, E. A., Cozier, Y., Zirpoli, G., Rosenberg, L. & Palmer, J. R. (2025). Perceived Experien-

ces of racism in Relation to Genome-Wide DNA Methylation and Epigenetic Aging in the Black Women's Health Study. *Journal of racial and ethnic health disparities*, 12(2), 754–763. doi.org/10.1007/s40615-024-01915-3 (Stand 01.09.2025); Chae, D. H., Nuru-Jeter, A. M., Adler, N. E., Brody, G. H., Lin, J., Blackburn, E. H. & Epel, E. S. (2014). Discrimination, racial bias, and telomere length in African-American men. *American journal of preventive medicine,* 46(2), 103–111.

42 Dias, B. G. & Ressler, K. J. (2014). Parental olfactory experience influences behavior and neural structure in subsequent generations. *Nature neuroscience,* 17(1), 89–96. doi.org/10.1038/nn.3594 (Stand 01.09.2025)

43 Heijmans, B. T., Tobi, E. W., Stein, A. D., Putter, H., Blauw, G. J., Susser, E. S., Slagboom, P. E. & Lumey, L. H. (2008). Persistent epigenetic differences associated with prenatal exposure to famine in humans. *Proceedings of the National Academy of Sciences of the United States of America,* 105(44), 17046–17049. doi.org/10.1073/pnas.0806560105 (Stand 01.09.2025)

44 Yehuda, R., Daskalakis, N. P., Bierer, L. M., Bader, H. N., Klengel, T., Holsboer, F. & Binder, E. B. (2016). Holocaust Exposure Induced Intergenerational Effects on FKBP5 Methylation. *Biological psychiatry,* 80(5), 372–380. doi.org/10.1016/j.biopsych.2015.08.005 (Stand 01.09.2025)

45 Kubsad, D., Nilsson, E. E., King, S. E., Sadler-Riggleman, I., Beck, D. & Skinner, M. K. (2019). Assessment of Glyphosate-Induced Epigenetic Transgenerational Inheritance of Pathologies and Sperm Epimutations: Generational Toxicology. *Scientific reports,* 9(1), 6372. doi.org/10.1038/s41598-019-42860-0 (Stand 01.09.2025)

46 Heijmans, B. T., Tobi, E. W., Stein, A. D., Putter, H., Blauw, G. J., Susser, E. S., Slagboom, P. E. & Lumey, L. H. (2008). Persistent epigenetic differences associated with prenatal exposure to famine in humans. *Proceedings of the National Academy of Sciences of the United States of America,* 105(44), 17046–17049. doi.org/10.1073/pnas.0806560105 (Stand 01.09.2025)

47 Dias, B. G. & Ressler, K. J. (2014). Parental olfactory experience influences behavior and neural structure in subsequent generations. *Nature neuroscience,* 17(1), 89–96. doi.org/10.1038/nn.3594 (Stand 01.09.2025)

48 Kubsad, D., Nilsson, E. E., King, S. E., Sadler-Riggleman, I., Beck, D. & Skinner, M. K. (2019). Assessment of Glyphosate-Induced Epigenetic Transgenerational Inheritance of Pathologies and Sperm Epimutations: Generational Toxicology. *Scientific reports,* 9(1), 6372. doi.org/10.1038/s41598-019-42860-0 (Stand 01.09.2025)

49 Yehuda, R., Daskalakis, N. P., Bierer, L. M., Bader, H. N., Klengel, T., Holsboer, F. & Binder, E. B. (2016). Holocaust Exposure-Induced Intergenerational Effects on FKBP5 Methylation. *Biological psychiatry,* 80(5), 372–380. doi.org/10.1016/j.biopsych.2015.08.005 (Stand 01.09.2025)

50 Barrès, R., Yan, J., Egan, B., Treebak, J. T., Rasmussen, M., Fritz, T., Caidahl, K., Krook, A., O'Gorman, D. J. & Zierath, J. R. (2012). Acute exercise remodels promoter methylation in human skeletal muscle. *Cell metabolism*, *15*(3), 405–411. doi.org/10.1016/j.cmet.2012.01.001 (Stand 01.09.2025)

51 Rönn, T., Volkov, P., Davegårdh, C., Dayeh, T., Hall, E., Olsson, A. H., Nilsson, E., Tornberg, A., Dekker Nitert, M., Eriksson, K. F., Jones, H. A., Groop, L. & Ling, C. (2013). A six months exercise intervention influences the genome-wide DNA methylation pattern in human adipose tissue. *PLoS genetics*, *9*(6), e1003572. doi.org/10.1371/journal.pgen.1003572 (Stand 01.09.2025)

52 Fiorito, G., Caini, S., Palli, D., Bendinelli, B., Saieva, C., Ermini, I., Valentini, V., Assedi, M., Rizzolo, P., Ambrogetti, D., Ottini, L. & Masala, G. (2021). DNA methylation-based biomarkers of aging were slowed down in a two-year diet and physical activity intervention trial: the DAMA study. *Aging cell*, *20*(10), e13439. doi.org/10.1111/acel.13439 (Stand 01.09.2025)

53 Sungkarat, S., Boripuntakul, S., Kumfu, S., Lord, S. R. & Chattipakorn, N. (2018). Tai Chi Improves Cognition and Plasma BDNF in Older Adults With Mild Cognitive Impairment: A Randomized Controlled Trial. *Neurorehabilitation and neural repair*, *32*(2), 142–149. doi.org/10.1177/1545968317753682 (Stand 01.09.2025); You, T. & Ogawa, E. F. (2020). Effects of meditation and mind-body exercise on brain-derived neurotrophic factor: A literature review of human experimental studies. *Sports medicine and health science*, *2*(1), 7–9. doi.org/10.1016/j.smhs.2020.03.001 (Stand 01.09.2025); Tolahunase, M. R., Sagar, R., Faiq, M. & Dada, R. (2018). Yoga- and meditation-based lifestyle intervention increases neuroplasticity and reduces severity of major depressive disorder: A randomized controlled trial. *Restorative neurology and neuroscience*, *36*(3), 423–442. doi.org/10.3233/RNN-170810 (Stand 01.09.2025)

54 Rönn, T., Volkov, P., Davegårdh, C., Dayeh, T., Hall, E., Olsson, A. H., Nilsson, E., Tornberg, A., Dekker Nitert, M., Eriksson, K. F., Jones, H. A., Groop, L. & Ling, C. (2013). A six months exercise intervention influences the genome-wide DNA methylation pattern in human adipose tissue. *PLoS genetics*, *9*(6), e1003572. doi.org/10.1371/journal.pgen.1003572 (Stand 01.09.2025)

55 Dwaraka, V. B., Aronica, L., Carreras-Gallo, N., Robinson, J. L., Hennings, T., Carter, M. M., Corley, M.

J., Lin, A., Turner, L., Smith, R., Mendez, T. L., Went, H., Ebel, E. R., Sonnenburg, E. D., Sonnenburg, J. L. & Gardner, C. D. (2024). Unveiling the epigenetic impact of vegan vs. omnivorous diets on aging: insights from the Twins Nutrition Study (TwiNS). *BMC medicine*, *22*(1), 301. doi.org/10.1186/s12916–024–03513-w (Stand 01.09.2025)

56 Cahn, B. R., Goodman, M. S., Peterson, C. T., Maturi, R. & Mills, P. J. (2017). Yoga, Meditation and Mind-Body Health: Increased BDNF, Cortisol Awakening Response, and Altered Inflammatory Marker Expression after a 3-Month Yoga and Meditation Retreat. *Frontiers in human neuroscience*, *11*, 315. doi.org/10.3389/fnhum.2017.00315 (Stand 01.09.2025); Liu, H., Salem, Y. & Aggarwal, S. (2022). Effects of Tai Chi on biomarkers and their implication to neurorehabilitation – a systemic review. *European Journal of Integrative Medicine*, *50*, 101391. doi.org/10.1016/j.eujim.2021.101391 (Stand 01.09.2025)

57 Fitzgerald, K. N., Hodges, R., Hanes, D., Stack, E., Cheishvili, D., Szyf, M., Henkel, J., Twedt, M. W., Giannopoulou, D., Herdell, J., Logan, S. & Bradley, R. (2021). Potential reversal of epigenetic age using a diet and lifestyle intervention: a pilot randomized clinical trial. *Aging*, *13*(7), 9419–9432. doi.org/10.18632/aging.202913 (Stand 01.09.2025)

Bildnachweis:

Covermotiv und Bild S. 3: DNA © flashmovie/stock.adobe.com – edited by Thieme, HealVersity-Logo © 2025 HealVersity
Autorenfoto: HealVersity eigens gemachte Fotos
Inhalt: Seite 4 © tutti_frutti/stock.adobe.com – edited and composed by Thieme, 6 © tutti_frutti/stock.adobe.com – edited and composed by Thieme, 14 © Vectuz/stock.adobe.com – edited and composed by Thieme, 41 © M.Style/stock.adobe.com – edited and composed by Thieme, 55 Image composed and edited by Thieme using: hand and switch © palau83/stock.adobe.com; DNA helix © tutti_frutti/stock.adobe.com, 78 © syoko/stock.adobe.com – edited and composed by Thieme, 115 Image composed and edited by Thieme using: person sleeping in bed © Cetacons/stock.adobe.com; DNA helix © tutti_frutti/stock.adobe.com, 148 © tutti_frutti/stock.adobe.com – edited and composed by Thieme, 168 © Takoyaki Icons/stock.adobe.com – edited and composed by Thieme, 196 Image composed and edited by Thieme using: two people © Gilbert-Illustration/stock.adobe.com; DNA helix © tutti_frutti/stock.adobe.com, 211 Image composed and edited by Thieme using: person with thundercloud © Gilbert-Illustration/stock.adobe.com; DNA helix © tutti_frutti/stock.adobe.com, 224 © tutti_frutti/stock.adobe.com – edited and composed by Thieme, 237 Image composed and edited by Thieme using: person running © Peacefully7/stock.adobe.com; DNA helix © tutti_frutti/stock.adobe.com, 257 Image composed and edited by Thieme using: sun with D © IsratJahan/stock.adobe.com; DNA helix © tutti_frutti/stock.adobe.com, 297 © tutti_frutti/stock.adobe.com — edited and composed by Thieme
Zeichnungen: Martina Bürger, Münster

Stichwortverzeichnis

Bibliografische Information der Deutschen Nationalbibliothek:
Die Deutsche Nationalbibliothek verzeichnet diese Publikation in der Deutschen Nationalbibliografie; detaillierte bibliografische Daten sind im Internet über dnb.d-nb.de abrufbar.

Programmplanung: Uta Spieldiener
Projektmanagement: Anja Bippus
Redaktion: Julia Jochim
Bildredaktion: Marie Crämer
Covergestaltung: © Thieme
Layout: CYCLUS · Visuelle Kommunikation, Stuttgart

Bildnachweis: siehe Seite 319

1. Auflage 2026

TRIAS Verlag in Georg Thieme Verlag KG
Oswald-Hesse-Straße 50, 70469 Stuttgart

Satz und Repro: Medienservice Frauchiger, Kumhausen
Druck: Westerman Druck Zwickau GmbH, Zwickau

Gedruckt auf chlorfrei gebleichtem Papier
Printed in Germany

ISBN 978-3-432-11981-6
eISBN (ePub) 978-3-432-11982-3

1 2 3 4 5 6

MIX
Papier | Fördert gute Waldnutzung
FSC® C110508
FSC www.fsc.org

Wichtiger Hinweis: Wie jede Wissenschaft ist die Medizin ständigen Entwicklungen unterworfen. Forschung und klinische Erfahrung erweitern unsere Erkenntnisse. Ganz besonders gilt das für die Behandlung und die medikamentöse Therapie. Bei allen in diesem Werk erwähnten Dosierungen oder Applikationen, bei Rezepten und Übungsanleitungen, bei Empfehlungen und Tipps dürfen Sie darauf vertrauen: Autor*innen, Herausgeber*innen und Verlag haben große Sorgfalt darauf verwandt, dass diese Angaben dem Wissensstand bei Fertigstellung des Werkes entsprechen. Rezepte werden gekocht und ausprobiert. Übungen und Übungsreihen haben sich in der Praxis erfolgreich bewährt. Eine Garantie kann jedoch nicht übernommen werden. Eine Haftung der Autor*innen, des Verlags oder seiner Beauftragten für Personen-, Sach- oder Vermögensschäden ist ausgeschlossen. Errata unter thieme.com/errata

Tarnnamen: Wo datenschutzrechtlich erforderlich, wurden die Namen und weitere Daten von Personen redaktionell verändert (Tarnnamen). Dies ist grundsätzlich der Fall bei Patient*innen, ihren Angehörigen und Freund*innen, z. T. auch bei weiteren Personen, die z. B. in die Behandlung von Patient*innen eingebunden sind.

Sprachgebrauch: Thieme Publikationen streben nach einer fachlich korrekten und unmissverständlichen Sprache. Dabei lehnt Thieme jeden Sprachgebrauch ab, der Menschen beleidigt oder diskriminiert, beispielsweise aufgrund einer Herkunft, Behinderung oder eines Geschlechts. Thieme wendet sich zudem gleichermaßen an Menschen jeder Geschlechtsidentität. Die Thieme Rechtschreibkonvention nennt Autor*innen mittlerweile konkrete Beispiele, wie sie alle Lesenden gleichberechtigt ansprechen können. Die Ansprache aller Menschen ist ausdrücklich auch dort intendiert, wo im Text (etwa aus Gründen der Leseleichtigkeit, des Text-Umfangs oder des situativen Stil-Empfindens) z. B. nur ein generisches Maskulinum verwendet wird.

Bibliografische Information der Deutschen Nationalbibliothek:
Die Deutsche Nationalbibliothek verzeichnet diese Publikation in der Deutschen Nationalbibliografie; detaillierte bibliografische Daten sind im Internet über dnb.d-nb.de abrufbar.

Programmplanung: Uta Spieldiener
Projektmanagement: Anja Bippus
Redaktion: Julia Jochim
Bildredaktion: Marie Crämer
Covergestaltung: © Thieme
Layout: CYCLUS · Visuelle Kommunikation, Stuttgart

Bildnachweis: siehe Seite 319

1. Auflage 2026

TRIAS Verlag in Georg Thieme Verlag KG
Oswald-Hesse-Straße 50, 70469 Stuttgart

Satz und Repro: Medienservice Frauchiger, Kumhausen
Druck: Westerman Druck Zwickau GmbH, Zwickau

Gedruckt auf chlorfrei gebleichtem Papier
Printed in Germany

ISBN 978-3-432-11981-6
eISBN (ePub) 978-3-432-11982-3

1 2 3 4 5 6

FSC www.fsc.org MIX Papier | Fördert gute Waldnutzung FSC® C110508